Wilfried Bommert
Christina Sartori
Stille Killer

Wilfried Bommert
Christina Sartori

Stille Killer

Wie Big Food unsere Gesundheit gefährdet

HIRZEL

Bibliografische Information der Deutschen Nationalbibliothek
Die Deutsche Nationalbibliothek verzeichnet diese Publikation in der Deutschen
National-bibliografie; detaillierte bibliografische Daten sind im Internet unter
http://dnb.d-nb.de abrufbar.

1. Auflage 2022
ISBN 978-3-7776-2914-8 (Print)
ISBN 978-3-7776-3120-2 (E-Book, epub)

© 2022 S. Hirzel Verlag GmbH
Birkenwaldstraße 44, 70191 Stuttgart
Printed in Germany

Lektorat: Gertrud Menczel, Böblingen
Einbandgestaltung: feierabend unique books, Köln
Satz: Satzpunkt Ursula Ewert GmbH, Bayreuth
Druck und Bindung: CPI Books GmbH, Leck

www.hirzel.de

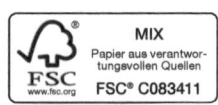

Inhalt

Von Rudolf Virchow in den Wind gesprochen – ein Vorwort

Epidemien gleichen großen Warnungstafeln, an denen der Staatsmann von grossem Styl lesen kann, dass in dem Entwicklungsgange seines Volkes eine Störung eingetreten ist, welche selbst eine sorglose Politik nicht länger übersehen darf.

Dies schrieb der Arzt, Wissenschaftler und liberale Politiker Rudolf Virchow 1848.[1] Seine Erfahrungen hatte er beim Studium einer Fleckty-phusepidemie in Oberschlesien gesammelt. Dort war er zu dem Schluss gekommen, dass »die Politik der preußischen Regierung verantwortlich für die Leiden der hungernden und armen Bevölkerung war.«[2] Seine Überzeugung: »Die Medizin ist eine soziale Wissenschaft, und die Politik ist nichts weiter als Medizin im Großen«[3] hat sich nicht durchgesetzt. Und sein dringender Rat, den er den Politikern seiner Zeit mit auf den Weg gab, epidemische Entwicklungen ernst zu nehmen, wäre heute angesichts der weltweiten Volksverfettung ebenso fehl am Platz. Aber ebenso wie damals ist er heute in den Wind gesprochen.

Alle Warnungen, dass die um sich greifende Fettsucht der Weltbevölkerung die Gesundheitssysteme ruinieren werde und ganze Volkswirtschaften in den Abgrund reißen könnte, wie sie von der Weltgesundheitsorganisation und der Weltbank veröffentlicht wurden, fanden bisher kein Gehör.[4] Befürchtungen, dass die zunehmende Verfettung der Weltbevölkerung, in Verbindung mit der sich verschärfenden Klimakrise und dem Zusammenbruch der biologischen Vielfalt, die Welt in einen Krisenmodus ohne Beispiel stürzen werde, der politisch nicht mehr dirigierbar sein könnte, selbst ein derartig eindringliches Szenario, wie es die renommierte Lancet-Kommission beschreibt[5], findet politisch keine Resonanz.

Die Tatsache, dass rund 40 Prozent der Erwachsenen weltweit unter massivem Übergewicht leiden (2016), 13 Prozent davon extrem und krankhaft, dass die Statistik bei Fettsucht seit 1975 einen Zuwachs um

300 Prozent verzeichnet, bleibt ohne Reaktion.[6] Selbst der Verdacht, dass es sich bei den Betroffenen um Süchtige handeln könnte, die von ihrer Sucht gesteuert nicht mehr allein ins normale Leben zurückfinden, führt nicht zur gesteigerten Aufmerksamkeit der Drogenwächter. Auch wenn die Drogen, um die es hier geht, nicht auf dem Index der Rauschmittel stehen wie Kokain, das unendliche Kräfte freisetzt, wie Chrystal Meth, das die Welt in einen Alptraum verwandelt, auch nicht wie Opioide, die Schmerzen betäuben. Die Drogen, um die es geht, sind Stoffe, die in dem versteckt sind, was wir für ungefährlich halten, das uns in Form alter Bekannter aufgetischt wird als Pizza, Frühstücksflocken, Schokoriegel, Toastbrot, Frikadelle, Würstchen und bunte Brause, die wir mit Genuss ohne Reue verbinden.

Hinter ihrer unverdächtigen Fassade verbirgt sich ein Cocktail aus Wirkstoffen, die vor allem auf eins zielen: Sucht, lebenslange Abhängigkeit und fette Profite für eine Industrie, die sich unter dem Deckmantel »Nahrungs- und Genussmittel« in unseren Supermärkten eingerichtet hat. Es geht um »Ultra-Processed Foods«, um hoch verarbeitete Nahrungsmittel. Produkte, deren Verpackung den Traum von Großmutters Küche weckt. Deren Inhalt jedoch aus den Synthesekesseln der Lebensmittelchemie stammt.[7] Sie versprechen Lifestyle und Bequemlichkeit zu niedrigsten Preisen. Doch ihre süßen Verlockungen entpuppen sich bei näherem Hinsehen als fette Lügen. In Wirklichkeit droht allen, die sich darauf einlassen, ein Abrutschen in Abhängigkeit.[8] In Fettsucht und Übergewicht bis zum chronischen Stadium von Adipositas und in eine Lawine von Folgekrankheiten: Bluthochdruck, Herz- und Gefäßleiden, Leberverfettung, Diabetes und ein wachsender Anteil von Krebserkrankungen. Eine Abwärtsspirale der Lebensqualität.[9]

Wer das System Adipositas verstehen will, muss Suchterkrankungen studieren. Muss wissen, dass Sucht nicht vom Himmel fällt, sondern von Interessen getrieben ist, von Profitinteressen. Er wird viele Parallelen zur Welt der Drogen finden. Doch eins wird er vermissen: Ächtung und staatliche Gegenwehr, Drogenkontrolle, Gesetze, Strafandrohung, Verfolgung und Verurteilung von Dealern und Produzenten. Dies, obwohl die Zahl der Opfer unübersehbar steigt, besonders unter Kindern und Jugendlichen. In den letzten vier Jahrzehnten bei den unter 19-Jährigen um mehr als 400 Prozent.[10]

Die Weltgesundheitsorganisation spricht von einer Epidemie, die sich global immer schneller ausbreitet. In Deutschland leiden mittlerweile zwei Drittel aller Männer und mehr als die Hälfte der Frauen unter ihren Pfunden. Bei jedem vierten Erwachsenen hat die Sucht bereits massive Schäden hinterlassen.[11] Die Weltgesundheitsorganisation WHO ist alarmiert. Die stillen Killer, die hinter Fettsucht und ihren Folgekrankheiten stehen, raffen mittlerweile mehr Menschen dahin als Rauchen oder Bluthochdruck.[12]

Bisher wurde Fettsucht als Folge persönlicher Schwäche angesehen. Ein Schicksal, das die Betroffenen zu tragen haben wie andere die Folgen von Rauchen oder Alkoholismus. Ein Versagen, das jeder selbst mit sich ausmachen muss. Diese Individualisierung hat erfolgreich verhindert, krankhaftes Übergewicht und Adipositas als eine Suchterkrankung in den Blick zu nehmen, die von außen durch ein System angetrieben wird, das sich global organisiert. Ein Kartell, das auf den Äckern des mittleren Westens der USA beginnt und über die globalisierten Agrar-, Chemie- und Lebensmittelkonzerne seine Fäden zieht bis in die höchsten Kreise der Politik. Das zunehmend auch Pharmakonzerne einschließt, die mit ihren Schlankmachern und Diätkuren Entlastung versprechen, aber im Grunde nur aus den Folgen ungesunder Ernährung ihren Vorteil schlagen. Zu den Profiteuren gehören auch Sanatorien und Krankenhäuser, die mit Hungerkuren, Absaugen von Fettdepots und Einschnüren von Magenwänden ihr Geld verdienen. Nicht zu vergessen die XXL-Ausstatter mit Gehhilfen, Rollstühlen, Krankenbetten, Schwerlastkrankenwagen, die ihre Geschäfte der Sucht nach Hochkalorischem verdanken.

Bis 2030 rechnen Forscher der Tulane University (USA) mit 3,3 Milliarden Übergewichtigen weltweit, das ist verglichen mit 2019 ein Zuwachs auf das Doppelte.[13] Für Investoren in Ultra-Processed Foods, Diätpulver, Hersteller von Besteck für die Adipositas-Chirurgie, die ganze Folgekette der Fettsucht, verspricht das weiter außerordentliches Wachstum und fette Renditen. Im Fokus stehen heute die Schwellen- und Entwicklungsländer, die gerade dem Hunger entkommen nun schon wieder in der nächsten Ernährungskrise stecken. Im globalen Süden, wo die Weltbevölkerung besonders stark wächst, explodiert der Fastfoodmarkt. Die Pandemie der Fehlernährten eröffnet eine Wertschöpfungskette, die bisher keine Grenzen kennt. Das Credo der Industrie heißt weiterhin »Teach the world to snack«. Sie wähnt sich auf dem richtigen Weg und macht keine Anstalten, davon abzulassen.[14]

Auch wenn immer mehr Experten wie Robert Lustig, amerikanischer Kinderarzt und Professor Emeritus für Neuroendokrinologie an der Universität von Kalifornien, fordern, dass hoch verarbeitete Nahrungsmittel als das behandelt werden sollten, was sie in seinen Augen sind: Suchtmittel, die dringend reguliert werden müssten[15], wird genau dies auf absehbare Zeit nicht geschehen. Denn das würde heißen, dass die Politik in eine gewaltige Liefer- und Produktionskette, eine globale Vermarktungsmaschine, die von wenigen Konzernen beherrscht, von mächtigen Investoren in Gang gehalten wird, in einen Markt, der von der Sucht lebt und von Dealern kontrolliert wird, eingreifen müsste, und dazu ist sie bisher weder bereit noch in der Lage.

Der Mahnung des geheimen Medizinalrats und Arztes Rudolf Virchow 1848, dass der Staatsmann von »grossem Styl« an den Epidemien erkennen kann, »dass in dem Entwicklungsgange seines Volkes eine Störung eingetreten ist, welche selbst eine sorglose Politik nicht länger übersehen darf«, bleibt auch im 21 Jahrhundert ohne politisches Gehör.

Auf die gesamte Welt bezogen, hat das große Fressen gerade erst begonnen. Wer es anfeuert, wen es trifft, wer daran verdient, wie Märkte mit der Rückendeckung der internationalen Politik ausgebaut werden, wie Big Food unsere Gesundheit gefährdet und welche Chancen es gibt, den stillen Killern zu entkommen, das ist das Thema dieses Buches.

Vom Übergewicht erdrückt

Zu viele Pfunde – sie lasten auf den Knochen und auch auf der Seele. Niemand ist gerne zu dick oder fettleibig, die meisten leiden unter ihrem Übergewicht und den körperlichen und gesellschaftlichen Folgen und quälen sich deswegen mit Diäten und anderen Behandlungen. In der Regel ohne Erfolg:

Ich habe diverse Abnehm-Versuche gestartet und es hat immer wunderbar funktioniert – für den Moment. Und irgendwann kam dann eine Strecke, wo es nicht weiter ging. Diese lange Zeit des Stillstandes, die habe ich nicht überbrückt bekommen. Da war dann meine Disziplin einfach nicht groß genug.
(Brigitte Bornefeld)[16]

Ich habe viele Ernährungsberatungen in Anspruch genommen, verschiedene Diäten ausprobiert. Abnehm-Gruppen, ›FDH‹, aber auch Trennkost. Wenn ich so zurückblicke, muss ich feststellen, dass ich vieles falsch gemacht habe. Ich wollte zu viel erreichen in zu kurzer Zeit.
(Astrid Peerebooms)[17]

Ja, gefühlt ist es für die Zukunft natürlich schon so, dass man wie mit einem offenen Auge quasi auf eine Wand zuläuft und sagt: Ah, ich sehe, da kommt schon eine Wand, aber ich kann ja noch laufen, also könnte ja auch immer noch meine Richtung ändern. Das Paradoxe ist eben einfach, dass man auf der einen Seite weiß, was man tun muss, auf der anderen Seite es aber irgendwie nicht tun kann.
(David Meyer)[18]

So wie Brigitte Bornefeld, Astrid Peerebooms und David Meyer geht es vielen Menschen mit Adipositas: Sie versuchen es immer wieder: Weniger essen, nur zu bestimmten Zeiten essen, nur »Gesundes« essen, gar nicht essen … sie quälen sich mit Diäten, nehmen manchmal ein bisschen ab, schaffen es aber selten, ihr neues Gewicht zu halten, sind enttäuscht und frustriert, kaufen und essen wieder viel zu viel und vor allem das Falsche.

Von ihrer Umgebung bekommen dicke Menschen häufig Ratschläge à la: »Kauf doch einfach keine Schokolade«, »Iss doch einfach weniger«, »Geh doch einfach nicht zu McDonald's« …. Gut gemeint, aber solche Ratschläge sind tatsächlich »Schläge.« Schläge gegen das Selbstwertgefühl, denn sie vermitteln: »Du bist selber schuld, es ist eigentlich ganz einfach, du bist nur zu faul, bequem, willensschwach.« Das ist nicht nur falsch, sondern bewirkt das Gegenteil, wie Studien zeigen[19, 20] und wie es Ernährungsfachleute schon lange betonen. Man kann es nicht deutlich genug sagen: Adipositas und starkes Übergewicht sind kein Zeichen für Trägheit, Charakterschwäche oder fehlende Disziplin – sie sind Zeichen einer Überforderung und einer Überschwemmung. Süßgetränke, Fast Food, hoch verarbeitete Nahrungsmittel mit extra viel Zucker, Fett oder Salz – überall gibt es sie, die Supermarkt-Regale sind voll damit und sie werden aggressiv beworben in alten und neuen Medien. Ausgeklügelte Rezepturen stellen sicher, dass mit jedem Biss das Verlangen nach diesen Kalorienbomben größer wird, natürliche Gefühle wie Hunger oder Sattheit werden ausgehebelt.

Wohl die wenigsten Dicken sind zufrieden mit ihrem Gewicht und die meisten würden gerne abnehmen – viele sind unglücklich, fühlen sich ausgegrenzt, stigmatisiert, verachtet. Es liegt auch an dieser Art von Verurteilung durch ihre Umwelt, dass sie deutlich häufiger an einer Depression[21] leiden – überflüssige Pfunde drücken auch auf die Psyche.

Kaum etwas ist so schwierig wie abzunehmen, das können Millionen von Betroffenen mit starkem Übergewicht oder Adipositas bestätigen und das belegen zahlreiche Studien. Manche versuchen drastischere Methoden und lassen sich operieren. So wie das junge Mädchen, das für die Webvideoreihe des Senders Cosmo[22] von ihren Operationen erzählt[23]. Seit ihrem sechsten Lebensjahr hatte sie ihre Sorgen weggegessen, mit 17 Jahren zeigte ihre Waage 175 Kilo an, sie hatte Arthrose im Rücken durch das Gewicht und ihr Arzt prophezeite ihr: Wenn sie weitermache wie bisher, werde sie mit 30 Jahren im Rollstuhl sitzen. Mit 18 ließ sie sich bei einer Operation ein Magenband einsetzen. Erst nahm sie dadurch 30 Kilo ab – doch bald schon hatte sie diese 30 Kilo dann wieder zugenommen. Es folgte eine zweite Operation: eine Magenverkleinerung, die nicht mehr rückgängig zu machen ist. Diesmal funktionierte es: Sie verlor in einem Jahr fast 100 Kilo und konnte anschließend ihr neues Gewicht annähernd halten. Ein großer Erfolg, der aber gleichzeitig ein neues Problem mit sich brachte: Ihre Haut, die sich über Jahre mit jedem zusätzlichen Kilo ausgedehnt hatte, hing nun überall am Körper herunter, Hautlappen, unter denen wunde Stellen und Pilzinfektionen entstanden. Also legte sie sich ein drittes Mal unter das Messer: Drei Kilo Haut entfernten die Chirurgen ihr bei der Straffung von Bauch und Brust. Zurück blieben eine große Narbe und ein Glücksgefühl: Nach drei Operationen fühlt die junge Frau sich endlich wohl in ihrem Körper, fühlt sich freier, kann ein neues Leben beginnen. Dem alten Leben mit 100 überzähligen Kilos, die sie körperlich und seelisch belastet haben, trauert sie kein bisschen hinterher.

Eine Geschichte, die Mut macht, die aber auch zeigt, welche Last Fettleibigkeit für die Betroffenen bedeutet und wie viel es kostet, sich von den überzähligen Pfunden zu befreien. Nicht nur für jeden einzelnen dicken Menschen, sondern für die gesamte Gesellschaft wäre es besser, wenn gar nicht erst so viele Menschen diesen quälenden Weg gehen müssten. Warum die Zahl der chronisch Dicken dennoch massiv weiter wächst und welche Interessen dahinterstehen, das soll im Folgenden gezeigt werden.

Wie die Fettsucht in die Welt kam – der Siegeszug der Nahrungskonzerne

Eine Welle von Fettsucht breitet sich seit den 1990er Jahren weltweit aus. Mehr als zwei Milliarden Menschen sind betroffen. Nach Zahlen der Weltgesundheitsorganisation WHO sterben jährlich 2,8 Millionen an den Folgen von Übergewicht und Adipositas. Einst ein Problem der reichen Länder, hat es mittlerweile auch die unteren und mittleren Einkommensschichten rund um den Globus erreicht, besonders den globalen Süden.[24]

Ihre Verbreitung geht einher mit dem Aufstieg transnationaler Nahrungsmittelkonzerne, deren Geschäftsmodell bestechend einfach ist. Man nehme möglichst preiswerte Rohstoffe wie Mais, Soja, Zucker und Öl, zerlege sie bis in ihre kleinsten Fraktionen, mische sie mit einer Palette von Zusatzstoffen und fertige daraus »Ultra-Processed Foods«, Produkte die vor allem drei Dinge versprechen: gute Resonanz bei der Kundschaft, gute Lagerfähigkeit in den Regalen und damit geringe Ausfälle und in der Folge hohe Profite für die Hersteller.

Der Leiter der Forschungsgruppe »Weiche Materie Lebensmittelwissenschaft« beim Max-Planck-Institut für Polymerforschung in Mainz, Professor Thomas Vilgis, hält das Verfahren für einen paradoxen Prozess. Er fragt, wofür braucht es eine Industrie, die erst Lebensmittel zerstört, um sie dann als »Ultra-Processed Foods« wieder zusammenzusetzen und als Handelsware unter dem Etikett Nahrungsmittel zu verkaufen?

»Ultra-Processed Foods« füllen in Kanada, Großbritannien und Australien mittlerweile mehr als die Hälfte aller Lebensmittelregale.[25] »Ultra-Processed Foods« stehen hinter mehr als 50 Prozent des täglichen Kalorienverbrauchs der Weltbevölkerung.[26] Und es sieht nicht so aus, als ob diese Tatsache wieder rückgängig gemacht werden könnte. Denn hinter diesem Siegeszug stehen mächtige wirtschaftliche Interessen und eine willfährige Politik, die diesen Rückendeckung verschafft. Wer hier angreift, bekommt es mit den fünf größten Lebensmittelkonzernen der Welt zu tun. Mit Big Food, wie sie in Anlehnung an Big Tobacco, die

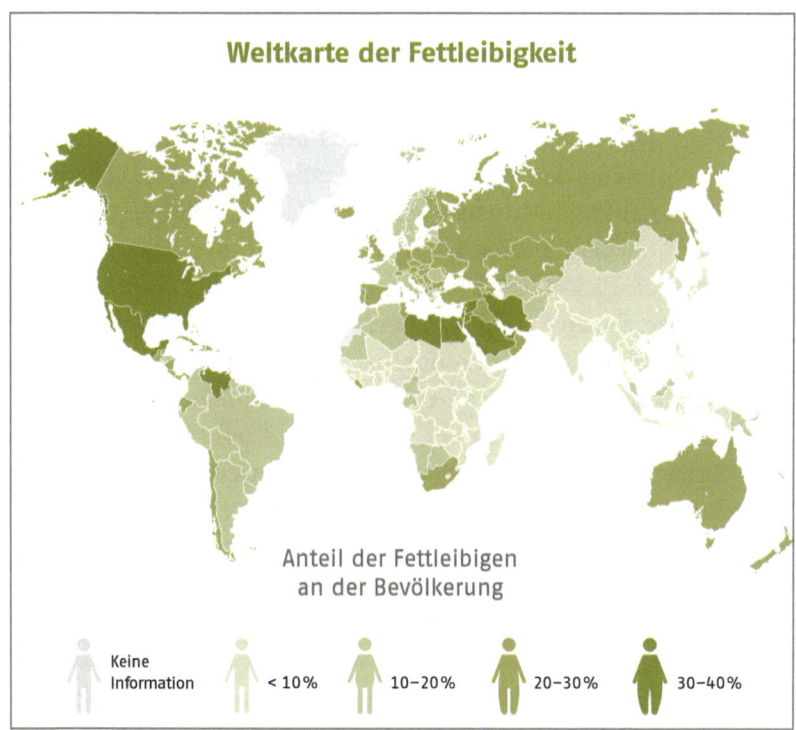

Weltkarte der Fettleibigkeit

Anteil der Fettleibigen
an der Bevölkerung

Keine
Information < 10% 10–20% 20–30% 30–40%

Abb. 1 Weltkarte der Fettleibigkeit

Mächtigen der Zigarettenindustrie, genannt werden, möchte sich keiner gerne anlegen.[27]

Big Food bestimmt, was in den Supermärkten angeboten und von ihrem schwergewichtigen Publikum wertgeschätzt wird. Von Süßgetränken über Süßwaren, gezuckerte Milchprodukte, hochkalorische Fertiggerichte und Snacks für den »kleinen Hunger zwischendurch«. Seit 1990 überschwemmten mehr als 100 000 Varianten dieser Industrieprodukte den Markt.[28] Täglich werden damit rund eine Milliarde Dollar umgesetzt. Ein Markt, der sich nicht einfach abschaffen lässt, auch wenn seine Produkte gesundheitliche und volkswirtschaftliche Schäden verursachen. Sie werden von der Weltbank global auf sechs Trillionen US-Dollar pro Jahr beziffert, konservativ geschätzt.[29]

Wie Big Food begann

Der Platzhirsch unter den global agierenden Konzernen hat seinen Sitz in Vevey in der Schweiz und ist mit seinen Produkten in 187 Ländern vertreten.[30] Das heißt, fast in jedem Staat der Welt findet man Nestlé-Produkte. Im Sortiment der kleinen Händler genauso wie in den großen Supermärkten.[31] Mit mehr als 2000 Marken steht Nestlé an der Spitze der Anbieter industriell hergestellter Nahrungsmittel. Ob Babynahrung, Frühstücksmüsli, Eiscreme, Fertigsuppen, Soßen, Schokolade, Eistee, Kaffee, Kakao, Snacks, Tierfutter oder *Healthcare Nutrition* – der Konzern erzielte mit seiner Produktpalette im Jahr 2019 einen Umsatz von 93,5 Milliarden und einen Gewinn von 10,3 Milliarden US-Dollar.[32]

Auch wenn die Gewinne der Nahrungskonzerne von unerfreulichen Schlagzeilen überschattet werden. Auch wenn Berichte immer wieder um Skandale kreisen, wie bei Nestlé um verunreinigtes Babymilchpulver, den Griff nach den Trinkwasserquellen der Welt, die Verschwendung von Ressourcen und wachsende Müllberge.[33] Auch wenn das Wirtschaftsmagazin Capital im US-amerikanischen Erfolgspodcast »Schmutzige Geschäfte – Wirtschaftsverbrecher, die über Leichen gehen« die Geschichte des Babymilch-Skandals erzählt[34] und der Stern 2015 schon urteilte: »Diese Skandale ruinieren Nestlé das Image«[35], so haben all diese Schlagzeilen die Erfolgskurve des Unternehmens nicht abschwächen können. Steigende Umsätze sprechen für ungebrochene Akzeptanz beim Publikum.

Von negativen Schlagzeilen, von umstrittenem Image war bei der Gründung des Unternehmens noch nichts zu ahnen. Denn der Anfang spielte sich vor einer Kulisse ab, wie sie Hollywood nicht besser hätte aussuchen können. Inmitten der Schweizer Bergwelt, wo die Glocken der Almkühe läuten, klares Wasser plätschert, tiefgrüne Wiesen und Weiden leuchten. Wo die Almbauern ihr hartes Leben mit ehrlicher Arbeit fristen, kurz gesagt, wo die Welt noch heil und in Ordnung scheint, dort begann Nestlé seine Geschäfte. Es war die Zeit des Übergangs vom Handwerk zur Industrie, vom Unikat zum Massenprodukt, vom Lokalen zum Globalen. Der Aufstieg des Branchenprimus zeigt exemplarisch, wie der Weg von ganz unten nach ganz oben im Markt für industriell hergestellte Lebensmittel verläuft. Und wie die Methoden der Industrie überhaupt erst ermöglichten, die Welt massenhaft mit industrieller Nahrung zu fluten.

Der Aufstieg Nestlés begann im 19. Jahrhundert, in einer Zeit, die von einer hohen Kindersterblichkeit gezeichnet war.[36] Die Ursache dafür lag in den Lebensumständen vieler Frauen. Viele Mütter stillten ihre Kinder nicht, sei es, weil es in gutsituierten Kreisen als unschicklich galt oder weil sie als Schichtarbeiterinnen in den Fabriken keine Zeit dafür fanden oder selbst krank waren. »Bis ins Jahr 1880 wurden in zahlreichen Regionen Europas nur gerade 15 Prozent der Säuglinge mit Muttermilch ernährt. Gleichzeitig waren die Alternativen zum Stillen völlig unzulänglich, da Lebensmittel schwierig zu lagern waren und allgemein schlechte hygienische Bedingungen herrschten«[37], beschreibt die Journalistin Claudia Aebersold Szalay die Lage um Nestlés Anfänge. Der Notstand um die Säuglingsernährung war es dann auch, der es erst ermöglichte, dass ein gewisser Heinrich Nestle, der am 10. August 1814 in Frankfurt am Main geboren wurde, mit seiner ersten Erfindung groß herauskommen konnte: »Henri Nestle's Kindermehl«. Das aus kondensierter Alpenmilch, Kaliumbicarbonat und zwiebackähnlichem Brot aus Weizenmehl bestand.[38]

Henri Nestle's Kindermehl

Heinrich Nestle entwickelte seine Idee in einer Region, in der Milch im Überfluss vorhanden war, aber nicht genügend Kundschaft. Den Überfluss der Berge wollte er zu einem Produkt machen, den Markt dafür sah er in den schnell wachsenden Städten. Von Beruf war er Apotheker, aber auch Tüftler und Erfinder. Das erste Rezept seines Kindermehls erprobte er 1867 in Vevey. Ausprobiert haben soll er es angeblich beim Neugeborenen seines Freundes. Der Erfolg ermutigte ihn, das Kindermehl ebenfalls bei einem anderen Kleinkind zu versuchen. Auch dieser Versuch glückte und sprach sich schnell herum. Nestle's Kindermehl erhielt im Volksmund den Status eines Wundermittels. Ärztliche Gutachten stützten die Erzählung und verhalfen Heinrich Nestle zum Durchbruch und auch zur Namensänderung in Henri Nestlé.[39]

Schon bald war seine erste Fabrik zu klein für die Nachfrage, er muss-te wieder und wieder erweitern. Weil er das Geld dafür nicht besaß, schoss seine Schwiegermutter zu. Die Unerfahrenheit in Geldsachen zwang ihn dann jedoch 1875, seine Fabrik zu verkaufen. Auch das heute noch genutzte Logo mit Vögeln im Nest wechselte damals seinen Be-sitzer. Die Käufer, drei Geschäftsleute aus Vevey, erwarben neben dem Nest-Vögel-Symbol auch die Firmenbezeichnung »Farine Lactée Henri Nestlé«. Und dazu noch die Unterschrift Henri Nestlés, die ursprüng-lich auf den Büchsen von Nestlé's Kindermehl für die Seriosität des Urhebers zeichnete. Nestlé soll damals erklärt haben: »Da ich meinen Namen verkauft habe, so musste mir meine Frau zu einem neuen ver-helfen.« Und so nannte er sich fortan Nestlé-Ehmant. Mit dem Erlös des Verkaufs siedelte er in die Nähe von Montreux und zog sich als rei-cher Mann vom Geschäft zurück.[40] »Henri Nestle's Kindermehl« aber blieb ein Verkaufsschlager. Genauso wie Kondensmilch und Schoko-lade, die auch schon früh ins Repertoire des Unternehmens aufgenom-men wurden.[41]

1905 fusionierte die Firma Nestlé mit der »Anglo-Swiss Condensed Milk Company«, ihrem Rivalen auf dem Markt für industrielle Milch-produkte. Die »Anglo-Swiss Condensed Milk Company« war 1866 von zwei Amerikanern in der Schweiz gegründet worden und sollte zum ersten Mal Kondensmilch im industriellen Maßstab produzieren. Im Schweizer Cham, wo reichlich Wasser, günstige Mieten, genügend Milch, preiswerte Arbeitskräfte und eine Bahnstation auf Verwendung warteten, errichtete sie ihr Hauptquartier. Das Aktienkapital der »Ang-lo-Swiss Condensed Milk Company« betrug damals 100 000 Franken. 66 000 Liter Milch flossen täglich in ihre »Siederei«, wie sie vor Ort ge-nannt wurde. Der gute Ruf der Schweizer und ihrer Milch öffnete der »Anglo-Swiss Condensed Milk Company« die internationalen Märkte. Als »Milkmaid« kam die Kondensmilch als Alternative zur frischen Milch groß heraus. Sie besaß eine bis dahin für Milch unbekannte Ei-genschaft: Haltbarkeit. Das machte »Milkmaid« nicht nur für die pri-vaten Haushalte, die damals noch keinen Kühlschrank kannten, inter-essant, sondern besonders für das Militär.[42]

Aus der Fusion von Nestlé mit der Anglo-Swiss Condensed Milk Company entstand die Nestlé Group. Ein Unternehmen, für das der Wind der Zeit mehr als günstig stand. Die Industriereviere in Europa und Amerika wuchsen. Dampfschiffe und Lokomotiven trieben die Industrialisierung voran. Immer mehr Industriearbeiter zogen in die ausufernden Städte. Als Proletariat hausten sie in unvorstellbarer Enge in Mietskasernen und Hinterhöfen. Gärten oder Gemüse waren für sie unerreichbar, erst recht Kühe und Milch. In diesem städtischen Milieu wuchs die Kundschaft für die neu entstehende Ernährungsindustrie heran. Der Erste Weltkrieg begünstigte die Geschäfte. Nestlé expandierte und erwarb bis zum Ende des Krieges Fabriken in den USA und Australien.[43] Auch wenn der Umsatz mit dem Ende der Kämpfe stockte und der Crash an der Wall Street die Weltwirtschaft aus dem Tritt brachte – Nestlé ging gestärkt aus der Krise hervor.

Instantwunder

Nescafé, als seine neueste Kreation, wurde in den 1930er Jahren entwickelt. Hintergrund waren gewaltige Mengen an Kaffeebohnen, die in Folge des Wall Street Crashs nicht mehr zu verkaufen waren. Sie wurden dank eines neuen Verfahrens zu löslichem Kaffee verarbeitet und revolutionierten so die Welt der Kaffeetrinker.[44]

Auch der Zweite Weltkrieg trieb den Aufstieg des Konzerns voran. Überall dort, wo die Küchen kalt blieben, an den Fronten der Militärs ebenso wie in den Städten bei der Zivilbevölkerung, wuchs der Absatz der vorgefertigten Nahrungsmittel. Nach dem Krieg begann die Zeit der Expansion in neue Geschäftsbereiche. Zunächst übernahm das Unternehmen den Schweizer Suppenhersteller Maggi. Maggis Expertise lag bei Instantsuppen, Brühwürfeln, Flüssigwürze, Fertigsoßen und Fertiggerichten.[45] Erste Fertiggerichte kamen unter dem Namen »Maggi ready meals« auf den Tisch der Nachkriegsbürger und der erste Fertigkakao fand unter der Marke Nesquik neue Kundschaft.

Wachsender Wohlstand nach 1950, das sogenannte deutsche Wirtschaftswunder, spülte mehr Geld in die Haushaltskassen. In Europa und Amerika wollten die Menschen zeigen, was sie sich leisten konnten. Die erste Trophäe des Aufstiegs war die Fertigsuppe. Sie signalisierte den Aufbruch in eine neue Welt. In eine Welt, in der nicht erst gekocht, sondern sofort genossen werden konnte. Die Instant-Idee eroberte die Massen. Die Fertigsuppe wurde zum Symbol des Fortschritts. Für ihren Siegeszug arrangierten Marketingstrategen große Kinoshows. Lichtspielhäuser wurden umfunktioniert zu Erlebnistempeln. Die Hausfrauen der Nation durften auf großer Leinwand mitverfolgen, wie in den Versuchsküchen der Maggis und Knorrs jener Zeit die ersten vorgefertigten Mahlzeiten aus den industriellen Kochtöpfen gehoben wurden. Kittelbeschürzte Botschafterinnen einer neuen Zeit verbreiteten in Tüten abgefüllten Küchenfortschritt bis in die letzten Winkel von Stadt und Land.

Nestlés Einkaufstour

Der Umsatz der Lebensmittelfabriken stieg und damit auch der Hunger des Managements auf mehr. Gestillt wurde er mit dem Ankauf immer neuer Unternehmen und Marken. Ein Blick auf die Einkaufsliste zeigt, es ging um Marktanteile vor allem in Europa und Amerika, um Marken vor allem im süßen Segment.

– **1960** kauft Nestlé den deutschen Eisproduzenten *Jopa*.
– **1962** erwirbt das Unternehmen die Schweizer Marke *Frisco*. Aus Schweden kommt die Marke *Findus* hinzu, die als Erste in Europa tiefgefrorene Nahrung anbot.
– **1968** wird der Markt für Frisches immer interessanter, ein Trend, der durch Übernahme des französischen Joghurtherstellers *Chambourcy* aufgegriffen wird.
– **1973** baut Nestlé in den USA seinen Anteil am Markt für Konserven und Tiefkühlkost mit dem Kauf der *Stouffer Corporation* aus.
– **1976** folgt der Konservenhersteller *Libby, McNeill & Libby*.
– **1981** kommen mit *Stouffer's Lean Cuisine* Tiefkühlkost mit weniger Fett und Kalorien auf den Markt und erzielen eindrucksvolle Verkaufsergebnisse, wie Nestlé in seiner Firmenbiografie schreibt.[46]
– **1988** ist das Jahr, in dem die Marken *KitKat*, *After Eight* und *Smarties* ins Portfolio aufgenommen werden – und auch die italienische Firma *Buitoni-Perugina*, die für Nudeln, Soßen und Mediterranes steht.

- **1991** schließt Nestlé Koalitionen mit anderen Größen der Branche. Mit dem Konzern *General Mills*, um den Weltmarkt für Frühstücksmüsli zu erobern, unter dem Label: *Cereal Partners Worldwide*. Mit der *Coca-Cola Company* gründet Nestlé die *Beverage Partners worldwide*.
- **2002** erwirbt der Konzern die Rechte am Eishersteller *Häagen-Dazs* für USA und Kanada.
- **2003** kauft Nestlé *Mövenpick* und *Dreyer's Grand Ice Cream* und das Tiefkühlkostgeschäft von *Chef America*.
- **2005** übernimmt die deutsche Nestlé 49 Prozent der *Wagner Tiefkühlprodukte GmbH*, seit 2013 hält Nestlé alle Anteile am Unternehmen.[47]
- **2006** erwirbt der Konzern in Australien den Frühstücksmüslihersteller *Uncle Toby's*.
- **2007** kauft Nestlé *Novartis Medical Nutrition* und den Babynahrungshersteller *Gerber*.
- **2010** kommt das Geschäft von *Kraft Foods' frozen pizza* dazu.
- **2011** gründet Nestlé das *Nestlé Institute of Health Sciences*, um Lebensmittel zu entwickeln, die chronische Leiden verhindern oder lindern sollen.
- **2012** kauft Nestlé *Wyeth Nutrition*, um seine Position bei Kindernahrung zu stärken.
- **2013** erwirbt Nestlé die Firma *Pamlab*, ein Produzent aus dem Bereich der Medical Foods.
- **2015** wendet sich Nestlé dem Schokoladenexperten *Cailler* zu, nach Firmenangaben die älteste überlebende unter den Schweizer Schokoladenmarken.[48]
- **2016** verkündet der Konzern seine Partnerschaft mit dem Onlinehändler *Alibaba*[49] und kauft den israelischen Nahrungsmittelhersteller Osem, dem die Firma Tivall, weltgrößter Entwickler, Hersteller und Vermarkter vegetarischer Fertiggerichte gehört, unter anderem das Lable Garden Gourmet.[50]
- **2017** erweitert Nestlé sein Healthcare-Portfolio mit dem Kauf von Atrium Innovations und verfolgt damit seine Wachstumsabsichten

im Markt für Gesundheitsvorsorge. In den USA werden die Marken *Chameleon Cold-Brew Coffee, Blue Bottle Coffee, Sweet Earth* und *Freshly* Teil des Geschäftes.

- **2019** gibt Nestlé die Zusammenarbeit mit *Starbucks* bekannt.[51]
- **2020** erwirbt Nestlé das Unternehmen *Freshly*, einen »Pionier für gesunde Fertiggerichte«, wie der Konzern die Presse wissen lässt.[52]

Markenwelten

Inzwischen ist die Zahl der Nestlé-Marken kaum noch zu überschauen, mehr als 2000 stützen das Konzernergebnis. In Deutschland zählt Nestlé zu den führenden Lieferanten des Lebensmittelhandels. Sein Umsatz stieg 2018 auf rund 3,2 Milliarden Euro. Die deutsche Nestlé-Tochter verkauft vor allem Fertiggerichte, Küchenprodukte und Getränke, daneben Milch- und Diätprodukte, Speiseeis, Schokolade, Süßwaren und Tiernahrung.[53] Die Marken sind vielen bekannt, aber nicht unbedingt als Nestlé-Produkte, denn nicht auf jedem Label ist der Konzern auch zu erkennen. Was Nestlé in Deutschland vertreibt, ist nur ein Teil seines globalen Angebots.[54]

- **Cerealien, Müsli & Riegel**
  wie Cini Minis, Lion, Cookie Crisp, Nestlé Fitness oder Go Free – glutenfreie Cornflakes.
- **Produkte für die Küche**
  wie Buitoni, Garden Gourmet, Maggi, Thomy und Wagner (Pizza).
- **Produkte für Babys & Kleinkinder**
  wie BEBA Folgemilch oder Little Steps.
- **Schokolade und Süßwaren**
  wie After Eight, Choco Crossies, KitKat, Smarties, Caramac und Yes.
- **Kaffee, Kakao & Tee**
  wie Caro, Linde's, Nespresso oder Special T.
- **Erfrischungsgetränke**
  wie Acqua Panna, Contrex, Pellegrino oder Vittel.
- **Medizinische Ernährung**
  wie Alfamino, Optifast, Isosource oder Peptamen junior.

Neu und vielversprechend ist der Markt im Sortiment gesundheitsbezo-
gener Ernährung für Menschen, die an Diabetes oder Bluthochdruck,
an Gefäßverkalkung oder Demenz leiden. Ein wachsender Markt, nicht
zuletzt durch die steigende Zahl der Übergewichtigen und an Adipositas Erkrankten weltweit.

Die Medical Nutrition Industrie hat mittlerweile ihren eigenen Verband gegründet und wirbt intensiv mit den Vorteilen ihrer Produkte,
die von Pillen, Pasten, Brei und Säften bis zu Infusionen reichen. Unter
dem Strich sollen sie Krankenhausaufenthalte um bis zu drei Viertel
verringern und die Kosten um zwölf Prozent senken.[55] Behauptungen
der Industrie, aber auch Verlockungen für die Verwalter des Gesund-
heitssystems.

Die Cashcows des Konzerns, mit denen der größte Umsatz erwirtschaftet wird, liegen im Jahresbericht 2020[56] weltweit bei Getränken in
pulverisierter oder flüssiger Form (*Powdered and Liquid Beverages*), Fertiggerichten, Eiscreme, Milchprodukten und Süßigkeiten.[57] Der größte
Markt liegt in Nord- und Südamerika, dann erst und mit großem Ab-
stand folgen Europa, Asien und Afrika.[58]

Performance der Nestlé-Aktie

Die Zukaufstrategie bringt den Kapitalwert des Konzerns nach oben
und die Rendite auch. Die Finanzindustrie feiert die Konzernstrategen: Die Aktie des Schweizer Lebensmittelherstellers Nestlé befindet
sich »seit 2009 in einem Aufwärtstrendkanal«, preist die Bank Von-
tobel Europe AG und lobt besonders seine Innovationskraft: »Etwa 30
Prozent des Umsatzes wurden durch Produkte generiert, welche erst in
den vergangenen drei Jahren am Markt eingeführt oder überarbeitet
wurden.«[59]

Die deutsche Börse dokumentiert die Kursentwicklung der Nestlé-Ak-
tie ab 1998. Auch gelegentliche Einbrüche können am Siegeszug des
Konzerns nichts ändern. Der Trend weist steil aufwärts.

Wurde die Aktie 1999 noch mit einem Schlusskurs von 16,20 Euro
bewertet, so lag er 2021 bei 116,94 Euro. Im Börsenchinesisch: Innerhalb
von 20 Jahren erreichte die Performance in Euro mehr als 700 Prozent.[60]

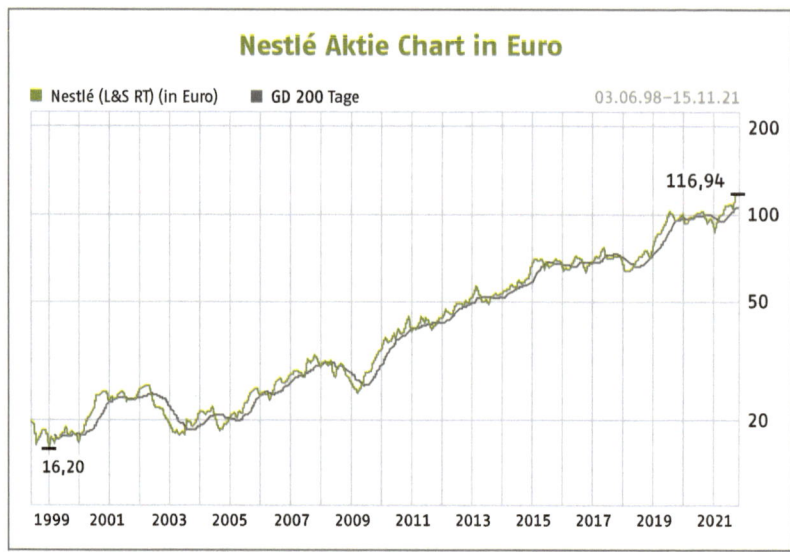

Nestlé Aktie Chart in Euro

■ Nestlé (L&S RT) (in Euro) ■ GD 200 Tage   03.06.98–15.11.21

200

116,94

100

50

20

16,20

1999 2001 2003 2005 2007 2009 2011 2013 2015 2017 2019 2021

Abb. 2 Nestlé Aktie Chart in Euro

»Der publizierte Gewinn je Aktie nahm um 28,0 Prozent auf CHF 4,30 zu«, heißt es im Resultat für das Gesamtjahr 2019.[61] Ein zweistelliger Gewinn ist bei den Großen der Branche normal. Unter 15 Prozent schließt kaum ein Food-Konzern sein Wirtschaftsjahr ab.[62]

Global Big Food

Steigende Verkaufszahlen untermauern den Siegeszug der zehn größten Unternehmen im Food Business. Pro Tag liegt der Umsatz weltweit bei Getränken, Süßigkeiten, Snacks und Fertiggerichten bei einer Milliarde Euro (in den Jahren 2017/2018).[63] Die Agentur Fortune Global 500 sortiert jährlich die Größten, gemessen an ihrem Umsatz.[64]

Danach behauptet Nestlé auch 2019 Platz eins. Als zweiter unter den Umsatzstärksten ist der Konzern PepsiCo gelistet. Das amerikanische Unternehmen hat seinen Firmensitz in Purchase im Bundesstaat New York. An dritter Stelle rangiert Danone mit Hauptsitz in Paris. Danach folgt der US-Konzern Kraft Heinz mit einem Doppelsitz in Chicago und Pittsburgh und Mondelez International mit Sitz in Deerfield, Illinois.

Rang	Name	Umsatz in Mio. US-Dollar	Umsatzsteigerung in Prozent	Gewinn in Mio. US-Dollar	Vermögen in Mio. US-Dollar	Prozentuale Veränderung Gewinn	Angestellte	Änderung in der Rangfolge	Land / Gebiet
76	Nestlé	93.512,50	2,5	10.364,80	139.045,10	42	308.000	−7	Schweiz
154	PepsiCo	64.661,00	1,8	12.515,00	77.648,00	157,7	267.000	−10	USA
432	Danone	29.092,30	4,6	2.772,20	50.494,30	0,3	105.783	−6	Frankreich
472	Kraft Heinz	26.268,00	0,7	−10.192,00	103.461,00	−193,2	38.000	−21	USA
480	Mondelez International	25.938,00	0,2	3.381,00	62.729,00	15,7	80.000	−21	USA

Abb. 3 Übersicht

Die Liste der Großen in der Food Industrie wird von US-amerikanischen Unternehmen dominiert. Die Mehrheit residiert im Mutterland der Fast-Food-Industrie. Ihre Mission besteht nach wie vor darin, den »American Way of Life« in die Welt zu tragen. Oder wie es der US-Konzern Mondelez formuliert: »empower people to snack right«.[65] Ihr Angebot an die Welt besteht, egal ob fest oder flüssig, überwiegend aus Süßem, Fettem und Salzigem. Ihre Getränke, ob sie als Brause oder Fruchtsäfte daherkommen, sparen nicht mit Kalorien. Ihre Eissorten locken in XXL-Gebinden. Ihre Pizzen platzen vor Energie aus der Packung. Hinter der Fassade hipper Erlebniswelten liegen massig Kalorien versteckt.

Und hinter der Vielfalt, die uns die Verpackungen in den Supermärkten vorgaukeln, stehen immer weniger Konzerne. Der britische Guardian ließ 2021 die Markenwelt durchleuchten und kam zu dem Ergebnis, dass immer mehr der Produkte von immer weniger Megakonzernen produziert werden.[66] Vier Firmen kontrollieren mehr als 40 Prozent der Angebote der Supermärkte.

Ein Extrembeispiel ist nach Recherchen des Guardian der Konzern PepsiCo, der 88 Prozent des Marktes für Dips für sich erobert hat. Bei Sodagetränken stammt die Mehrheit aus den Abfüllanlagen von nur drei Multis. Gleiches gilt für rund drei Viertel aller Frühstücksmüslis, auch wenn sie in unterschiedlichen Packungen daherkommen.

Achillesferse

Der kritische Teil im Sortiment von Big Food sind die Produkte, die zu den hoch verarbeiteten Nahrungsmitteln zählen, sogenannte »Ultra-Processed Foods«. Produkte der Food-Technologen, die wenig mit dem zu tun haben, was in unseren Gärten oder auf unseren Äckern wächst. Was wir im Laufe unserer Entwicklungsgeschichte kennen und schätzen gelernt haben und was unserem Stoffwechsel genehm und unserer Gesundheit zuträglich ist. Es sind Produkte, die durch ihre lange Zutatenliste auffallen, ihren hohen Gehalt an Zucker und Fetten und an Bestandteilen mit fraglichem Nährwert wie Fructose aus Maissirup, verarbeitete Öle, isolierte Eiweiße und eine Vielzahl von Additiven wie Farben, Süßstoff, Dickungsmittel, Schaumerzeuger und Geschmacksverstärker. Hinzu kommen Zusätze, die die Haltbarkeit erhöhen und den Prozess von Fäulnis und Verderb hemmen oder verhindern.[67]

Für Ruth Kava, leitende Ernährungswissenschaftlerin am *American Council on Science and Health*, liegt hier die Achillesferse der Industrie. Sie wählt Chicken Nuggets als Beispiel für ihre Kritik. »Auch wenn man einige Eiweiße in ihnen findet, so tragen sie doch ein ganzes Bündel von Stoffen in sich, die man wahrscheinlich gar nicht will, wie Salz, Transfette und jede Menge an Kalorien, ohne ein echtes Sättigungsgefühl zu hinterlassen.«[68]

Eine Einschätzung, die auch das American Journal of Medicine teilt. Unter dem Titel »The Autopsy of Chicken Nuggets reads ›chicken little‹«, kommen die Wissenschaftler zu dem Schluss, dass Chicken Nuggets letztlich vor allem aus Resten von Haut, Knochen, Nervengewebe, Gewebeteilen und Fett bestehen, alles in allem eine Masse von Schlachtabfällen, die mit Zusatzstoffen in Form und mit Aromen zu Geschmack gebracht wird. Ihr Fazit: Chicken Nuggets sind überwiegend fett und ihre Bezeichnung eine Namensirrtum. Die Empfehlung der Autoren: Mediziner sollten alarmiert sein und ihre Patienten vor dieser Art von Nahrungsmitteln warnen.[69]

Die »NOVA food classifcation«[70] des Brasilianers Carlos A. Monteiro, der Nahrungsmittel nach ihrer Bekömmlichkeit für den menschlichen Organismus und nach ihrem gesundheitlichen Nutzen beurteilt, müssen sich diese Art von Nahrungsmittel mit der Klasse drei begnügen, was de facto einer Deklassierung, einer ernährungsphysiologischen und medizinischen Abwertung gleichkommt.[71] Auf die Praxis der Ernährung hatte diese Abstufung aber bisher keinen Einfluss. Auch wenn sie als Produkte dritter Klasse eingestuft sind, feiern die hoch verarbeiteten Industrieprodukte weiter ihre Triumphe. Auch in den USA, wo die Bevölkerung eigentlich durch die *Dietary Guidelines for Americans*, Richtlinien, die das amerikanische Landwirtschaftsministerium USDA für eine gesunde Ernährung in Amerika herausgegeben hat, geschützt sein sollte.

Die *Dietary Guidelines for Americans* legen fest, was die amerikanische Bevölkerung von der Wiege bis zur Bahre essen sollte, um ein Leben in Gesundheit führen zu können.[72] Danach sollte ein gesunder Amerikaner nicht mehr als 10 Prozent der täglichen Kalorienzufuhr aus Zucker und gesättigten Fetten beziehen und die Salzmenge 2,3 Milligramm pro Tag nicht überschreiten. Außerdem sollte das Gros der Kalorien aus Gemüse, Früchten, Getreide und magerem Fleisch bestehen. Doch der Alltag vieler Amerikaner geht an diesen Richtwerten weit vorbei.

Die New Yorker Journalistin und Food-Autorin Korin Miller rechnete zusammen, was dem Durchschnittsamerikaner an einem durchschnittlichen Tag in Sachen Kalorien widerfährt, wenn er sich an seinen Gewohnheiten und nicht an den Dietary Guidelines orientiert. Dann nämlich wird er seinen Tag mit einem *Dough Blizzard* von Dairy Queen beginnen, womit er ohne es zu wissen 1340 Kalorien, 52 Gramm Fett, 30 Gramm gesättigte Fettsäuren, 780 Milligramm Salz und 149 Gramm Zucker zu sich nimmt.[73] Wer nach diesem Drink noch etwas Anständiges zu Mittag essen will und dabei zum landesüblichen Burger greift, befinde sich, so Miller, schon längst jenseits der *Dietary Guidelines for Americans* und damit eindeutig auf dem Weg der Fehlernährung. »Je mehr hoch oder höchstverarbeitete Produkte du verdrückst, desto mehr fehlen dir die wichtigsten Nährstoffe in deiner Ernährung«, urteilt sie.[74]

Doch diese Warnungen führen in der Ernährungswüste USA, die sich mittlerweile bis in die Architektur der Häuser und Wohnungen ausgebreitet hat, nicht weit. In vielen amerikanischen Neubauten fehlt heute die einst obligatorisch fest eingebaute Küche.[75] Was übrig geblieben ist, sind Sitzlandschaften vor dem XXL-Fernseher. Der ideale Platz für Nahrungsmittel dritter Klasse. Pizza oder Fertiggerichte aus dem Tiefkühlregal der Supermärkte. Die brauchen keinen Herd. Dafür reicht eine Mikrowelle. Ihr Schlussakkord »Ping« läutet in immer mehr Haushalten das ein, was heute die Esskultur dominiert: Fertiggerichte aus der Familie der »Ultra-Processed Foods«. Und das nicht nur in den USA.

Fast-Food-Biotop Deutschland

Auch in Deutschland boomen die Nahrungsmittel der ungesunden dritten Klasse. Entscheidend für ihr Vordringen sind auch hier die Lebens- und Arbeitsumstände. Das Rollenbild der Hausfrau am heimischen Herd hat ausgedient. Die Zahl der erwerbstätigen Frauen hat sich von einem Drittel (um 1950) auf rund 77 Prozent im Jahr 2019 erhöht und damit mehr als verdoppelt.[76] So bleibt auch in deutschen Haushalten der Herd immer häufiger kalt. Auch die Zahl von Singlehaushalten wächst. In den vergangenen zwanzig Jahren von 11 auf 16 Millionen. Vor allem Männer im Alter bis 49 Jahre bestimmen, was auf dem Teller landet.[77]

Das Bundesministerium für Ernährung und Landwirtschaft stellt in seinem Ernährungsreport 2019 fest, dass das Land ein regelrechtes Biotop für Fertignahrung zu werden droht. Immer mehr Deutsche (49 Prozent) entscheiden sich beim Einkauf für die schnelle Küche. Das Interesse am Kochen lässt nach. Nur noch 40 Prozent bekennen sich noch zum täglichen Selbstgekochten.[78] 13 Prozent haben Pfannen, Töpfe und Kochlöffel schon längst so gut wie außer Dienst gestellt.[79] Zunehmende Berufstätigkeit, mehr Mobilität und ständiger Zeitdruck – das bleibe nicht ohne Folgen für das, was in die Pfanne und auf den Tisch komme, sagt Christoph Minhoff, Hauptgeschäftsführer der Bundesvereinigung der Deutschen Ernährungsindustrie. »In den vergangenen sechs Jahren hat sich der Umsatz der Ernährungsindustrie mit Fertiggerichten fast verdreifacht.«[80] Convenience-Produkte boomen. Die Industrie lobt ihre besondere Qualität. Der Spitzenkoch Ralf Zacherl sieht das anders. »In 90 Prozent der Fälle werden die Verbraucher getäuscht und müssen für ein schlechtes Produkt relativ viel Geld ausgeben«.[81]

Auch die Verzehrmengen geben Anlass zur Sorge. Der wissenschaftliche Beirat für Agrarpolitik, Ernährung und gesundheitlichen Verbraucherschutz beim BMEL konstatiert im Jahr 2020, dass das Prinzip »Quantität statt Qualität« schleichend die Portionsgrenzen der schnellen Küche verschiebt.[82] XXL-Formate sind auf dem Vormarsch und sprengen die Grenzen dafür, was als normal gilt. »Wir essen und trinken mehr, wenn die Portionen größer sind, ohne dass uns dies bewusst sein muss«, stellen die Beiräte fest. Dieser »Portionsgrößeneffekt« bestimme, was als angemessene oder »normale« Portion betrachtet werde, und setze damit neue soziale Normen in der Esskultur.

Studien in den USA, Großbritannien, Dänemark und den Niederlanden belegen, dass »über die Jahrzehnte hinweg die Packungs- und Portionsgrößen teils ganz erheblich zugenommen haben.« Auch und besonders bei Getränken. So lag die Normgröße bei Coca-Cola in den USA in den 1960er Jahren bei 6,5 Ounces (192 ml). Heute dagegen sei sie auf das Zehnfache gewachsen.[83] In den Niederlanden explodierte die Verpackungsgröße für Softdrinks zwischen 1957 und 1993 »im Fall von Coca-Cola von 750 ml auf 2000 ml pro Flasche«.[84]

Für Deutschland, so der wissenschaftliche Beirat, lägen vergleichbare Daten zwar nicht vor, aber auch hier verstärke sich der Trend zum XXL-Format. Neben der Größe der Portion spielt zusätzlich der Kontrollverlust der Kundschaft eine wichtige Rolle auf dem Weg in die Fehlernährung. Wer immer nur Fast Food isst, erfährt nie, was es heißt, satt zu sein und ab welcher Menge dieses Gefühl eintritt. Der Grund: In der hoch verarbeiteten Nahrung sind die Kalorien viel zu dicht gepackt. Und so kann die Menge an Kalorien, die pro Portion verzehrt werden, auch nicht mehr abgeschätzt werden.[85]

Der Turbo für den Umsatz in der Ernährungsindustrie ist der Preis. Er spielt eine wichtige Rolle, wenn man erklären will, warum sich der Umsatz an Fertigkost in Deutschland in nur zehn Jahren verdreifacht hat.[86] Das jedenfalls förderte eine Umfrage der Agentur POSpulse im

Jahr 2019 zu Tage. Danach nannten rund 71 Prozent der Befragten den Preis als wichtigstes Kaufargument.

Die Preisliste von McDonald's lässt erahnen, wo die Schnäppchen-preis-Untergrenze liegt. Für einen Hamburger bei: 1,00 Euro und 1,39 Euro für einen Cheeseburger.[87] Das macht die Attraktion gerade bei unteren Einkommen aus. Ihre Zugriffsrate ist hoch und damit auch das Risiko, den kalorienreichen Angeboten zum Opfer zu fallen. Zu diesen Opfern gehören auch und vor allem Kinder und Jugendliche. Ihr Konsum wird aber noch durch ein anderes Marketinginstrument gesteuert, ein massives und dauerhaftes Bombardement mit Werbespots auf allen Kanälen.

Eltern kennen die Heulkrämpfe bei Kindern, die ein Gang durch den Supermarkt auslösen kann. Wenn Kinderaugen in den Regalen ihre Wunschträume aus der Fernsehwerbung entdecken, aber nicht auf das Entgegenkommen ihrer Begleitung rechnen können, bricht der Proteststurm los. »Werbung verdoppelt Fast-Food-Konsum bei Kindern – Verbände fordern Verbot«. Diese Schlagzeile des Redaktionsnetzwerks Deutschland schreckte 2019 deutsche Eltern auf. Grundlage war eine Untersuchung, die zu Tage förderte, dass Fast-Food-Werbung dazu führe, dass Kinder doppelt so häufig zugriffen wie Kinder ohne derartigen Einfluss. Das Fazit der Studie: Dort wo es um Status, Popularität und Zugehörigkeit geht, wo die Werbung Gefühle ansteuert, die unbewusst Kaufentscheidungen beeinflussen, behält die Werbung im Kindesalter immer recht. Auch und erst recht dann, wenn sie in Gestalt junger, hipper Influencer daherkommt.[88]

Und selbst bei denen, die noch im Kinderwagen schlummern, bringt sich das Marketing in Stellung. »Quetschie« heißt der Köder. Ein Plastik-beutel, gefüllt mit pürierten Fertigmahlzeiten, die selbst Kleinstkinder schon auf den Weg in die Fast-Food-Kultur einschwören. Aufreißen, aussaugen, wegwerfen. Damit sind die Grundpfeiler für die industrielle Esskultur gelegt. Mit Erfolg, wie der wissenschaftliche Beirat des Landwirtschaftsministeriums feststellt: »Durch die höhere Convenience und den minimalen Zubereitungsaufwand hat diese Produktform sehr schnell eine hohe Verbreitung gefunden.«[89] Und ebnet damit schon im frühen

Kindesalter den Weg zu Deutschlands Liebling, der Fertigpizza. Trotz kalorischem Overload boomt das Geschäft. Der Umsatz erreichte 2019 in Deutschland rund 3,3 Milliarden Euro.[90] Dahinter steht die gigantische Steigerung von 300 Prozent in den letzten zehn Jahren. Und dies nicht zuletzt dank eines gigantischen Werbebudgets, das Big Food weltweit investiert, weil es mit hohen Margen hohe Gewinne erzielt, mit denen wiederum der Siegeszug der Fast-Food-Kultur vorangetrieben werden kann.

Kriegskassen der Food-Konzerne

Die Agentur AdAge, der führende Analyst für Werbeausgaben, prüft jährlich, wie gut die Kriegskassen der Food-Konzerne für anstehende Werbefeldzüge gefüllt sind. Im Zentrum stehen die Werbeetats der Top 10, wobei AdAge nicht nur berücksichtigt, was sichtbar in der Werbung auftaucht, sondern auch, was in anderen Positionen verborgen ist. Also alles, was für das gute Image von Firmen und Produkten inklusive »Greenwashing« ausgegeben wird.[91]

Auch das, was in ein *Image Lifting* investiert wird. Wie der Imagelifter von McDonald's, eine Art architektonisches Flaggschiff, das in Rotterdam auf den Bürgersteig gesetzt wurde. Es sollte das alte Imbissbuden-Image durch neuen Glanz wegretuschieren. Vergoldete Wände, verglaste Fronten. Eine gold-eloxierte Aluminiumfassade an der Rückseite. Die Platten herzförmig perforiert, leicht und transparent. Das Deutsche Architektenblatt rühmt den Bau unter dem Titel: »Geschmackvolle Architektur für Fastfood«.[92] Der Bau weckt den Eindruck eines Juweliergeschäfts. Tatsächlich ist es eine Art Image-Schwindel, denn das Angebot bleibt: Fast Food wie zuvor.

Insider schätzen die Werbeausgaben von McDonald's auf 788 Millionen Dollar weltweit.[93]

Wenig, verglichen mit dem Platzhirsch Nestlé. Nach Berechnungen von AdAge investierte das Unternehmen weltweit 2016 rund 9,2 Milliarden Dollar in Werbemaßnahmen.[94]

Etwa so viel wie sein Gewinn, der sich im gleichen Jahr auf 9,4 Milliarden US-Dollar belief.[95] Der Konzern nahm damit den dritten Platz (2016) auf der Weltrangliste für Werbung ein. Unilever, der Mitbewer-

Die fünf weltgrößten Werbetreibenden

Nach den gesamten weltweiten Werbeausgaben 2016

Rang	Unternehmen	Hauptsitz	Kategorie	Summe der Werbe-ausgaben weltweit 2016 in Milliarden US-Dollar
1	Procter & Gamble Co.	USA	Körperpflege	10,5
2	Samsung Electronics Co.	Südkorea	Technologie	9,9
3	Nestlé	Schweiz	Lebensmittel und Getränke	9,2
4	Unilever	Vereinigtes Königreich/ Niederlande	Körperpflege	8,6
5	L'Oréal	Frankreich	Körperpflege	8,3

Abb. 4 Die fünf weltgrößten Werbetreibenden

ber am Markt für schnelles Essen, investierte im gleichen Jahr 8,6 Milliarden. Der gesamte Sektor ließ es sich 23 Milliarden (2016) kosten, seine Produkte noch besser im Gedächtnis der Kundschaft zu verankern.[96]

Mit Erfolg. Das Geschäft mit Fast Food, Drinks und Fertiggerichten boomt.[97] Wenn es nach den Geschäftszahlen geht, kann die Idee, die Welt mit industriell hergestellten Lebensmitteln zu beglücken, so falsch nicht gewesen sein. Auch wenn dies das Expertengremium der EAT-Lancet-Kommission, die sich wissenschaftlich mit der Zukunft des Essens beschäftigt, anders sieht. Ihr Urteil über die Branche fällt wenig schmeichelhaft aus: »Das Todes- und Krankheitsrisiko durch ungesunde Ernährung ist heute größer als das durch ungeschützten Sex, Alkohol, Drogen und Zigaretten zusammengenommen.«[98] Doch ungeachtet solcher massiven Kritik geht das Geschäft mit der ungesunden Industrienahrung weiter, mit Rückendeckung der Politik.

Allerdings meldet sich jüngst so etwas wie Selbstkritik zumindest beim größten Konzern der Branche. Wie die Financial Times im Mai 2021 berichtet, seien in einer Präsentation für Führungskräfte, die geleakt worden sei, Zweifel an der eigenen Unternehmensstrategie geäußert worden.[99] Danach erreichen mehr als 60 Prozent des Hauptsortiments externe Kriterien für »Gesundheit« nicht. Und – so zitiert die Financial

Times aus dem internen Papier –, »einige unserer Produktklassen werden nie ›gesund‹, egal wie sehr sie überarbeitet werden«.[100]

Dass diese Selbstkritik Früchte trägt, bezweifelt die emeritierte amerikanische Professorin Marion Nestle, die sich als Ernährungsexpertin und Kritikerin der Industrie einen Namen gemacht hat. Auch den Bekenntnissen der Manager, ihre Produkt-Palette gesünder zu gestalten, traut sie nicht. »Die Aufgabe der Nahrungsmittelunternehmen ist, Geld für ihre Aktionäre zu verdienen und dies so schnell und so viel wie möglich. Dafür müssen sie Produkte anbieten, die die breite Masse erreichen und die von so vielen Menschen wie möglich gekauft werden, die Menschen kaufen wollen, auch wenn es letztlich Junk Food ist.«[101] Denn eins lasse sich nun einmal nicht so einfach verändern, die Rezepturen und die Machart der hoch verarbeiteten Industrieprodukte.

Und wenn dies so ist, wird die Verkaufsstrategie der Konzerne erst einmal so weiterlaufen wie bisher. Viel Fett, viel Zucker und viel Salz. Die Börse jedenfalls zeigte keine Reaktion auf den Bericht der Financial Times. Wie der »Food Navigator« feststellte, blieb die Nestlé Aktie auf ihrem Allzeithoch und die Investoren von den Enthüllungen offensichtlich unbeeindruckt.[102] Was wohl nichts anderes heißt als: Die globale Fettsucht hat ihren Höhepunkt noch lange nicht erreicht.

Fette Lügen – warum Übergewicht kein persönliches Problem ist

Die Food-Industrie müht sich sehr, ihre Produkte ins rechte Licht zu rücken und sie mit möglichst positiven Eigenschaften im Bewusstsein der Kundschaft zu verankern. Da ist es wichtig, dass sie nicht als Kunstprodukte von mit allen Wassern gewaschenen Lebensmittelchemikern erkannt werden, nicht als drittklassige Magenfüller, überladen mit Zucker, Fett, Salz und Ersatzstoffen. Sondern als Wohlfühllebensmittel. Die aus der warmen und behüteten Stube unserer Großmütter kommen könnten. Die in alten Pizzaöfen in großväterlicher Tradition gebacken wurden. Zeugen mediterraner Esskultur, die uns auf die Leichtigkeit des Südens einstimmen, auch wenn im teigigen Rohling Kalorienbomben schlummern. Da werden Softdrinks, Säfte und Puddings als Eintrittskarte in die Welt der Sportlichen, Jungen und Schönen hochgejubelt, auch wenn sie beim näheren Hinsehen den Weg in die Hölle von Übergewicht und sozialer Ausgrenzung weisen. Da wird zielstrebig auf unsere Stammesgeschichte spekuliert, in der wir gelernt haben, dass es gut sei, sich in guten Zeiten eine Speckschicht anzufuttern, die in schlechten Zeiten das Überleben möglich macht. Es ist die urzeitliche Fressformel aus Zucker, Fett und Salz, die uns zu allem bringt, aber nicht zum maßvollen Essen. Am Ende wird über allem dann noch das Märchen vom mündigen Verbraucher ausgebreitet und den Betroffenen selbst die Schuld an Übergewicht, Diabetes und Herz-Kreislauf-Leiden in die Schuhe geschoben. Und Opfer zu Tätern abgestempelt und schulterzuckend zum einträglichen Tagesgeschäft übergegangen.

Wenn wir das verstanden haben, dann sieht die Welt der großen Versprechen, die in nimmer endenden Werbespots gefeiert wird, anders aus. Und die Frage stellt sich, was für eine Art von Wahrheit uns da präsentiert wird.

Wie es sich anfühlt, der Industrie auf den Leim gegangen zu sein, hat die britische Food-Journalistin Bee Wilson öffentlich gemacht. Sie schrieb eine Abrechnung mit einer Industrie, der sie über Jahre hinweg vertraute, bis der Tag der bitteren Erkenntnis kam: alles fette Lügen.

Bee Wilsons Paradies

Heute ist Bee Wilson eine schlanke Frau mit zupackendem Temperament. Das war nicht immer so. Vor 30 Jahren, erzählt sie im Jahr 2020 in der britischen Zeitschrift The Guardian[103], war sie alles andere als schlank. Und auch nicht dem gewachsen, was sie damals als Paradies erlebte. Ihre Träume kreisten eng um die Regalschluchten der Supermärkte. Regalmeter um Regalmeter gefüllt mit Chipstüten, Müslikartons, Kokosriegeln, Nussecken, bunten Donut-Kringeln jeder Geschmacksrichtung, Tüten voll mit Schokoriegeln, Weingummidosen, Lakritzmischungen, Dessertvariationen, Holzofenpizza mit hundertfachem Belag, in Mini und Maxi, nicht zu vergessen die Eisportionen jeder Größe und Geschmacksrichtung. Dazu flaschenweise Cola im XXL-Format und süße Brausen jeglicher Couleur.

Für Bee Wilson lag hier lange Zeit ihr persönliches Schlaraffenland, in dem es alles gab, was ihre Fantasie belebte und ihr Appetit verlangte. Noch heute erinnert sie sich an die ausufernden Fressorgien, in denen sie es spielend schaffte, einen Karton knusprige Nusscornflakes, die leicht für eine Kompanie gereicht hätten, und eine Stange Chips, salzig und in Sauerrahm gebadet, in einer Sitzung zu vertilgen, und zwar restlos. Nach einer dieser Orgien, so vertraute sie es im Jahr 2020 dem britischen The Guardian an, habe sie sich voller Selbstverachtung und tränenüberströmt vor dem Spiegel gefragt, was eigentlich mit ihr los sei. Fehlende Selbstkontrolle? Persönliches Versagen?[104] Heute weiß sie, es war die falsche Frage. Nach 30 Jahren, in denen es ihr nichts mehr ausmacht, auf überzuckertes Müsli und Chips zu verzichten, sei ihr klar, sie hätte sich nicht fragen sollen, was mit *ihr* falsch war, sondern was falsch mit dem war, *was* sie da in sich hineingestopft hatte.[105]

Die fette Lüge vom Lebensmittel

Damals wusste sie noch nicht, dass das alles zu einer Kategorie von Nahrungsmitteln gehörte, die heute als »Ultra-Processed Foods« ihren Platz in der Fachliteratur gefunden haben. Ein Begriff, der den Produkten der Food-Konzerne absprach, was diese gerne behaupten: ganz normale Lebensmittel zu sein, die im Prinzip dem entsprechen, was schon seit Jahrhunderten unsere Esskultur bestimmt. Dieses Narrativ von der Normalität der Industrienahrung stellt der Brasilianer Carlos Monteiro in Frage. Er forscht als Professor für *Nutrition and Public Health* an der Universität von São Paulo, Brasilien, einem Land, in dem der Anteil der Bevölkerung mit chronischer Überernährung zwischen 2006 und 2018 von 12 auf 20 Prozent[106] stieg und derzeit auf über 22 Prozent geschätzt wird.[107] Insgesamt rund 30 Millionen Männer und Frauen. Damit nimmt Brasilien in der Rangfolge der Übergewichtigen weltweit einen der Spitzenplätze ein.[108]

Carlos Monteiro versuchte mit seinen Kollegen als Erster in der Wissenschaftsgemeinde, die Ursachen für das dramatisch ansteigende Körpergewicht seiner Landsleute zu verstehen. Er durchforschte Küchen und Teller der Brasilianer, besonders jener, die um die Städte herum in Elendsquartieren hausen. Und stellte dabei fest, dass Obst und Gemüse ebenso wie das brasilianische Nationalgericht »Feijoada«, bestehend aus schwarzen Bohnen und jeder Menge Fleisch und Speck vom Schwein, mit dem wirtschaftlichen Aufschwung Brasiliens Mitte der 90er Jahre immer mehr von Fertigprodukten verdrängt worden war, die in den Supermärkten mittlerweile die Führung übernommen hatten.

Carlos Monteiro und seine Kollegen sezierten diese neuen Produkte, die seit der Jahrtausendwende immer mehr die brasilianische Küche bestimmten. Und ordneten sie nach ihrem gesundheitlichen Wert. Das Verfahren erhielt den Namen: »NOVA food classification«. Es unterscheidet drei Klassen von Nahrungsmitteln.[109]

1. Rohprodukte, die nicht oder minimal verarbeitet sind.
2. Verarbeitete Lebensmittel, die durch Einwecken, Räuchern oder Pökeln haltbar gemacht wurden.
3. Hoch oder höchst verarbeitete Produkte und Getränke, synthetische Mischungen aus preiswerten Rohstoffen, die als Nahrungsmittel immer mehr die Regale der Supermärkte überschwemmten.

Nahrungsmittel dritter Klasse

In die dritte Klasse wurden Produkte eingestuft, die durch ihre lange Zutatenliste auffielen, ihren hohen Gehalt an Zucker und Fetten und an

Zutaten mit fraglichem Nährwert. Hinzu kamen Zusätze, die die Haltbarkeit erhöhen und den Prozess von Fäulnis und Verderb hemmen oder verhindern sollten.[110] (s. auch Kapitel 2)

Zutaten, die man heute in einer langen Liste von Produkten finden kann. Darunter Softdrinks, süße und pikante Snacks, Schokolade, Bonbons, Eiscreme, Gebäck, Aufstriche und Pasten, Fertigkuchen und abgepacktes Brot, Frühstücksflocken, Energieriegel, Energiedrinks, Milchgetränke, Fruchtjoghurts und Instantsoßen. Auch in vorgefertigten »ready-to-heat products« wie Burger oder Hotdogs, die durch einen besonders bizarren Cocktail an Zusatzstoffen auffallen.[111] Und nicht zu vergessen Fertigpizzas, Pastas, Pasteten, Geflügelnuggets, Fischstäbchen und Fertigsoßen, Nudeln, Desserts, Kinderschokolade, Milchersatzprodukte und auch in Babynahrung.

Seit 1990 kamen mehr als 100 000 Varianten dieser Industrieprodukte auf den Markt.[112] Viele landeten in der »NOVA food classifcation« in der Klasse drei, was de facto einer ernährungsphysiologischen und medizinischen Abwertung entspricht.[113] Ein Urteil, das vernichtender nicht hätte ausfallen können. Die Herabstufung der Industrieprodukte löste eine heftige Kontroverse über die Qualität und die gesundheitlichen Folgen dieser Produkte aus. Eine Diskussion, die die Lebensmittelindustrie lieber vermieden hätte. Doch mittlerweile nimmt sie immer mehr Fahrt auf, vor allem in den USA, im Mutterland der Fast-Food-Industrie, wo Big Food in den letzten 30 Jahren zu einer Machtposition aufsteigen konnte, die mittlerweile der der Zigarettenkonzerne entspricht. Auch was den Suchtcharakter ihrer Produkte anbetrifft.

Auch wenn die Industrie nicht müde wird zu betonen, dass es sich bei ihren Produkten um ganz normale Nahrungsmittel handelt, die Gesundheit und Wohlbefinden dienen, seit 2019 lässt sich dieses unschuldige Image nicht mehr aufrechterhalten, auch nicht in den USA, wo die Wiege der »Ultra-Processed Foods« steht. Amerikas oberster Gesundheitswächter Francis S. Collins, Direktor des National Instituts of Health, legte eine Aufsehen erregende Studie vor, die diese Legende zum Einsturz brachte. Collins hatte im Vergleich zweier Versuchsgruppen zweifelsfrei festgestellt, dass man mit den Produkten der Nahrungsmittelkonzerne ungewollt mehr Kalorien zu sich nimmt als mit normaler Hausmannskost. Nach seinen Forschungen betrug der Unterschied 600 Kalorien pro Tag. Was innerhalb von 14 Tagen dazu führte, dass die Versuchspersonen, die ausschließlich hoch verarbeitete Lebensmittel konsumiert hatten, fast ein Kilo an Gewicht zulegten, vor allem Fett. Sein Rat war, auf »Ultra-Processed Foods« zu verzichten, wo und wann immer es gehe.[114] Spätestens seit dieser Veröffentlichung von Francis S. Collins sollte das Märchen von der Industrienahrung als ganz normale Lebensmittel auserzählt sein. Doch es lebt weiter, auch wenn es mit dem heutigen Wissen nichts anderes ist als ein Gebäude dreister Lügen.

Neben Salz und Fett ist Zucker einer der wesentlichen Bestandteile der industriellen Mischung, die als Lebensmittel verkauft wird. Doch dieser Zucker ist keineswegs so harmlos, wie er sich selbst darstellen möchte. Er ist einer der stärksten Trigger der Industrie. »Sugar sells«, diese Erkenntnis des Marketings bestimmt nach wie vor die Rezepturen der Food-Konzerne. Und das hat für die Kundschaft nicht nur zur Folge, dass sie immer zu viele Kalorien zu sich nimmt und damit immer dicker wird, sondern auch, dass ihr Verhalten gegenüber den süßen Versuchungen immer zügelloser wird. Denn Zucker untergräbt das normale Gefühl von Sättigung.

Nimmer satt

Die Ursache für diesen Steuerungsverlust liegt in der Art des Zuckers, der im industriellen Prozess die Oberhand gewonnen hat. Die Ernährungsindustrie setzt auf Zucker mit hohem Fructose-Anteil in Form von High Fructose Corn Sirup (HFCS), einem Sirup, der aus Mais gewonnen wird – genauer gesagt: aus Maisstärke. Während der Herstellung kann genau festgelegt werden, in welchem Verhältnis der Sirup Fructose und Glucose enthalten soll.[115] Und dies bietet die Chance, den Zucker nach vorne zu bringen, der das Sättigungssignal beim Publikum ausschaltet und damit dem Hunger nach mehr keine Grenzen setzt. Nicht nur diese Möglichkeit, das Verhältnis von Fructose zu Glucose nach Belieben festzulegen, ist von Vorteil für die Industrie. In den USA, wo viel Mais angebaut wird, ist HFCS auch billiger als traditioneller Zucker aus Zu-

ckerrohr oder Rüben. Außerdem kann HCFS als flüssiger Sirup besonders einfach dosiert werden und passt sich sehr flexibel dem industriellen Verarbeitungsprozess an.

Anfangs hielten Wissenschaftler[116] Fructose sogar für den »besseren« Zucker. Denn Fruchtzucker ließ den Blutzuckerspiegel nicht ansteigen, wie es bei Glucose der Fall ist. Mit der Folge, dass die Insulin-
ausschüttung nicht angekurbelt wird, was zunächst als Vorteil gesehen
wurde. Aber inzwischen weiß man, dass dies ein eindeutiger Nachteil
ist. Denn Insulin signalisiert dem Gehirn ein Sättigungsgefühl. Dieses Sättigungssignal fehlt jedoch bei Fructose und den mit Fructose
gesüßten Lebensmitteln. Und das ist die Tragik des Stoffes in der Ernährung: Der Körper erhält zwar Kalorien und verarbeitet sie auch zu
Depotfett, aber er registriert sie nicht. Er wird nicht satt, sondern bleibt
hungrig. Und nicht nur das. Zucker, ist er erst einmal im Darm angekommen, steht im Verdacht, dort weiteren Schaden am menschlichen
Steuerungsmodul anzurichten. Er greift am Belohnungszentrum im
Gehirn an und erreicht so, dass er als Gast immer willkommen ist. Je
mehr, desto besser.

Auf diese Art und Weise wird die Steuerung unserer Ernährung außer Kraft gesetzt. Und wo keine Grenzen mehr gesetzt werden, steht
dem ungehemmten Konsum nichts mehr im Wege. Weiter angeheizt
werden könnte dieser Suchtfaktor durch eine Art innerer Grenzver-
schiebung durch Fructose aus HFCS.

Süß, süßer: die Grenzverschiebung

Ernährungsexperten fürchten, dass Fructose aus HFCS und damit der
Lieblingszucker der Industrie in Zukunft verstärkt in der Produktion
industrieller Lebensmittel eingesetzt werden könnte. Dies nicht nur,
weil er billiger als anderer Zucker ist, sondern auch süßer. Und damit
das Empfinden für Süße möglicherweise in vielen Lebensmitteln nach
oben verschieben könnte. Mit der Folge, dass sich Kinder und Erwachsene an immer süßere Lebensmittel gewöhnen und in der Folge zu immer süßeren Lebensmitteln greifen. Eine Entwicklung, die völlig in die
falsche Richtung ginge. Von der Hand zu weisen ist dies nicht, denn

der Einsatz von High Fructose Corn Sirup, der bei uns unter dem Namen *Isoglucose* bekannt ist, ist seit 2017 unbeschränkt möglich. Und so rechnet die Europäische Kommission mit einer deutlichen Steigerung im Verbrauch, was sich für die Gesundheit der Freunde industrieller Nahrungsmittel verhängnisvoll auswirken könnte.

Die verhängnisvolle Wirkung des Maiszuckers bestätigen US-amerikanische Wissenschaftler in einer Vielzahl von Studien zur Wirkung von »Sugar Sweetend Beverages«. Darunter auch in mehreren sehr großen, sogenannten prospektiven Kohortenstudien[117], die als aussagekräftiger gelten als Studien mit wenigen Teilnehmern oder auch Studien, die rückblickend ältere Daten auswerten. Alle ließen einen deutlichen Zusammenhang zwischen gesüßten Industrieprodukten (SSB) und Typ-2-Diabetes erkennen. Und je mehr Süßes pro Tag verzehrt wurde, desto stärker stieg das Gewicht der Probanden von Jahr zu Jahr an. Dies ganz unabhängig von Bewegung, Fernsehkonsum, Alter und Body-Mass-Index, wie durch drei weitere Studien[118] belegt wurde.

Sollte High Fructose Corn Sirup den traditionellen Zucker vom Markt verdrängen und in verarbeiteten Lebensmitteln noch stärker zum Einsatz kommen, warnt die Deutsche Adipositas-Gesellschaft, sei mit steigendem Übergewicht und zunehmend mit Adipositas, Diabetes Typ 2 und kardiovaskulären Krankheiten zu rechnen.[119]

Aber der Schaden des Industriezuckers stellt sich nicht erst im Nachhinein ein, sondern schon im Vorfeld, wenn alle noch der Meinung sind, diszipliniert zu handeln. Dies unbemerkt und ohne Wissen der Beteiligten, wie das Journal of Hepathology in einer Studie im Februar 2021 veröffentlichte.[120]

Industriezucker verfettet die Leber

In der Studie ging es um drei Zucker-Varianten: Fructose (Fruchtzucker), Glucose (Traubenzucker) und Saccharose (Haushaltszucker). Sie alle fallen unter den landläufigen Begriff Zucker, unterscheiden sich aber durchaus in ihrer Wirkung. Die wurde an 94 jungen Männern geprüft. Alle gesund, normalgewichtig und eher von durchschnittlicher Lebensführung, keiner trieb mehr als drei Stunden Sport pro Woche und keiner von ihnen trank übermäßig viele gesüßte Softdrinks. Über sieben Wochen bekamen sie täglich ein Getränk, das entweder mit Fructose, Glucose oder Saccharose gesüßt war, allerdings mit sehr moderaten Zuckermengen von 80 Gramm Zucker täglich. Eine Gruppe erhielt gar kein Süßgetränk, die Kontrollgruppe der Studie.[121]

Das Ergebnis: Obwohl die jungen Männer in den Zuckergruppen nicht mehr Kalorien pro Tag zu sich nahmen als die Teilnehmer der Kontrollgruppe, führte ihr regelmäßiger, aber mäßiger Konsum zu unerwarteten Folgen. Die schlugen sich besonders in ihren Lebern nieder, die mehr Fett produzierten als normalerweise. Allerdings machte es einen Unterschied, mit welchem Zucker das Süßgetränk versetzt war: Als Täter entpuppten sich Fruchtzucker (Fructose) und Haushaltszucker (Saccharose), der ebenfalls Fructose enthält. Sie ließen die körpereigene Fettproduktion in der Leber doppelt so stark ansteigen. Fructose wird im Gegensatz zu Glucose unbegrenzt in die Leber aufgenommen und in Zeiten eines geringen Energiebedarfs in der Leber vermehrt als Fett gespeichert. Was auf lange Sicht gesunde Lebern in Fettlebern verwandelt und auch das Risiko für Typ-2-Diabetes erhöht.

Dass eine Ernährung mit übermäßig viel Zucker das Risiko für starkes Übergewicht, Bluthochdruck, einen problematischen Blutzuckerspiegel, zu viel schädliches Cholesterin oder auch das Ausbilden einer Fettleber erhöht, haben schon andere Wissenschaftler gezeigt.[122] Was aber die Schweizer Studie zu Tage förderte, war die alarmierende Tatsache, dass auch durchschnittliche Zuckermengen von 80 Gramm Fruchtzucker täglich, was in etwa 800 Milliliter eines üblichen Softdrinks entspricht, die Leber verändern können. Und noch nach mehr als zwölf Stunden die Fettproduktion in der Leber aufrechterhalten.

Die Tatsache, dass durch industriellen Fructose-Zucker auch bei moderatem Konsum Leberschäden verursacht werden, war bisher nicht bekannt, ebensowenig wie die Wirkung dieser Zucker auf die Vielfalt der Mikroben, die unsere Verdauung regeln. Es geht dabei um die Zusammensetzung unserer Darmbakterien, unseres Mikrobioms, das sich unter Zuckereinfluss negativ verändert.

Zucker mit Suchtpotenzial

Woran liegt es, dass Zucker in gesüßten Lebensmitteln eine Art Abhängigkeit verursacht, die es Menschen besonders schwer macht, auf zuckersüße Lebensmittel zu verzichten? Liegt es daran, dass unser Körper die Kalorien der Fructose nicht erkennt und daher weiter nach mehr verlangt?[123] Oder spielen noch andere Rückkopplungsmechanismen dabei eine Rolle?[124] Und wo finden diese Prozesse statt? Ins Zentrum des wissenschaftlichen Interesses rückt hier der menschliche Darm. Zucker beeinflusst unseren Darm[125] und darüber unser Gehirn[126]. Leider nicht positiv.

Der Darm ist der Maschinenraum unserer Verdauung. Millionen von Bakterien und andere Mikroorganismen helfen unsere Nahrung so umzubauen und aufzuspalten, dass sie für uns verfügbar wird. Sie bilden das, was die Wissenschaft als Mikrobiom bezeichnet. Sie beeinflussen auch unser Immunsystem und stehen in Kontakt mit unserem Gehirn. Eine Ernährung mit zu viel Zucker kann die Balance zwischen den verschiedenen Bakterien in unserem Mikrobiom stören[127, 128] und ihre Vielfalt verringern[129]. Das hat Konsequenzen: Zum einen kommt es zu Entzündungen an der Darmwand. Wodurch diese durchlässig wird, sodass sich auch andere Organe im Bauchraum entzünden können. Dies fördert eine Verfettung der Leber und auch Insulinresistenz, also Diabetes[130].

Außerdem pflegt unser Darm regen Austausch mit unserem Gehirn. Die beiden Organe sind über mehrere Wege miteinander verbunden, unter anderem über den sogenannten Vagusnerv, über den Signale direkt ins Gehirn gelangen. Aktuelle Forschung deutet darauf hin, dass Veränderungen im Mikrobiom Folgen für die Psyche haben, so können sie Stress, Ängstlichkeit und Depression fördern.[131, 132] Möglicherweise ruft diese direkte Verbindung auch das Phänomen Ess-Sucht hervor. Doch die Suchtfrage ist nicht abschließend geklärt.

Schon länger wird unter Fachleuten diskutiert, ob Zucker süchtig macht – worauf viele Tierstudien hinweisen und einige Studien an Menschen.[133] Von einer Sucht sprechen Ärzte, wenn bei einem Patienten mindestens zwei von elf Kriterien festgestellt werden können.

In Tierversuchen werden bei Zucker mindestens drei der elf Kriterien erfüllt. So zeigen Ratten in verschiedenen Versuchen[134] ein sehr starkes Verlangen nach mehr Zucker, von Fachleuten »Suchtdruck« oder »craving« genannt. Es fördert, dass Drogensüchtige immer wieder nach einer Zeit der Abstinenz erneut süchtig werden.

Toleranz ist ein weiteres Suchtkriterium, das Ratten gegenüber Zucker entwickeln: Bei regelmäßigem Genuss verlangt ihr Körper eine immer höhere Dosis des Suchtmittels, in einem Experiment immer größere Mengen Zucker.[135, 136] Entzugserscheinungen, wenn eine Droge vorenthalten oder ein Gegenmittel verabreicht wird, sind ebenfalls Anzeichen für eine Sucht. Ratten, die tagelang so viel Zucker bekamen, wie sie wollten, und dann gar keinen Zucker mehr, verhielten sich daraufhin so wie opioidabhängige Ratten, denen kein Opioid mehr gegeben wird[137, 138]. Und auch für Menschen gibt es mehr und mehr Hinweise[139, 140, 141] darauf, dass viel Zucker – oft in Kombination mit viel Fett und viel Salz – süchtig macht oder wenigstens suchtähnliche Mechanismen im Körper auslöst.[142, 143]

Damit fällt die Geschichte von den harmlosen Süßigkeiten, die sich hinter den überzuckerten Produkten der Industrie verbergen, immer weiter in sich zusammen. Übergewicht, Diabetes Typ 2, Herzinfarkt, Schlaganfall und andere Herz-Kreislauf-Beschwerden entlarven das Narrativ vom gesunden Zucker als fette Lüge der Ernährungsindustrie.

Verstecktes Fett

Auch bei Fett, dem zweiten Treiber der Fresslust von Fast Food regiert die Zwecklüge. Fett wird nicht verheimlicht wie die Wirkung des industriellen Zuckers, über Fett wird einfach nicht gesprochen. Es wird versteckt und überdeckt von Röstaromen, Pizzadüften oder Bratensäften, die schon beim Gedanken daran Speichelfluss hervorrufen. Und hier wartet eine der besonders fetten Lügen in Chips- und Frittentüten, auf Burgern und Pizzen. So stellt die Verbraucherzentrale Nordrhein-Westfalen (2019) fest, dass in der Deutschen liebsten Fertiggericht, der Fertigpizza, mittlerweile weit mehr Kalorien eingebacken sind, als der Gesundheit zuträglich wären. Ob mit Salami, Schinken, Tomaten oder

Kalorienbomben

Die nachfolgende Tabelle enthält Fast-Food-Produkte aus unserer
Datenbank mit den meisten **Kalorien**

Produkt	kcal
Burger King Chili Cheese Nuggets (20 Stk.)	1.220
McDonald's Chicken Box	1.096
Burger King Double Steakhouse	1.053
Nordsee Lachsfilet auf Blattspinat	1.025
Subway BBQ Rib (30 cm)	1.002
Nordsee Schollenfilet XXL	983
Burger King Big King XXL	955
Burger King King Wings (15 Stk.)	948
Nordsee Norwegisches Lachsfilet	942
Nordsee Alaska-Seelachsfilet	910
McDonald's Chicken McNuggets (20er)	894
McDonald's Big Tasty Bacon	871
KFC Filet Bites (15 Stk.)	863
Burger King King Nuggets (20 Stk.)	861
Burger King Double Whopper	857
KFC Chili Cheese Pommes	856

Abb. 5 Kalorienbomben

Mozzarella, alle Fertigpizzen »entpuppen sich beim Blick auf die Kaloriengehalte eher als Mahlzeit für zwei Personen«.[144] Mit bis zu 850 Kalorien enthalten sie fast doppelt so viel Energie, wie ein normaler Erwachsener mit einer Mahlzeit essen sollte. Getoppt wird dieser Befund durch eine neue Kreation, die immer mehr Platz in den Kühltheken einnimmt, die »BIG-Pizza«. Mit viel Teig und noch mehr Auflage an Wurst und Käse bringen diese Schwergewichte der Pizzaküche es auf mehr als 1000 Kilokalorien auf die Waage, ohne dass die Kundschaft ahnt, mit welchen Folgen dieser XXL-Genuss verbunden ist.[145]

Sind die Kalorienbomben Ausrutscher im Geschäft mit dem schnellen Essen? Das Fast-Food-Übersichtsportal *https://www.fastfoodpreise.de* (2020) verrät, es ist die Regel! In seiner Hitliste der hochkalorischen Gerichte führen die Chili Cheese Nuggets von Burger King mit einer Energieladung von 1220 Kalorien pro Portion die Parade der fetten Lügen an.[146] Zum Vergleich: Die normale Tagesration für einen mittelgewichtigen Esser sollte im Durchschnitt bei Männern 2500 Kalorien, bei Frauen 2000 Kalorien nicht übersteigen.[147]

Die Welternährungsorganisation WHO warnt auch: Nicht mehr als 30 Prozent der Energie, die an einem Tag aufgenommen wird, sollte aus Fett bestehen.[148] Was bei Fertiggerichten von der Realität weit überholt wird.

Doch Fett ist nicht gleich Fett: Ungesättigte Fettsäuren, etwa aus pflanzlichen Ölen, Nüssen, Avocado etcetera sind definitiv gesünder als gesättigte Fettsäuren aus Fleisch, Butter, Palm- und Kokosnussöl. Gewarnt wird vor sogenannten Transfetten[149], die industriell erzeugt werden und u. a. das Risiko für koronare Herzkrankheiten erhöhen[150]. Insbesondere industriell erzeugte Transfette sollten völlig vermieden werden, rät die WHO. Doch gerade sie sind überall da zu finden, wo es schnell gehen soll mit dem Essen. Hersteller von abgepackten Snacks, Fertigpizzen, Fertigkeksen, Waffeln und Ähnlichem verwenden gerne Transfette, weil sie eine längere Haltbarkeit versprechen und billiger sind als tierische Fette.[151]

Zumindest was Preis und Geschmack betrifft, könnte sich hier ein Wandel anbahnen. Denn nach Angaben der WHO ist der Ersatz von Transfetten heute weder teurer noch leidet der Geschmack. »Replace«[152] heißt das Verfahren, wenn Transfette durch andere Fette ersetzt werden. Dass der Austausch funktioniert, zeigt Dänemark: Seit 2003 ist dort gesetzlich festgelegt, wie viel Transfette in Fetten, Ölen und Nahrungsmitteln höchstens vorkommen dürfen.[153] Dieses Gesetz kritisierte die EU zunächst – bis Dänemark belegte, dass mit dem Gesetz die öffentliche Gesundheit geschützt wird. Mittlerweile haben mehrere westeuropäische Länder[154] sich angeschlossen und erreicht, dass deutlich weniger Transfette konsumiert werden.[155] Auch Deutschland hat dieses Ziel erreicht, wie die WHO 2021 in einer Zusammenfassung[156] feststellte.

Aber insgesamt hat sich an den Angeboten der Fast-Food-Industrie wenig geändert. So bringt der Klassiker der Burger-Kette Peter Pane – inklusive einer kleinen Portion Pommes – weiterhin 1213 Kilokalorien auf den Teller. Die kleine Pizza Margherita von Pizza Hut bringt 1210 und der Klassik Burger & Pommes bei Hans im Glück 1135 Kilokalorien auf die Waage.[157]

Auch wenn die Packung Lebensfreunde signalisiert, der Inhalt bleibt, was er ist: zu fett. Ein Heer von Werbeagenturen spielt eine wichtige Rolle dabei, diese Produkte an so viele Menschen wie möglich zu verkaufen. Sie wissen, wo die Käufer von morgen, die sich leicht beeinflussen lassen, zu finden sind. Bei Kindern und Jugendlichen, vor den Bildschirmen von Smartphones, Computern und Fernsehgeräten. Hier zahlen sich die Werbemilliarden besonders aus.

Köder für die Kleinsten

Rund 1,8 Milliarden US-Dollar gibt die Food-Industrie allein in den USA jährlich für ihre Werbebotschaften aus[158]. Ihr Zielpublikum: vor allem Jugendliche und Kinder. Ihr Ziel: Kinder und Jugendliche auf den Geschmack ihrer Getränke, Snacks und Fertiggerichte zu eichen. Mittlerweile ist vielfach bestätigt: Je mehr und je häufiger Kinder Werbung für Nahrung ausgesetzt sind, die dick macht, desto höher ist das Risiko, dass sie ihr Leben mit Übergewicht fristen müssen.[159, 160, 161] Auch in Deutschland werden Kinder und Jugendliche intensiv beworben. Wie eine Studie der Universität Hamburg aus 2021 zeigt, spielt dabei neben dem Fernsehen auch das Internet eine immer wichtigere Rolle.[162] Pro Tag sieht ein mediennutzendes Kind im Alter zwischen 3 und 13 Jahren im Durchschnitt zehn Lebensmittelwerbungen für ungesunde Produkte im Fernsehen und rund fünf im Internet.[163] Seit Jahren steigt die Intensität dieses Werbebeschusses. 2007 kamen Kinder im Fernsehen innerhalb zweieinhalb Stunden in den Genuss von zehn Spots – heute sehen sie die gleiche Menge in nur zwei Stunden. Und von den Lebensmitteln, die auf den Bildschirmen vor allem Kindern angepriesen werden, sind nach Recherchen der Süddeutschen Zeitung fast alle ungesund.[164]

Über das Internet erreichen Produzenten von Softdrinks, Süßigkeiten oder Salzigem ein Vielfaches an potenziellen Kunden im Vergleich zum Fernsehen: Posts für ungesunde Lebensmittel auf Facebook gelangen nach der Hamburger Studie an bis zu 10,6 Milliarden User pro Jahr in der Zielgruppe. Auch Youtube gewinnt als Werbeplattform. Zwei Drittel der Videos für ungesunde Lebensmittel, die das Team um Dr. Tobias Effertz analysierte, stammten von Influencern und dies mit erheblichem Erfolg, so wie bei den Protagonistinnen Viktoria und Sarina. Sie haben es mit ihrem Internetkanal bis in den Wirtschaftsteil der Süddeutschen Zeitung geschafft.[165] Ihr Rezept: Plaudern, plappern, Witze machen, dazu jede Menge Product Placement. Produkte von Coca-Cola, Haribo, Leibniz und Kellogg's kommen ins Bild der überdrehten Teenager-Soaps und tun ihre Wirkung. Und generieren Klickraten, die bei der Werbewirtschaft die Herzen höher schlagen lassen.

Aufgedeckt hatte diese Brandstiftermethoden der Verein Foodwatch. In einer Studie über die Macht der Influencer stellte er heraus, wie bisher kaum beachtet von der Öffentlichkeit Internetkanäle genutzt werden, um das Essverhalten von Teenagern gezielt in Richtung Junkfood zu verändern.[166] Was besonders perfide ist, weil Influencer in der Regel nicht deutlich machen, dass sie für etwas werben. Da werden Spiele und Wettbewerbe mit bestimmten Produkten inszeniert oder es werden Produkte »getestet«. Manche Präsentationsformen sind so weit verbreitet, dass es bereits Fachbegriffe dafür gibt, wie »Unboxing«. Darunter fallen Videos, die einen Influencer beim Auspacken gekaufter Sachen zeigen. Oder »Mukbang«, da sieht man Influencern bei wahren Fast-Food-Gelagen zu, oft mit Portionen, die nur ein Prädikat verdienen: obszön überdimensioniert.[167] Jugend zählt, selbst beim Grundschulalter gibt es keine Hemmschwelle. Wirkungsvolle Influencer gehören zur Peergroup der Umworbenen. Wichtig ist, dass die Zielgruppe ihresgleichen darin sieht – und ihnen eher vertraut als erwachsenen Werbefiguren jenseits der 30.

Werbung zu verbieten oder strenger zu regulieren, die Kindern und

Jugendlichen ungesunde Lebensmittel schmackhaft macht – das fordern nicht nur Wissenschaftler und Ärzte in Deutschland. Schon 2010 hat die Weltgesundheitsorganisation diese Maßnahme – neben anderen – empfohlen.[168] Auch im »Globalen Aktionsplan zur Prävention und Kontrolle nichtübertragbarer Krankheiten (2013 bis 2020)«[169] findet sich diese Forderung, ebenso wie die nach einer Besteuerung ungesunder Lebensmittel. Deutschland hat den Globalen Aktionsplan 2013 zwar mit verabschiedet und auf die Forderung der Grünen-Gesundheitspolitikerin Kirsten Kappert-Gonther nach einer stärkeren Regulierung der an Kinder gerichteten Lebensmittelwerbung sprach die damalige Bundesernährungsministerin Julia Klöckner 2020 zwar davon, diese Werbung stärker in den Blick zu nehmen[170] – doch diesen Worten folgten keine großen Taten. Im Juni 2021 machte die Werbewirtschaft in Deutschland minimale Zugeständnisse, wie zum Beispiel die Altersgrenze verschiedener Regeln von 12 auf 14 Jahre hochzusetzen. Auch dürfen ungesunde Lebensmittel nicht länger mit Formulierungen wie »unter Zusatz wertvoller Vitamine« oder »hoher Ballaststoffanteil für körperliche Leistungsfähigkeit« angepriesen werden. Für die Bundesernährungsministerin reichte das, dadurch würden Kinder deutlich besser geschützt[171], findet sie.

Diese chronische Untätigkeit der Politik hat ihren Ursprung in der letzten und sicher folgenschwersten fetten Lüge, die sich die Industrie genauso wie die Politik gerne zu eigen macht: Jeder ist seines Glückes Schmied – oder profaner, wer dick ist, ist selbst schuld. Und wer in chronischer Fettsucht untergeht erst recht.

Wer dick ist, ist selbst schuld?

Willensschwach, charakterlos, ohne Selbstachtung, das sind die Vorurteile gegenüber den Betroffenen. Und wer dies bisher nur für Stammtischparolen hielt, der wird von der Wissenschaft keines Besseren belehrt. Es ist die weit verbreitete Volksmeinung, wie die Psychologen Jutta Mata und Ralph Hertwig durch eine Befragung in den USA, in Großbritannien und Deutschland 2018 herausfanden. Ihre Erkenntnis spiegelt das, was man auch heute noch an jeder Straßenecke und von jedem Boulevardmedium erfahren kann. In einer von RTL in Auftrag gegebenen Studie »sagen 58 Prozent der Befragten, dass Übergewichtige selbst schuld an ihrer Situation seien, außerdem sind 42 Prozent der Meinung, dass die Menschen dadurch auch Negativkommentare in Kauf nehmen müssten.«[172] Anja Hilbert, Psychologieprofessorin an der Uniklinik Leipzig, lässt sich 2018 auf »Welt.de« mit der Beobachtung zitieren, »dass Menschen mit Übergewicht etwa drei bis vier Mal am Tag kritische Kommentare, unerwünschte Blicke, gut gemeinte Ratschläge, mit denen sie nicht viel anfangen können, oder Benachteiligungen erfahren«.[173]

Eine Beobachtung, die in den USA, aber auch in Großbritannien und Deutschland zutrifft: Wer mit seinem Gewicht nicht mehr zurechtkommt, ist selbst schuld.[174] Und wer dadurch seine Gesundheit einbüßt, kann nur begrenzt auf die Gesellschaft setzen. In den USA fordert Volkes Stimme sogar, die Betroffenen sollten ihre Krankheitskosten gefälligst selbst tragen. In Großbritannien und Deutschland zeigt die Gesellschaft mehr Nachsicht. Aber in einem sind sich die Befragten über die Ländergrenzen hinweg einig. Wer selbst schuld ist, der muss sich auch selbst helfen. Der Staat kann für bessere Information und Aufklärung sorgen, das aber wär's. Genau das ist dann auch die Strategie, die sich die Ernährungspolitiker der USA, Großbritanniens und der Bundesrepublik zu eigen machen: Adipositas und Volksverfettung auf die Betroffenen abzuschieben und härtere Bandagen gegenüber der Industrie abzulehnen.

Dem jedoch widerspricht die Wissenschaft entschieden. Die Lancet-Kommission stellt in ihrem Bericht »The Global Syndemic of Obesity, Undernutrition, and Climate Change« 2019 fest: Wer die Betroffenen für ihr Übergewicht verantwortlich mache, der lenke die Aufmerksamkeit von dem eigentlichen Punkt ab. Nämlich, dass Adipositas nicht durch persönliches Versagen, sondern durch ein adipöses System entstehe.[175] Eine Auffassung, die auch vom Wissenschaftlichen Beirat für Agrarpolitik, Ernährung und gesundheitlichen Verbraucherschutz beim BMEL geteilt wird.[176] Bisher, so der Beirat, habe die Ernährungspolitik in Deutschland die »Verantwortung für eine nachhaltige Ernährung zu stark individualisiert«.[177] Entscheidend dafür, was Menschen essen, sei jedoch ihre Ernährungsumwelt – und dies von Kindesbeinen an. Was dort auf den Teller kommt, in den Regalen und Kühlschränken steht, was dann später im Kindergarten, in der Schulmensa und in der Kantine angeboten wird, bestimmt darüber, was im Magen und später auf den Rippen der Betroffenen landet. Und dafür trage die Politik Verantwortung.[178] Und letztlich auch die Industrie, die ihre Produkte unter Einsatz aller hier genannten fetten Lügen umwirbt und der angetriggerten Kundschaft ihre ungesunde Mischung aus »Ultra-Processed Foods« weiterhin als Lebensmittel verkaufen möchte.

Wo die Sucht ihren Anfang nimmt: die Äcker der Agrarindustrie

Ihren Anfang nimmt die Pandemie des ungesunden Essens auf den Äckern der Agrarindustrie. Das Zentrum liegt vor allem in den USA, in der Heimat der großen Food-Konzerne. Hier werden die Rohstoffe produziert, aus denen die industriellen Syntheseprodukte entstehen, die als Snacks und Fertiggerichte auf die globalen Märkte exportiert werden und dort die pandemische Fettwelle auslösen, die Generationen prägen und belasten wird.

Wer diese Landschaften besucht, in denen die Industrie den Takt bestimmt, lernt Menschen kennen, die nicht wissen, dass sie am Anfang dieser fatalen Kette stehen. Sie träumen den Traum vom freien Farmer, der sich bei Wind und Wetter dem Auf und Ab der Märkte stellt. Eigentlich ein Held, der als Sieger aus dem Kampf mit der Natur und den Märkten hervorgehen sollte. Doch in Wirklichkeit sind sie Getriebene am Anfang einer industriellen Rohstoffkette, über die sie selbst längst die Übersicht und die Gewalt verloren haben, in Abhängigkeit vom Diktat der Rohstoffhändler und ihrer Auftraggeber. Die Mehrheit von ihnen bewegt sich mittlerweile am unteren Rand der Wirtschaftlichkeit, überlebensfähig nur durch staatliche Subventionen und durch das Ignorieren der Zerstörung und Ausbeutung, die sie mit ihren Maschinen, Chemikalien und Monokulturen ihrem Lebensraum und zukünftigen Generationen zufügen. Hinter den Agrarsteppen, die heute das Bild des Mittleren Westens der Vereinigten Staat prägen, steht die radikale Logik der Ernährungs- und Rohstoffindustrie, die höchstmögliche Verzinsung des eingesetzten Kapitals und der maximal erreichbare Shareholder-Value.

Die Farmer wissen nicht, was dieser Auszehrung der Landschaft, der Artenvielfalt, Bodenfruchtbarkeit und Wasserreserven folgen wird. Wie viel an inneren Werten noch übrig geblieben ist von dem, was frühere Pflanzengenerationen besaßen. Sie ahnen vielleicht, dass ihre Art der industriellen Produktion einen Preis hat, den sie heute der Natur, ihren Mitbürgern und zukünftigen Generationen aufbürden. Und der eines Tages auch von ihnen zu entrichten sein wird, wenn ihre Farmen ökologisch und wirtschaftlich am Ende sein werden. Aber sie haben kaum Spielräume, vom industriellen Weg abzuweichen. Zu tief sind sie bei Banken und Händlern verschuldet. Zu sehr Teil eines eingespielten Systems, das den industriellen Weg zu seinem Evangelium erklärt hat.

Sie wissen, dass ihr Weg der Produktion ohne massive Staatshilfen nicht gangbar wäre. Was sie verdrängen, ist die Tatsache, dass diese Subventionen letztlich nicht ihnen, sondern den Industrien dienen, die ihre Rohstoffe weiterverwerten. Denn nur die landwirtschaftlichen Subventionen machen es möglich, dass industrielle Nahrung weit unterhalb ihrer eigentlichen Entstehungskosten auf die Märkte kommt und so traditionelle Gerichte und normales, unverarbeitetes Obst und Gemüse aus den Läden verdrängt. Tatsache ist, dass Europa und die USA die Fettleibigkeit ihrer Bevölkerung mit öffentlichen Geldern anfeuern. Die Landwirte hier wie dort sind nur ein Glied im Räderwerk der Pandemie, abhängig von einer industriellen Maschinerie, die ihrer eigenen Logik gehorcht, und das ist die Logik des Profits.

Wo die Weltmeister ackern

Der Beginn der Kette, an deren Ende »Ultra-Processed Foods« stehen, liegt im Mittleren Westen der Vereinigten Staaten von Amerika, mit Zentrum im Staate Iowa. Hier wirtschaften die »Weltmeister« im Maisanbau. Einen Ehrentitel, den sich die *Iowa Corn Growers Association* (ICGA) selbst verliehen hat. Mehr als 8000 Farmer bilden die Maislobby im Mittleren Westen. Und sie sind stolz darauf, die Größten im Maisanbau der USA zu sein. Seit Generationen ackern sie auf den fruchtbarsten Böden und haben mehr Erfahrung im Anbau von Mais als jeder andere. Für sie ist Mais die absolute Nummer eins unter den Rohstoffpflanzen.[179]

Tim Boyle[180] bewirtschaftet das Land seiner Väter in fünfter Generation und ist Mitglied der Iowa Corn Growers Association. Das weiße Farmhaus, die roten Wände von Scheunen und Ställen und der turmhohe Getreidespeicher leuchten weit über die tiefgrüne Maislandschaft. Schon sein Großvater hatte auf der Farm seinen Lebensunterhalt verdient, sie durch die große Depression der 1930er Jahre gebracht. Sein Vater übernahm und steuerte die Farm durch die Farmkrise der 1980er Jahre, die viele Nachbarn die Existenz kostete. Nun ist es Sache von Tim Boyle, das Unternehmen durch die Corona-Krise der 2020er zu manövrieren.

Vom Farmhügel aus überblickt Tim die endlosen Äcker seiner Farm. Produktionsflächen, über die im Frühjahr die Sämaschinen und Grubber rattern, die Feldspritzen ihren Chemienebel versprühen. Über die heute kein Pflug mehr zieht, weil Tim Glyphosat einsetzt, den Herbizid-Wirkstoff des früheren Agrarkonzerns Monsanto, der nichts hochkommen lässt außer gentechnisch verändertes Saatgut, dem die Chemikalie nichts anhaben kann. Dieses Saatgut macht den Pflug überflüssig und gehört 2020 zum Standard der industriellen Landwirtschaft in den USA. Ohne Chemie, davon ist Boyle überzeugt, würde seine Ernte nicht so reichlich ausfallen. Und ohne die neue Generation gentechnisch getunter Hochleistungspflanzen auch nicht.

Tim Boyle erinnert sich noch an die alten Landsorten, die sein Großvater anbaute und sein Vater noch aussäte. Früher waren die Erträge geringer, aber die Pflanzen auch robuster. Hitze, Dürre und Regenfronten konnten ihnen wenig anhaben, durchschnittliche Ernten, wenig Risiko, weiß er aus den Erzählungen seiner Großeltern. Heute aber kommt es auf Höchsterträge an. Das hat die Vielfalt auf Tim Boyles Acker massiv schrumpfen lassen.

Auch der Boden hat gelitten, zu viel freie Flächen, zu viel fruchtbarer Boden wird Opfer von Starkregen und Wind. Und die Bewässerung, die er im Sommer auf den trockeneren Böden einsetzen muss, kommt an ihre Grenzen. Weil es heißer wird und die Farmer immer mehr Wasser für ihre Hochleistungssaat benötigen, schwächeln die Grundwasserspeicher bereits. Experten diagnostizieren Wasserstress im Mittleren Westen, hier wird schon seit geraumer Zeit durch die gigantischen Bewässerungsnetze mehr Wasser abgepumpt, als der Regen wieder auffüllen konnte.[181] Die industrielle Methode stößt hier an ihre Grenzen. Tim Boyle sieht die Schattenseiten, aber er hat keine Wahl. Er muss Geld verdienen, die Kredite, mit denen er seine Maschinen gekauft, seinen Stall bezahlt hat, müssen bedient werden, und seine Familie will leben. Und in jedem Jahr muss er erneut Geld aufbringen, um Saatgut, Dünger und Chemie einzukaufen, ohne diesen Input würde sein Laden nicht laufen. So nimmt er hin, was sich auf seinen Äckern nun schon seit Jahren abspielt, eine ökologische Auszehrung.

Das große Verschwinden

Das war nicht immer so. Die Auszehrung des Mittleren Westens begann erst nach der Weltwirtschaftskrise, der großen Rezession in den USA 1929. Es war der Beginn der Industrialisierung, geprägt durch den wirtschaftlichen Exodus einer Heerschar von Kleinfarmern, europäische Siedler, die im Mittleren Westen versucht hatten, Fuß zu fassen. In den endlosen Weiten der ehemaligen Prärie mussten sie erleben, wie in den 1930er Jahren eine Dürre der nächsten folgte. Ihr fruchtbarer Boden zerfiel zu Staub, der dann von gewaltigen Stürmen, die im Frühjahr den Mittleren Westen erfassten, in einer graubraunen Staubwolke davonflog.

Über eine Fläche von 400 000 Quadratkilometer riss der Sturm den Farmern ihren Boden unter ihren Füssen fort. Viele konnten ihre Kredite nicht mehr bezahlen. Die Banken leiteten eine Welle von Zwangsversteigerungen ein. Mehr als zwei Millionen Farmerfamilien mussten ihr Land verlassen, treckten nach Westen in der Hoffnung, dort wieder Grund zu finden. Doch sie hatten sich verschätzt. Auch dort hatten kapitalkräftige Investoren das Land schon unter sich aufgeteilt.

Mit diesem Einbruch des Kapitals in die Landwirtschaft, den John Steinbeck in seinem Roman »Früchte des Zorns« so eindrücklich beschreibt, wurde die Kapitalrendite zur treibenden Kraft auf dem Land. Aus der blühenden Vielfalt, die vor 1930 die Landschaften prägte, aus vielseitigen Fruchtfolgen mit Weizen, Roggen, Gerste, Hafer, Mais, Raps, Rüben, Bohnen, Erbsen, Kartoffeln, Sojabohnen und Sonnenblumen, die mit unterschiedlichen Klimaten und verschiedenen Bodenarten gut auskommen konnten, und die für den Speiseplan der Menschen ebenso wichtig waren wie für den der Rinder, Schweine und Hühner, begannen sich Monokulturen zu entwickeln.

Beschleunigt wurde diese Flurbereinigung in den späten 1930er Jahren durch eine Revolution in der Zucht. Ein neues Verfahren, das als Hybridzucht in die Geschichte der Landwirtschaft eingehen sollte. Hybridsorten steigerten die Ernten massiv. Bei Weizen zwischen 1950 und dem Jahr 2000 pro Hektar um das Sechsfache.[182] Damit wurden die Hybriden zum Standard auf den Äckern. Sie breiteten sich schnell über große Flächen aus, weil es sich für die Farmer rechnete, besser als mit den alten Landsorten. Mit der Folge, dass die frühere Vielfalt verschwand.

Richtig in Fahrt kam dieser Zug in Richtung Monokultur mit der grünen Gentechnik. Sie versprach einen weiteren Quantensprung: Mehr Ertrag und weniger Aufwand. Statt vieler Herbizide sollte nun ein einziger Wirkstoff für Ruhe vor Konkurrenz auf dem Acker sorgen. Einmal Glyphosat statt vieler Fahrten mit Traktor und Spritze sollte ausreichen, um die Ernte zu sichern. Versprechen, die besonders in Amerika auf fruchtbaren Boden fielen. Heute säen und ernten die amerikanischen Farmer genetisch veränderte Pflanzen auf rund 73 Millionen Hektar. Gentechnisch veränderter Mais wird fast flächendeckend auf 92 Prozent der Maisäcker angebaut. Zusammen mit Soja bildet er die größte Monokultur homogener Pflanzen weltweit. Wir sprechen von einer Fläche von 192 Millionen Hektar. Zum Vergleich: Die deutsche Ackerfläche beträgt noch nicht einmal 12 Millionen Hektar.[183]

Doch dieser Sieg ist teuer erkauft. Denn im gleichen Zug verschwanden auf der gleichen Fläche auch Vielfalt und Robustheit, auch innerhalb der Arten.[184] Wie groß der Schwund innerhalb der Maisfamilie war, steht in einem Bericht des US-Landwirtschaftsministerium für die UN-Konferenz über »Plant Genetic Resources« 1996. Danach verschwanden bei Mais 91 Prozent der früher angebauten Sorten. Ähnlich bei Bohnen, Tomaten und auch bei den früher häufiger angebauten Kohlsorten.[185] Selbst im Mutterland des Maisanbaus, in Mexiko, werden heute nur noch 20 Prozent der vor 1930 von den Bauern genutzten Sorten angebaut. Weltweit sind von den geschätzten 7000 Arten, von denen sich die Menschen früher ernährten, nur noch 30 in Kultur. Vier davon, Kartoffeln, Reis, Mais und Weizen liefern die Hälfte der Kalorien, von denen die Existenz der Weltgemeinschaft abhängt.[186]

Der »Junkfood-Effekt«

Dieser massive Schwund an Vielfalt hat Folgen bis auf unsere Teller. Grundlegende Elemente gesunder Ernährung blieben auf der Strecke, stellt die amerikanische Autorin Jo Robinson 2013 in ihrer Studie »Eating on the Wild Side« fest.[187] Eine Erkenntnis, die auch mit den Zahlen des US-State Department of Agriculture übereinstimmt. Es untersuchte 43 verschiedene Arten auf ihre Inhaltsstoffe. Das Ergebnis: Vieles von Wert ist im Zuge der Industrialisierung auf der Strecke geblieben. So nahm die Konzentration an Eisen (–37 %), Zink (–28 %), Magnesium (–30 %), Vitamin A (–21 %), Vitamin B2 (–38 %) und Vitamin C (–30 %) zwischen den Jahren 1950 und 1999 ebenso deutlich ab wie die an Proteinen, Kalzium und Phosphor.[188] Wissenschaftler der Washington State University fanden nach der Untersuchung von 63 Sommerweizenproben, die zwischen 1842 und 2003 geerntet wurden, heraus, dass auch dort der Gehalt an Eisen (–11 %), Kupfer (–16 %), Zink (–25 %) und Selen (–50 %) erheblich gesunken war.[189]

Auch beim beliebtesten Gemüse in den Industrieländern, den Tomaten, zeigen sich deutliche Zeichen von Mangel. Die Schweizer Eidgenössische Forschungsanstalt für Obst-, Wein- und Gartenbau in Wädenswil untersuchte neben Tomaten sechs der gängigsten Gemüsearten und stellte signifikante Verminderungen bei Magnesium (–29 %), Kupfer (–57 %), Vitamin B2 (–32 %) und Vitamin C (–22 %) fest.[190] Speziell bei Tomaten wurden Einbußen bei Calcium, Zink, Mangan und Carotin sowie Vitamin A gefunden, am stärksten aber war das Minus bei Kupfer mit minus 59 Prozent. Ein Vergleich zwischen Tomaten, die 1954 angebaut wurden und solchen, die aus dem Jahr 2003 stammten, förderte zusätzlich noch einen massiven Schwund des Natriumgehalts (–96 %) zu Tage. In den USA wurde Ähnliches beobachtet.

Was ist der Grund für diesen innerlichen Wertverlust? Es ist das Zuchtziel selbst, das sich die industrielle Landwirtschaft verordnet hat: schnelles Wachstum in kürzester Zeit und dies bei höchstmöglichen Erträgen. Das sei ein Kardinalfehler der Zucht, stellt Donald Davis vom Biochemical Institute der University of Texas in Austin fest. Seine Forschung über sinkende Nährstoffgehalte legte offen, wo das Defizit liegt. Die Selektion auf Höchsterträge hat dazu geführt, dass Pflanzen zwar schneller wachsen, aber nicht in gleicher Geschwindigkeit Nährstoffe aus dem Boden aufnehmen und/oder verarbeiten können.[191] Als Verstärker dieses Effektes gilt Glyphosat, der am häufigsten genutzte Wirkstoff in Pestiziden. Glyphosat blockiere die Aufnahme von Mikronährstoffen, erklärt Stephanie Seneff, Senior Research Scientist am renommierten Massachusetts Institute of Technology, Boston, in einer ARTE-Dokumentation 2020. Der Wirkstoff verbinde sich besonders mit Zink, Eisen, Mangan, Magnesium und Kobalt und damit mit Mikronährstoffen, ohne die unsere Zellen nicht funktionieren.[192]

Im Klimawandel droht dieser Mangeleffekt noch stärker durchzuschlagen. Der steigende Gehalt an CO_2 in der Luft werde dazu führen, dass die Pflanzen noch schneller wachsen. Was in der Konsequenz heißt: Sie lagern weniger Wertstoffe in ihr Gewebe ein. Das betrifft besonders Eiweiße, Vitamine, Zink und Eisen, die für Menschen lebenswichtig sind. Pauline Scheelbeek, Epidemiologin am Centre on Climate Change, Health and Sustainable Development, London[193], nennt dies den »Junk Food Effect« der industriellen Landwirtschaft.[194]

Dieser Junkfood-Effekt begleitet die Züchtungsgeschichte schon lange, auch und vielleicht besonders beim Mais. Ein Blick in seine Entwicklungsgeschichte zeigt, was an wesentlichen innerlichen Werten durch die Zuchtauslese verloren gegangen ist.[195] Die amerikanische Autorin Jo Robinson wollte wissen, wie viele der gesunderhaltenden Stoffe ihrer Ahnen moderne Maissorten noch in sich tragen, und ging bei ihrer Suche zurück bis auf die Form des Urmais, ein unscheinbares Wildgewächs, genannt »Teosinte«.[196]

In Mexiko und Nordamerika wurde dieser Urtyp angebaut. Verglichen mit dem heutigen Mais war er ein Farbwunder. Seine Körner leuchteten rot, blau, auch schwarze waren darunter, alle auf einem Kolben. Die Farben waren ein Zeichen für seine reiche Fracht an Anthocyanen. Stoffe, denen heilende Kräfte nachgesagt werden. Wirksam gegen Entzündungen, Bluthochdruck, Diabetes, gegen Herz-Kreislauf-Krankheiten und – es gibt Hinweise darauf, wenn auch keine Belege – bei bestimmten Arten von Krebs.[197]

Doch diese möglichen Vorteile wussten die Vorväter der heutigen Mais-farmer nicht zu schätzen, ihnen war der Ur-Mais zu bitter. Die Züchter suchten schmackhaftere Varianten. Im Jahr 1936 gelang es einem gewis-sen Noyes Darling, Bürgermeister von New Haven und nebenbei Land-wirt, eine Sorte zu züchten, die süßer war als ihre Vorfahren, also mehr Zucker bilden konnte. Aber auch das reichte noch nicht. Der Markt wollte noch mehr Zucker. Das gelang dem Genetiker John Laugham. Er vermehrte unter seinen Zuchtexemplaren nur die mit den süßesten Körnern. So fand er einen Mais, der am Ende 40 Prozent mehr Zucker als andere Maissorten enthielt. Er nannte ihn »Candy Corn«. Das war der Startschuss zu einem rigorosen Verdrängungswettbewerb. Es dau-erte nicht einmal eine Generation und die extrasüßen Varianten hatten alle ihre Vorgänger aus dem Feld geschlagen. Der Multicolour-Mais, der noch an den Urmais »Teosinte« erinnerte, wäre fast ausgestorben, wenn seine bunten Körner ihn nicht noch gerettet hätten. Nicht für die Ernäh-rung, sondern in der Sparte Nostalgie, wo er heute noch als Dekoration in rustikalen Gestecken zu Erntedank zu finden ist.

Mais als industrieller Joker

Auch wenn er an ernährungsphysiologisch wertvollen Stoffen verarm-te, wurde Mais dennoch zu einem außerordentlichen Rohstoff für die Industrie. Er wurde zum Joker unter den Agrarrohstoffen. Gefragt in Ethanol-Fabriken als Treibstoff für Verbrennungsmotoren, als Stär-kelieferant für Fleisch- und Milchfarmer und als vielseitiger, smarter Grundstoff in der Ernährungsindustrie. Was zählte, war seine indus-trielle Geschmeidigkeit besonders in der Form von Maiszucker, auch *Isoglucose* genannt. Isoglucose wurde aus Maismehl mit Hilfe von En-zymen hergestellt. Ein Verfahren, das rund 40 Prozent billiger war, als Zucker aus Rüben oder Zuckerrohr zu gewinnen, der nur durch Kochen mit hohem Energieeinsatz aus Rüben und Rohr gelöst werden konnte.[198]

Der Siegeszug des Mais wäre ohne die amerikanische *Corn Refiners Association* (CRA) nicht möglich gewesen. Sie bestand aus nur sechs Unternehmen, die den Markt unter sich aufgeteilt hatten: Archer Da-niels Midland Company, Cargill, Grain Processing Corporation, Ingredion Incorporated, Roquette America und Tate & Lyle Americas. Alle hatten ein Ziel: die amerikanische wie auch die internationale Politik auf Mais-Kurs zu bringen und zu halten. Wie sie behaupteten: wissenschaftlich basiert, wirtschaftlich vernünftig, mit Blick auf die Kundschaft, den freien Handel und den Hunger der Welt.[199] Tatsächlich ging und geht es um ihre Profite.

Und einer, der das Geschäft am besten beherrschte, war und ist die Archer Daniels Midland Company (ADM). Der Konzern entstand aus einem Mühlenbetrieb. Mit 270 Fabriken gehört er heute zu den globalen Playern in Transport, Lagerung und Verarbeitung von Getreide und Ölsaaten. 32 000 Menschen arbeiten unter seinem Label und sein Gewinn erreichte 2018 rund 64 Milliarden Dollar. Seine Spezialität heißt High Fructose Corn Sirup. Ein Zuckerersatzstoff, der großtechnisch erst seit 1972 hergestellt werden konnte. Seitdem greifen Nahrungsmittelkonzerne auf diesen äußerst kostengünstigen Süßstoff zurück, der universal einsetzbar ist. Allerdings hat der Stoff auch seine Gegner. Der Verdacht besteht, dass High Fructose Corn Sirup gesundheitliche Probleme auslösen kann und einer der Treiber der globalen Adipositaswelle sein könnte. Seither hat er mit einem schlechten Image zu kämpfen, auch in den USA. Von Kritikern wird er als »The devil's candy« geächtet.[200]

Um sein Ansehen zu heben, versuchten die großen Verarbeiter über ihren Verband der Corn Refiners Association (CRA) 2008 eine Art Ehrenrettung durch Umfirmieren. Der High Fructose Corn Sirup sollte umbenannt werden in »Corn Sugar«. Er sollte das Image eines Naturstoffes erhalten und damit aus der Schusslinie der Kritiker genommen und als unbedenklich deklariert werden. Doch dieser Versuch stieß auf Widerstand. Schließlich, so die Kritiker, komme der Stoff in der Natur gar nicht vor, sondern sei nur über einen komplizierten biochemischen Prozess industriell herstellbar, an dem auch gentechnische Zutaten beteiligt seien.[201] Das Green Washing von High Fructose Corn Sirup scheiterte. Aber der Wunsch der Corn Refiners Association, ihrem Produkt dennoch ein besseres Image zu verpassen, blieb.

Seit 2019 versucht die Corn-Sirup-Lobby Druck auf die amerikanische Lebens- und Arzneimittelbehörde, die *US Food and Drug Admi-*

nistration (FDA), und das *Center for Food Safety and Applied Nutrition* (CFSAN) auszuüben. Was die Lobby verlangt: erneut ein Green Washing im oben beschriebenen Sinne. Sie will eine neue Definition von »natürlich« durchsetzen und damit erreichen, dass der Begriff »High Fructose Corn Sirup« von den Beipackzetteln für Lebensmittel verschwindet und durch einen griffigeren ersetzt wird, den die Bevölkerung besser verstehen könne. Vorgeschlagen wurde der leichter verdauliche Begriff »Maisstärke«. Wenn dieser Versuch, die verbale Oberhoheit zu gewinnen, fruchten sollte, könnte der belastete Begriff »High Fructose Corn Sirup« bald von der Bildfläche und damit aus der öffentlichen Diskussion verschwunden sein.[202] Aber vorläufig ist noch alles im Fluss.

Trotz kritischem Image: der Marktanteil von »High Fructose Corn Sirup« beträgt in den USA heute 50 Prozent. Corn Sirup hat damit anderen Zucker aus vielen angestammten Revieren verdrängt, besonders in der Markenwelt von Limonaden und Süßgetränken.[203] Doch damit sind die Marketingstrategen der Maislobby bei Weitem noch nicht zufrieden. Noch wird die Hälfte des amerikanischen Marktes mit Rüben- und Rohrzucker beliefert. Für »High Fructose Corn Sirup« ist da noch Luft nach oben. Ebenso in Europa, wo der Stoff unter dem Namen *Isoglucose* erst seit 2017 unbeschränkt verkauft werden darf.[204] Auch hier werden seine Vorteile gelobt. Zum günstigen Preis kommt, dass er säure- und temperaturbeständig ist, und anders als Rüben- oder Rohrzucker kristallisiert er nicht so schnell aus. Der Ausschuss für Umweltfragen, öffentliche Gesundheit und Lebensmittelsicherheit des EU-Parlaments fürchtet, dass die Menge im Zeitraum von 2016 bis 2025 massiv steigen könnte: von einer Verdreifachung ist die Rede.[205]

Auch auf anderen Kontinenten geht der Vormarsch von High Fructose Corn Sirup weiter. Seine Beliebtheit bei den Herstellern von Softdrinks, Marmeladen, Joghurts, Milchmixgetränken, Snacks und Süßwaren wird nach Einschätzung des Marktforschungsinstituts Zion Market Research weiter wachsen. Das Einzige, was die Aussichten etwas trüben könnte, wäre ein zunehmendes Gesundheitsbewusstsein in Teilen der Weltbevölkerung. Und die zunehmend lauter werdende Diskussion über die wachsende Zahl an Diabeteserkrankten. Sie könnte, nach Einschätzung der Analysten, den Aufschwung bremsen, aber nur etwas.[206]

Ernährungswissenschaftler sehen diesen Aufschwung von High Fructose Corn Sirup und seinen Einsatz in der Ernährungsindustrie keineswegs so optimistisch. Sie sehen ihn als Bedrohung.[207] Dies auch, weil bei der Herstellung von hoch verarbeiten Lebensmitteln mit High Fructose Corn Sirup weitere, für die Ernährung wichtige Stoffe auf der Strecke bleiben könnten, vor allem Fasern. Stoffe, die für die biologische Matrix, die ein Nahrungsmittel erst zu einem Lebensmittel machen, von besonderem Gewicht sind. Ihr Fehlen könnte unkalkulierbare gesundheitliche Folgen haben wie Gewichtszunahme, Typ-2-Diabetes, Bluthochdruck, Herzversagen und einen frühen Tod, stellten Wissenschaftler der EAT-Lancet-Kommission 2019 fest.[208]

Wer diese Risiken vermindern will, so die Kommission, sollte hoch verarbeitete Produkte meiden und wieder zu gering oder unverarbeiteten Pflanzen, Früchten und Körnern zurückkehren. Für die Kundschaft sei der Kauf von hoch verarbeiteten Nahrungsmitteln sowieso ein schlechtes Geschäft, rechnet Brian Halweil vom Worldwatch Institute vor. Er vergleicht das, was auf den Lebensmittelmärkten seit Jahren passiert, mit einer Art Inflation, die dazu führe, dass die Konsumenten pro Kalorie immer weniger von den Stoffen erhielten, die von maßgeblichem Gewicht für ihre Gesundheit seien.[209] Und dies zu immer höheren Kosten, wenn man die Umweltfolgen der industriellen Landwirtschaft berücksichtigt. Diese tauchen derzeit zwar nicht in den Rohstoffpreisen auf und damit auch nicht auf dem betriebswirtschaftlichen Radar der Ernährungsindustrie, aber wenn man sich nicht selbst betrügen will, muss man sie bei der Bewertung der hoch verarbeiteten Nahrungsmittel mit berücksichtigen.

Subventionen für Fast Food

Wie hoch die wahren Kosten der industriellen Landwirtschaft liegen, hat die Wirtschaftsberatungsgesellschaft Boston Consulting Group versucht für Deutschland zu ermitteln.[210] Die Rechnung umfasst Schäden, die durch großflächige Monokulturen für Wasserspeicher und Bodenfruchtbarkeit zu erwarten sind, und diejenigen, die durch synthetischen Dünger und Pestizide bei Bodenleben und Grundwasser entstehen. Boston Consulting kommt zu dem Schluss, dass alleine in diesen Bereichen in Deutschland Schäden in Höhe von 40 Milliarden Euro pro Jahr verursacht werden. Hinzu kommen Verluste durch Artenschwund, die Klimawirkung der Produktion, die Folgen für Wasserhaushalt, Luftqualität und den Zustand von Kultur- und Erholungslandschaften. Auch hier entstehen verdeckte Kosten, die noch einmal mit jährlich 50 Milliarden Euro zu Buche schlagen.

Insgesamt kommt Boston Consulting bei der Bewertung der Kollateralschäden der industriellen Agrarwirtschaft für Deutschland auf die astronomische Summe von 90 Milliarden Euro pro Jahr. Ihr steht jedoch nur ein Produktionswert von 20 Milliarden Euro gegenüber. Die bisher nicht eingerechneten Kollateralschäden der deutschen Landwirtschaft liegen damit fast um den Faktor fünf höher als der Wert ihrer Produkte. Wirtschaftlich gesehen ist das eine Bankrotterklärung für die landwirtschaftlichen Unternehmen, aber auch für die Politik, die diese Bilanz seit Jahrzehnten stillschweigend ausblendet.[211]

Die Verlagerung der Kosten der industriellen Landwirtschaft auf Umwelt, Klima und zukünftige Generationen führt am Ende zu einer stillen Preissenkung für die Abnehmer der Agrarrohstoffe. Also handelt es sich bei Lichte besehen um nichts anderes als indirekte Subventionen der Nahrungsmittelindustrie. Und zwar nicht um die einzigen.

Hinzu kommt das, was in jedem Jahr unter dem Siegel der Europäischen Agrarpolitik aus den Brüsseler Etats an die europäischen Bauern fließt, egal ob sie ökologische Werte schaffen oder vernichten. So kann ein europäischer Bauer bisher für jeden Hektar, den er bewirtschaftet, mit einer Flächenprämie rechnen. In Deutschland (2019) im Schnitt 300 Euro, insgesamt kostet diese Subvention den europäischen Steuerzahler 6,7 Milliarden Euro.[212] Subventionen, die ebenfalls die Agrarrohstoffe verbilligen, die von der Fast-Food- und Fertignahrungs-Industrie weiterverarbeitet werden.

Damit ist das Füllhorn der geldwerten Vorteile, die in Deutschland an die Ernährungsindustrie weitergereicht werden, jedoch noch nicht ausgeschöpft. Hinzu kommen jährliche Subventionen, die in Deutschland in die landwirtschaftliche Sozialversicherung fließen. Rund 4,2 Milliarden Euro (2021), die die Beiträge der Landwirte entlasten sollen und damit indirekt ebenfalls die Kosten der Rohprodukte verringern.[213]

Alles in allem kommt da ein gigantisches Subventionsprogramm zusammen, das die Preise für Industrierohstoffe wie Zucker, Stärke, Öle und Fette im Einkauf erheblich verbilligt. Allein für Deutschland geht es – Subventionen und externalisierte Kosten zusammengenommen – um mehr als 100 Milliarden Euro. Wie viel davon konkret der Nahrungsmittelindustrie zu Gute kommt, die rund drei Viertel ihrer verarbeiteten Rohstoffe aus Deutschland bezieht, lässt sich nur schätzen.[214] Im Überschlag beläuft sich der Subventionswert auf mehr als 100 Euro pro Kopf und Jahr. Geld, das jeder Deutsche vorab für eine Industrie zahlt, deren Produkte im Verdacht stehen, maßgeblich zu Übergewicht und Adipositas beizutragen und dadurch eine Lawine an zusätzlichen Kosten im Gesundheits- und Sozialsystem auszulösen.

Auch die amerikanische Agrarpolitik schüttet jährlich ein Füllhorn an Subventionen über die US-Landwirtschaft aus. Allerdings nicht über alle Bauern und nicht für alle Produkte. Bei den Produkten liegen interessanterweise jene vorn, die für die Food-Industrie von besonderem Interesse sind: Mais, Zucker, Soja und Weizen. Von den 22,6 Milliarden US-Dollar an Subventionen[215], die im Jahr 2019 ausgeschüttet wurden, ging der Löwenanteil an die Maisfarmer.[216]

2020 erhöhte der amerikanische Präsident die Zahlungen an seine Bauern weiter. Sie waren sein Wählerklientel, das er bei Laune halten wollte, um bei den kommenden Wahlen eine bessere Chance zu haben. Unter dem Hinweis auf unfaire Handelspraktiken mit China erhöhte er die Zahlungen auf ein historisches Hoch, auf 16 Milliarden US-Dollar. Der Segen gilt offiziell den Stammwählern des Präsidenten, aber inoffiziell stützt er damit die Interessen der amerikanischen Mais-, Zucker-, Sojabohnen- und Weizenindustrie und der Nahrungsmittelkonzerne, die in den USA ihre Rohstoffe einkaufen. Sechs Prozent der Agrarsubventionen der USA landen nach Berechnungen von Mike Russo vom U. S. PIRG Education Fund, einer nach eigenen Angaben gemein-

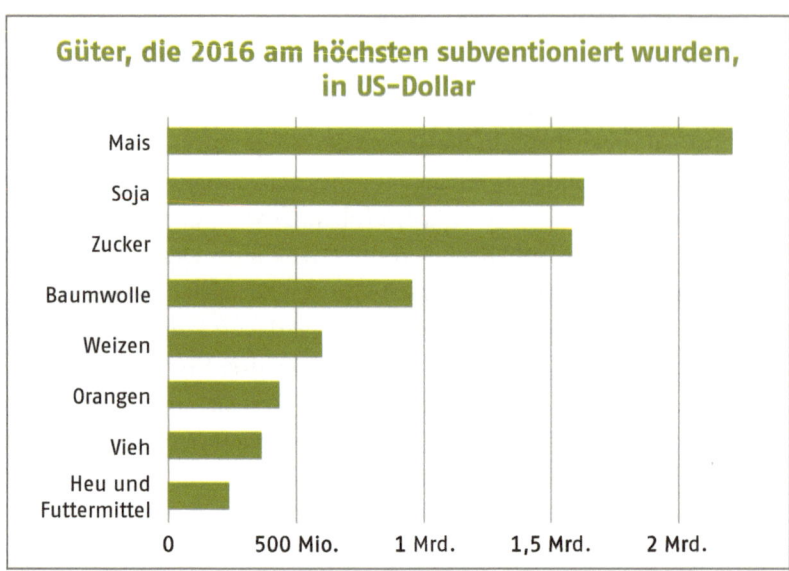

Güter, die 2016 am höchsten subventioniert wurden, in US-Dollar

Abb. 6 Güter, die 2016 am höchsten subventioniert wurden, in US-Dollar

nützigen und unabhängigen Lobbygruppe, direkt in den Kanälen der Junk-Food-Industrie, bei Mais sind es sogar fast 10 Prozent.[217]

Mais und Getreide gehören zu den am stärksten subventionierten Gütern in den USA, das macht ihre Produkte am Ende preiswerter als Obst und Gemüse.[218] Wenn man nur die staatlichen Subventionen, ohne die Kosten der Umweltzerstörung durch die US-Landwirtschaft, pro Kopf umrechnet, dann unterstützt jeder US-Bürger die Fast-Food-Industrie über den Umweg der Agrarsubventionen mit 7,40 US-Dollar im Jahr. Rechnet man dagegen, was die US-Regierung für den Anbau von Äpfeln ausgibt, dann kommen jährlich kaum 0,11 US-Dollar zusammen.[219]

Nun könnte man annehmen, dass diese Subventionspraxis und das Übersehen der externalisierten Umweltkosten der Agrar- und Ernährungsindustrie nur eine Sache der Industriestaaten sei. Doch das wird der tatsächlichen Wirkung der Geldströme nicht gerecht. Denn die geht weit über die nationalen Grenzen hinaus. Das interne Preisdumping zu Gunsten der Ernährungsindustrie wirkt sich auch als globales Dumping aus. Das jedenfalls zeigen die Zahlen des Hamburgischen Weltwirtschaftsinstitutes für die Entwicklung der Rohstoffpreise. Im Bereich der Nahrungs- und Genussmittel liegt der Index seit 2008 überwiegend deutlich unter dem Gesamtindex aller Rohstoffe.

Die preiswerten Rohstoffe, die auf den Äckern der Agrarindustrie angebaut werden, verbilligen die Exporte der Ernährungsindustrie. Eine Tatsache, die nicht zuletzt erklärt, warum es für die internationalen Konzerne so einfach war und ist, ihre Produkte im globalen Süden durchzusetzen. Die Kehrseite dieses Erfolges: Er verdrängt die lokale Esskultur und macht der regionalen Landwirtschaft angestammte Absatzmärkte streitig, schmälert die bäuerlichen Einkommen, untergräbt die ländlichen Strukturen, gefährdet die Ernährungsautonomie und Sicherheit des globalen Südens und überschwemmt die Märkte mit Nahrungsmitteln, deren Wert als Lebensmittel in Zweifel steht.

Die Geburt eines Kassenschlagers oder: aus der Hexenküche der Lebensmittelkonzerne

Mindestens 30 verschiedene Fertigpizzen, 20 verschiedene Sorten Joghurt, 10 verschiedene Sorten Ketchup, Chips mit Chili-, Essig-, Paprika-, Käse-, Peperoni-Geschmack, mild, scharf, sauer, Tütensuppen in jeder Geschmacksrichtung ... Wer hochschaut von seinem Einkaufszettel, der sieht beim Gang durch einen Supermarkt: Es gibt fast nichts, was es nicht gibt. Und das jeweils von verschiedenen Anbietern. Das Kühlregal eines Supermarktes in Deutschland – es ist ein Symbolbild für Überfluss. Kein Wunder, dass der Kampf um die Kunden hart und mit allen Waffen geführt wird. Denn es lässt sich viel Geld verdienen mit Nahrungsmitteln – wenn man sich gegen die Konkurrenz durchsetzt. Eine Handvoll großer Food-Konzerne bestimmt diesen Markt. In Anlehnung an die wenigen großen Firmen, die das Tabak-Geschäft unter sich aufteilen, werden sie auch »Big Food« genannt. Über die Jahrzehnte haben sie mit neuen Ideen, ausgefeiltem Marketing und mit Hilfe der Wissenschaft ihr Anliegen perfektioniert: So viel Ess- und Trinkbares wie möglich an den Mann, die Frau und das Kind zu bringen, immer wieder, Tag für Tag, am besten im Übermaß.

Dank intensiver Forschung wissen Nahrungsmittelkonzerne: Viele Eigenschaften eines Produktes entscheiden über seine Attraktivität – aber besonders wichtig ist der *bliss point*. Wer ihn findet, der hat gewonnen, Produkte werden auf diesen Punkt der Glückseligkeit, wie man den Ausdruck übersetzen kann, regelrecht zugeschnitten.

Der *bliss point* ist ein Punkt,
- nach dem lange gesucht wurde,
- ohne zu wissen, dass es ihn gibt und
- der den Höhepunkt verspricht: Glückseligkeit.

Man könnte sagen: Was der G-Punkt für die Sexualforschung, das ist der *bliss point* für die Lebensmittelproduktion.

Klingt gesund, ist aber zu süß – Fruchtjoghurt[220]

Viele Fruchtjoghurts enthalten zu viel Zucker, bis zu vier verschiedene Zucker-arten stecken in einem Becher. Selbst ein kleiner Becher (150 g), der als zucker-reduziert beworben wird, enthält eine Menge an Zucker, die dem Gewicht von mehr als vier Zuckerwürfeln entspricht, andere sechs bis sieben Würfeln. Und wer einen 250-Gramm-Becher auslöffelt, der hat sich damit etwa zehn Zuckerwürfel auf der Zunge zergehen lassen: Für Kinder die gesamte emp-fohlene Tagesmenge.

Zudem finden sich in einem Becher neben Joghurt noch Emulgatoren, Farbstoffe und Stabilisatoren.

Bliss Point: Der Höhepunkt der Lebensmittelforschung

Entdeckt hat den *bliss point* der amerikanische Psychologe und Markt-forscher Howard Moskowitz[221], dem viele Produkte ihren Erfolg auf dem hart umkämpften Markt der Industrienahrung verdanken. Es ist zum Beispiel sein Verdienst, dass es heutzutage Fertig-Tomatenso-ßen mit Tomatenstückchen gibt, eine Kreation, die dem Produzenten Campbell einen riesigen Umsatz bescherte und der Lebensmittelindus-trie quasi die Augen öffnete.

Moskowitz hatte monatelang Daten darüber gesammelt, wie Ame-rikaner ihre Spaghettisoße mögen. Er war es, der auf der Grundlage dieses Haufens von Daten nicht nur eine Spaghettisoße entwickelte, die der Mehrheit schmeckte. Moskowitz erkannte auch, dass Spaghettiso-ßenfreunde in drei unterschiedliche Gruppen fallen. Und eine dieser Gruppen bevorzugte ihre Soße stückig – eine Variation, die es bisher nicht gab auf dem Spaghettisoßenmarkt. Als Folge dieser Entdeckung brachte Campbell eine stückige Tomatensoße heraus, die so ein Erfolg war, dass Campbell damit den Spaghettisoßenmarkt in den USA auf-rollte – so beschreibt es der Investigativ-Journalist Michael Moss in sei-nem Buch »Salt, sugar, fat«[222]. Und andere Nahrungsmittelproduzenten lernten aus diesem Erfolg.

Seitdem gibt es in jedem Supermarkt zehn verschiedene Sorten Senf,

14 verschiedene Sorten Essig und unendlich viele Sorten Olivenöl. Eine Vielfalt, die nicht nur den Kreis der Kunden erweitert, sondern auch für mehr Sichtbarkeit sorgt. Denn ein Platz im Supermarktregal ist kostbar: Je sichtbarer ein Produkt ist, desto besser verkauft es sich. Kein Verkäufer stellt aber sein ganzes Regal voll mit immer dem gleichen Produkt, z. B. Campbells Spaghettisoße. Bietet Campbell jedoch drei verschiedene Spaghettisoßen an – normal, scharf und stückig – so stehen da in einem Regal drei Reihen Campbell-Soßen – und es bleibt weniger Platz für die Konkurrenz.

Moskowitz bescherte auch dem amerikanischen Süßgetränkeproduzenten Dr. Pepper mit »Cherry Vanilla Dr. Pepper« einen Verkaufshit, verbesserte die Verkaufszahlen für Müslis, Götterspeise und Kaffee … Moskowitz war seit den 1980er Jahren ein regelrechter Star in der Nahrungsmittelindustrie, ein Zauberer, der fallende Gewinnkurven wieder ansteigen ließ. Und er brachte wissenschaftliche Ordnung in die Entwicklung von industriellen Nahrungsmittteln.

Schon lange versuchten Produzenten ihre Produkte so schmackhaft zu machen, dass sie immer wieder gekauft werden – und nicht das Produkt der Konkurrenz. Howard Moskowitz ging diese Suche sehr systematisch an: Er ließ von einem Lebensmittel mehrere Versionen herstellen, stets mit etwas anderem Gehalt an Salz, Fett, Zucker und anderen Zutaten. Und setzte diese Versionen freiwilligen Testessern vor. Immer wieder sollten sie entscheiden: Welche Version schmeckt besser? Bei ein oder zwei Versionen, da leuchteten die Augen der Testesser auf – der *bliss point* war gefunden: Das optimale Verhältnis[223] von Zucker, Salz und Fett, bei dem das Gehirn (und der Esser) ruft: Köstlich! Mehr davon!

Schnell im Ofen, schnell auf den Hüften – Fertigpizza

Wer eine Tiefkühlpizza isst, der hat je nach Belag häufig schon mit einer Hälfte 500 Kilokalorien erreicht. Aber wer hört schon nach der Hälfte auf? Ist die Pizza komplett verspeist, hat ein Erwachsener damit die 50 Prozent der Kalorien, die er pro Tag zu sich nehmen sollte, schon aufgenommen. Besonders fetthaltige Zutaten wie Wurst oder zusätzlicher Käse schlagen mit vielen Kalorien zu Buche, genauso wie extradicker Teig. Hinzu kommt Salz: Nach einer ganzen Tiefkühlpizza hat der Esser schon einen großen Teil der täglich empfohlenen 6 Gramm Salz intus: zwischen 2,5 und 4,5 Gramm Salz pro Pizza[224]. Auch Zucker findet sich erstaunlich reichlich, manche Fertigpizzen enthalten bis zu 14 Gramm.[225] Und dazu noch Zusatzstoffe: Antioxidationsmittel, Stabilisatoren, Säuerungsmittel, Emulgatoren und andere, verarbeitete Zutaten wie Extrakte und modifizierte Stärke.

Kein Punkt, sondern ein Plateau

Besonders wichtig auf dem Markt der industriellen Nahrungsmittel ist die Zielgruppe der Kinder und Jugendlichen. Doch bei ihnen lassen sich ehrliche Urteile nicht direkt erfragen. Das gilt es zu bedenken, wenn Kinder als Testesser ihr Urteil abgeben sollen. Dann müssen auch schon mal Puppen mitarbeiten – zum Beispiel zwei Charaktere aus der Kinder-TV-Serie Sesamstraße bei einem Test von Vanillepudding, den Michael Moss in einem Buch über die Nahrungsmittelindustrie beschrieb – und der so oder so ähnlich heute sicherlich immer noch abläuft.

Testperson und damit Expertin in Sachen Geschmack ist ein sechsjähriges Mädchen. Auf einem Tisch vor ihr sitzen zwei Puppen. Auf der einen Seite der große gelbe Vogel Bibo: Ein etwas trotteliger, aber sehr freundlicher Charakter. Auf der anderen Seite sitzt sein Kollege, der grüne, zottelige Griesgram Oskar, der in einer Mülltonne lebt, Müll und alles mag, was ungenießbar ist. Und nun die Pudding-Prüfung. Immer wieder vergleicht das 6-jährige Mädchen zwei neue Pudding-Proben miteinander: Das Becherchen, das besser schmeckt, stellt sie dem gelben Vogel vor die Füße. Was nicht schmeckt, bekommt Mülltonnen-Oskar. Ganz nach dem Aschenputtel-Prinzip: Die Guten zu Bibo, die Schlechten zu Oskar.

Auf den ersten Blick ein umständliches Verfahren. Doch für die Wahrheitssuche ist es sinnvoll. Die Erfahrung lehrt: Der Umweg über die Stofftiere lohnt sich, denn er bringt glaubwürdigere Ergebnisse als eine direkte Befragung. Schließlich weiß auch eine 6-Jährige schon, was Erwachsene gerne hören möchten – und antwortet entsprechend auf solch direkte Fragen. Bibo und Oskar dagegen erwarten keine »lobenswerte« Antwort – nur eine ehrliche Entscheidung. Ein weiterer Vorteil dieser Testmethode: Sie kommt ohne Worte aus und umgeht so eventuelle Sprachbarrieren oder Beeinflussungen.

Auf diese Weise wurden schon vor zehn Jahren neue Lebensmittel für Kinder ausprobiert[226] – und im Prinzip geschieht es auch heute noch so.

Neben anderen Eigenschaften versuchen Lebensmittelproduzenten genau die Anteile von Zucker, Fett und Salz zu finden, die ein Produkt »außerordentlich« machen – außerordentlich lecker, so dass man immer mehr davon essen oder trinken möchte: Sie suchen den *bliss point*.

Interessant dabei: Eigentlich ist der *bliss point* kein Punkt – sondern ein Plateau. Das entdeckte ebenfalls Howard Moskowitz: Es ist nicht exakt eine einzige Komposition aus den »drei Säulen der Schmackhaftigkeit«, sondern geringe Abweichungen im Verhältnis von Zucker, Fett und Salz können gleichwertig begeistern. Für die Lebensmittelhersteller bedeutet das: Aus diesen wenigen Kompositionen, die bei den Testern Entzücken hervorrufen, können sie sich die eine aussuchen, die am wenigsten kostet. Das mag pro Softdrink-Dose nur wenige Milliliter weniger einer bestimmten Zutat bedeuten – hochgerechnet auf Millionen von Dosen, die verkauft werden, können so aber große Summen in der Produktion eingespart werden.

Kartoffelpüree: Ja, was denn noch?

In Kartoffelpüree zum Anrühren mit Wasser oder Milch stecken Kartoffeln drin – aber nicht nur: Dazu kommen pflanzliches Fett, Magermilchpulver, Speisesalz, Milchzucker, Emulgator Mono- und Diglyceride von Speisefettsäuren, Milcheiweiß, Aroma, Antioxidationsmittel Ascorbylpalmitat und Säuerungsmittel Citronensäure.

Essen, das Lust auf mehr macht

Neuere Forschung zeigt, dass eine bestimmte Menge von Zucker, Salz und Fett in unserem Gehirn die »Belohnungsregion« aktiviert. Gerade für Zucker, aber auch für Fett und Salz gilt: Es gibt ein zu wenig und es gibt ein zu viel. Stimmt die Menge, dann werden Endorphine[227] ausge-schüttet, kleine Moleküle, auch Glückshormone genannt, die Schmer-zen lindern und die Stimmung aufhellen können. Diese kleinen Mo-leküle sind Opioide, die der Körper selber produziert, das heißt: Sie docken an die gleichen Bindestellen im Körper an wie Opioide, die als Schmerzmedikamente oder Drogen eingesetzt werden, zum Beispiel Morphin oder Fentanyl.

Unser Körper schüttet die selbstproduzierten Opioide aus, wenn er unter Stress steht: Starke Schmerzen, ein großer Schock oder auch intensive körperliche Anstrengung lassen in unserem Blut den En-dorphin-Spiegel steigen – ebenso wie stark gesüßtes Essen und Trin-ken.[228] Und das ist noch nicht alles. Endorphine sind nicht die einzigen Glückshormone, die unser Körper ausschüttet, wenn wir etwas essen oder trinken, was besonders viel Zucker oder Fett enthält. Auch Dopa-min, ebenfalls ein »Glückshormon«, wird dann freigesetzt, aus Nerven-zellen. Es signalisiert: »Das war gut, bitte noch mehr, bitte noch einmal!«

Dopamin spielt eine wichtige Rolle bei Suchterkrankungen, es moti-viert zur Wiederholung. Tatsächlich entsprechen einige Reaktionen und Signale im Körper, die durch sehr zuckerreiche Lebensmittel ausgelöst werden, den Reaktionen und Signalen, die durch Drogen entstehen.

Machen Zucker oder auch Fett und Salz süchtig?

Seit Jahrzehnten streiten Wissenschaftler über diese Frage. Für Dr. Da-vid A. Kessler[229], US-amerikanischer Kinderarzt und früherer Chef der US-Behörde für Lebens- und Arzneimittel, FDA[230], ist klar: Hoch ver-arbeitete Lebensmittel, die extra viel Salz, Zucker und Fett enthalten, beeinflussen unser Gehirn – und damit unser Essverhalten.[231, 232] Der Mediziner, der das US-Regierungs-Programm »Operation Warp Speed« leitete, um die Entwicklung von Covid-19 Impfungen zu beschleunigen, und seit 2021 als Chief Science Officer Mitglied im Covid-19 Response Team des Weißen Hauses ist, hatte selbst immer wieder Phasen in sei-nem Leben, in denen er viel zu viel aß, sich nicht kontrollieren konnte und richtig dick wurde[233]. Wieder und wieder erkämpfte er sich durch Disziplin und Diät sein Normalgewicht – um einige Zeit später wieder dem »Overeating«, der Ess-Sucht zu verfallen. Er verstand selbst nicht, wieso er all diesen ungesunden Versuchungen nicht widerstehen konnte. Schließlich wühlte der Mediziner in Müllcontainern oder kletterte sogar hinein. Nicht, um Essensreste zu finden – Kessler suchte die Zutatenlisten auf weggeworfenen Pappkartons einer großen US-Restaurantkette. Er wollte wissen, was in dem Essen steckte, dem er so schwer widerstehen konnte, aber die Betreiber wollten diese Information nicht herausgeben. Also fuhr Kessler nachts hinter das Restaurant und durchsuchte die Müllcontainer. Er fand Zucker, Salz und Fett in rauen Mengen auf den Zutatenlisten für verschiedene Produkte, die in dem Restaurant serviert wurden. In seinem Buch »The end of overeating«, für das er Studien analysierte und mit Ärzten und Insidern der Lebensmittelindustrie sprach, kommt er zu dem Schluss: Diese Produkte stillen nicht den Hunger, sondern regen den Appetit an. Das ständige Überangebot an Zucker, Salz und Fett und die damit einhergehende Ausschüttung von körpereigenen Opioiden und Dopamin verändere Abläufe im Gehirn, erläutert er. Schließlich – so stellt der renommierte Mediziner es dar – reicht der Gedanke an solche über-fetten, über-salzigen oder über-süßen Produkte, um Gier und Verlangen auszulösen. Egal, ob hungrig oder nicht, das Verlangen nach der Fertigpizza, den Schokokeksen oder Chili-Chips gewinnt die Oberhand. Und wird dieses Essen dann vorenthalten, dann nimmt das Verlangen nur noch zu. Deswegen funktionieren Diäten nicht, erklärt David A. Kettler in seinem Buch. Nicht jeder sei empfänglich für diese Abhängigkeit, aber sehr viele seien es. Die Lebensmittelindustrie nutze diese potenzielle Abhängigkeit, schreibt Kessler, und designt ihre Produkte entsprechend: Damit Menschen mehr essen, als ihnen guttut.

Ess-Sucht

Zahlreiche Studien mit Ratten unterstützen die These von der Ess-Sucht[234] – aber wie sieht es beim Menschen aus? Hier gibt es weniger Studien, doch auch hier zeichnet sich ab: Menschen können durch eine besonders fett- und zuckerreiche Ernährung die Kontrolle über ihr Essverhalten verlieren und starkes Übergewicht entwickeln.[235, 236] Gerade hoch verarbeitete Nahrungsmittel mit viel Zucker und Fett können ähnlich wie Drogen zu einer Ess-Sucht führen. Eine aktuelle Studie[237] an mehr als 100 jungen, schlanken Erwachsenen zeigt zum Beispiel: Die typische »Western Style Diät« mit viel gesättigten Fettsäuren und Zucker führt bei Menschen tendenziell zum Verlust der Appetitkontrolle. Wissenschaftler diskutieren noch, ob Zucker und Fett tatsächlich im medizinischen Sinne süchtig machen, oder ob die biochemischen Vorgänge in Hirn und Körper, die Drogen oder Zucker und Fett auslösen, nur sehr ähnlich sind.[238] Festzuhalten bleibt: Nicht nur unser Bauch, auch unser Gehirn registriert mit Wohlwollen, wenn wir uns eine Extraportion Zucker, Salz oder Fett gönnen – ob uns das bewusst ist oder nicht. Das wissen auch die Lebensmittelkonzerne und nutzen dieses Wissen für ihre Geschäfte aus.

Surimifleisch[239] – Imitat von Krabben- oder Garnelenfleisch

Fischfleisch wird zu einer breiigen Masse zerkleinert und mit Hühnereiweiß, Stärke, Öl, Zucker, Salz, Geschmacksverstärker und Sorbit verfestigt. Je nach Verwendungszweck wird die Masse aromatisiert und gefärbt, beispielsweise mit Krebsaroma versetzt und mit Farbstoff eingefärbt.

Der *bliss point* ist entscheidend – aber auch andere Faktoren spielen eine wichtige Rolle bei der Kreation neuer Lebensmittel. Moskowitz befragte seine Essens- und Getränketester auch jeweils ausführlich nach vielen anderen Aspekten des Produktes. Besonders wichtig: das *mouthfeeling*, wie fühlt es sich im Mund an? Ist es knusprig genug? Löst es sich zu langsam im Mund auf, zu schnell oder genau richtig? Und dann kommen noch Verpackung, Name etcetera dazu. Welche Kombination dieser vielen verschiedenen Faktoren die ideale Kombination ist – dafür entwickelte Moskowitz sogar einen Algorithmus.

Geräusche von Speck

Neben Geschmack, Aroma, Textur, Zucker-, Salz- und Fettgehalt beeinflusst auch das Geräusch, das ein Lebensmittel erzeugt, wenn wir darauf- oder hineinbeißen, wie attraktiv wir es finden. Selbst beim Speck spielt das Geräusch eine Rolle – sogar eine entscheidende, wie vier britische Wissenschaftler 2007 herausfanden[240, 241]: Dafür kreierten die Forscher insgesamt mehr als 700 Variationen eines »BLT-Sandwiches« (Speck-Salat-Tomaten-Sandwich): Sie kombinierten

– unterschiedliche Typen von Frühstücksspeck,
– unterschiedlich dicke Speckscheiben,
– unterschiedliche Bratöle, -temperaturen und -zeiten.

Insgesamt dauerte das über 1000 Stunden. Dann durften 50 Freiwillige probieren und bewerten: Die Knusprigkeit des Specks, insbesondere das dazugehörige Geräusch, war entscheidend, mindestens so wichtig wie Geschmack und Geruch der Speckscheibe.

Die Wissenschaftler krönten ihre Studie mit einer Gleichung für das ideale Sandwich mit Frühstücksspeck, Salat und Tomaten:

$N = C + \{fb\ (cm).\ fb\ (tc)\} + fb\ (Ts) + fc.\ ta,$

N = *force in Newtons required to break the cooked bacon*,
fb = *function of the bacon type*,
fc = *function of the condiment/filling effect*, **Ts** = *serving temperature*, **tc** = *cooking time*, **ta** = *time or duration of application of condiment/filling*, **cm** = *cooking method*, **C** = *Newtons required to break uncooked bacon*.

Auf Deutsch in etwa:

N = *benötigte Kraft in Newton, um den gekochten Speck durchzubeißen,*
Fb = *Funktion des Speck-Typs,*
fc = *Funktion des Würze-/Füllung-Effekts,* **Ts** = *Serviertemperatur,*
tc = *Kochzeit,* **ta** = *Zeit oder Dauer, um Würze/Füllung hinzuzufügen,* **cm** = *Kochmethode,* **C** = *benötigte Kraft in Newton, um den rohen Speck durchzubeißen.*

Das mag übertrieben wirken, doch auch wenn Lebensmittel-Designer nicht unbedingt diese Formel nutzen, so prüfen und erproben sie doch

mit ähnlicher Genauig- und Ernsthaftigkeit Knusprigkeit und Knus-
pergeräusch wie die britischen Wissenschaftler.

Könnte Spuren von Nüssen enthalten … Nutella

Zum größten Teil besteht die bekannte Creme aus Zucker – 84 Würfel in einem
Standardglas – und Palmöl. Ansonsten finden sich auch Haselnüsse, Magermilchpulver, fettarmer Kakao, Emulgator Lecithine und Vanillin[242].

Da knackt das Magnum

Vor einigen Jahren befragte der große Lebensmittelproduzent Unilever Fans von Magnum-Eis[243]: Was könnte noch besser sein an dem mit
Schokolade überzogenen Vanilleis am Stiel? Die Antwort: Lästigerwei-
se fallen oft Stücke der Schokoladenumhüllung herunter – und beklec-
kern Hose, Kleid oder Teppich. Also änderte das Produktionsteam die
Schokoladenrezeptur, sodass jetzt die Schokolade besser an dem Vanil-
leeis klebte. Das Ergebnis: Weniger Schokoladenflecken auf Kleidung
und Teppich – aber viel mehr Beschwerden. Denn jetzt fehlte das typische Knackgeräusch beim Biss in die Schokoladenhülle – und darauf
wollten Magnum-Fans nicht verzichten. Lieber Flecken als kein Knacken. Das Beispiel zeigt: Unsere Ohren essen mit. Magnum-Eis ohne
Knack geht gar nicht.[244]

Knusprigkeit ist nur eine von vielen Empfindungen, die unter den Begriff *mouthfeeling*, Mundgefühl, fallen. Ob etwas trocken, saftig, feucht,
dünn, dick, fest oder weich, zart, knackig, knusprig oder schleimig und
klebrig ist, ob rau oder glatt, kalt, prickelnd, ölig … alle Eindrücke, die
man im Mund wahrnimmt, ohne dass es sich um einen Geruch oder
Geschmack handelt, gehören zum *mouthfeeling*. So wie das krachende
Knacken der Schokoschicht des Magnum. Oder das Prickeln auf Zunge und Gaumen von einer Limonade, das Knuspern von Keksen, der
Schmelz von Schokolade – jedes Produkt hat sein eigenes *feeling* und
das ist entscheidend für seine Bewertung. Deshalb kontrollieren die
Food-Konzerne mit großem Aufwand, ob das *mouthfeeling* zum Produkt passt, denn nur dann verkauft sich ihr Produkt gut.

Eine wichtige Rolle für das Mundgefühl spielen Fettkristalle.[245] Je kleiner die Kristalle, desto schneller schmelzen sie und lösen sich durch Kauen und die Wärme im Mund auf. Lösen sich die Fettkristalle zu langsam auf, bleibt ein wachsähnlicher Geschmack im Mund; lösen sich die Fettkristalle dagegen zu schnell auf, ist das Geschmackserlebnis zu schnell vorbei. Die richtige Schmelzgeschwindigkeit ist kein unwichtiges Detail im Design industriell gefertigter Nahrungsmittel.

Apropos Fette: Gerade die unerwünschten gesättigten oder Transfette geben Margarine, Aufstrichen und gehärteten Pflanzenfetten ihre Struktur.[246] Wer ihren Anteil minimieren will, muss tüfteln, um auf anderen Wegen die Margarine streichfest zu machen, denn flüssig verkauft sich keine Margarine und kein Brotaufstrich.

Soll der Zucker- oder Salzgehalt eines Produktes verringert werden, dann entstehen eventuell Probleme mit der Haltbarkeit, denn Zucker und Salz machen Lebensmittel nicht nur schmackhaft, sondern auch haltbar. *Shelf Life* heißt das im Fachjargon passenderweise: Wie lange darf das Produkt im Regal liegen? Je länger, je lieber, denn jedes aussortierte, nicht verkaufte Produkt verringert die Gewinnspanne. Haltbarkeit geht aber in der Regel auf Kosten der Natürlichkeit. Eine komplette Mahlzeit, die tage- oder wochenlang haltbar ist, das bedeutet: wenig Vitamine, viele Konservierungs- und/oder Zusatzstoffe.

Täuschung als Geschäftsmodell

Zusatzstoffe setzen Lebensmittelproduzenten auch ein, damit ein Produkt immer gleich schmeckt, egal wann und wo der Verbraucher es kauft. Dazu noch Aromen und Geschmacksverstärker. Denn die können im Gegensatz zu frischen, natürlich gewachsenen Zutaten immer gleich synthetisiert und dosiert werden – mit dem immer gleichen Ergebnis.

Eine aus der Tüte gezauberte »Tomatensuppe mit Fruchtfleisch« etwa muss keineswegs echte Tomaten enthalten, sondern die darin aufquellenden Teilchen können aus Tomatenmark, Wasser, Kartoffelstärke und Zitronensäure bestehen, die zuvor zusammengemischt, erhitzt, ausgewalzt, tiefgefroren, zerkleinert und getrocknet worden sind, wie es Henning Engeln, Jana Hausschild und Rainer Harf in einem Heft zum Thema Ernährung des Verlags Geo schildern.[247] Ihre Beschreibung einer Kartoffelsuppe ist ebenfalls ernüchternd: Statt der Stärke von Kartoffeln kann eine Suppe auch die von Erbsen enthalten oder gar modifizierte Stärke, die durch bestimmte chemische Umwandlungsprozesse beständiger gegen Hitze, Kälte oder Säure gemacht worden ist – und nichts mehr mit natürlicher Stärke gemein hat.[248]

Manche Flaschen gehören in das Süßigkeiten-Regal – Ketchup

Ketchup hat in der Regel einen höheren Zuckeranteil als Coca-Cola[249]: In einer 500-Milliliterflasche Ketchup können sich Zuckermengen verstecken, die bis zu 45 Stück Würfelzucker entsprechen. Mit zwei Esslöffeln derartigen Ketchups hat ein dreijähriges Kind dann schon mehr als die Hälfte der Zuckermenge intus, die es den Experten der Weltgesundheitsorganisation (WHO) zufolge höchstens an einem ganzen Tag essen sollte.

Außerdem noch drin: Essig, Salz, Gewürze, Konservierungsstoffe, Geschmacksverstärker, Verdickungsmittel, Aromastoffe und Stärke[250].

Ach ja: und Tomaten.

Bliss point, Haltbarkeit, *mouthfeeling*, Reproduzierbarkeit, einfache und billige Produktion, billige Rohstoffe, Light-Produkte … Die Liste, die Food-Designer heutzutage bedenken und erforschen müssen, um ein Produkt zu kreieren, das Verbraucher so lecker finden, dass sie es immer wieder kaufen, ist lang. Dabei werden Techniken angewandt, die in keinem Kochbuch stehen: Extrusion, Hydrierung, Extraktion, Coloration …

Kein Wunder, dass große Lebensmittelproduzenten ihre eigenen Labore besitzen, denn heute sind in der Lebensmittelproduktion Chemie-, Physik- und Technikkenntnisse gefragt, keine Kochkünste. Und so forschen und designen Food-Designer und Chemiker in weißen Kitteln zum Beispiel für den Lebensmittelgiganten Nestlé in einem Forschungszentrum in Vevey, in der Schweiz[251], für Unilever an mehr als 30 Standorten über den ganzen Globus verteilt[252] und für Danone in Palaiseau bei Paris[253].

Auch für die Marketing-Abteilungen gibt es genug zu tun, denn immer mehr Verbraucher wollen keine Lebensmittel kaufen, deren Zutatenliste nach Chemielabor klingt, und Bezeichnungen wie »E 100« enthalten. Eigentlich bedeutet eine E-Nummer, dass ein Lebensmittelfarbstoff in der EU zugelassen ist, doch für Laien signalisiert eine E-Nummer, dass das Lebensmittel einen Zusatzstoff enthält – und das wirkt auf manche Käufer abschreckend. Also wird aus E 100 »Curcumin« – denn das klingt natürlich, nicht wie ein Stoff aus dem Chemielabor. Ist er aber, denn E 100 wird ausschließlich synthetisch hergestellt[254], doch was der Kunde nicht weiß, das macht ihn nicht heiß.

Scheibe für Scheibe kein Käse: Scheiblettenkäse

Nein, diese Scheibe hat den Namen Käse nicht verdient: Weil sie weniger als 50 Prozent Käse enthält, darf sie nur Schmelzkäsezubereitung genannt werden – nicht Käse. Käse wird durch Wärme mit Schmelzsalzen und Emulgatoren verflüssigt, in Formen gegossen – und fertig ist der Block, aus dem die Scheibe geschnitten wird. Und dann sind da noch Phosphate, die in manchen Schmelzsalzen enthalten sein können[255], und die sind in zu großen Mengen schädlich.

Klar ist jedenfalls: Was in den Laboren von Nestlé, Unilever, Danone und Co designt wird, erfüllt viele Kriterien – billig in der Herstellung, haltbar, schmeckt immer gleich, weckt das Verlangen nach mehr –, aber eines ist es nicht: gesund. Ganz im Gegenteil.

Im Fadenkreuz der Marketingstrategen: Schwellen- und Entwicklungsländer

Fortaleza ist die fünftgrößte Stadt Brasiliens, aber die größte, wenn es um Kriminalität geht.[256] Slums prägen das Bild abseits der Hochhäuser und Strände. Stadtteile wie Bom Jardim tragen zwar romantische Namen, sie gehören jedoch zu den gefürchtetsten Vierteln der Region. Die Mehrheit der Bewohner hält sich mit kleinen Jobs über Wasser, Diebstahl, Erpressung, auch Mord gehören dazu. In diesem ärmlichen Biotop schieben junge Frauen wie Celene da Silva ihre mobilen Einkaufsstände durch die vermüllten Gassen zwischen Rohbauwänden und notdürftig hergerichtete Hütten. Ihre Gefährte ähneln modernen Kinderwagen. Hippes Design – und was sie anzubieten haben ist es auch, jedenfalls in den Augen ihrer Kundschaft.

Teststrecke der Food-Industrie

Essen, das schnell auf dem Tisch steht, keine Vorbereitung und keinen Herd benötigt, die Kinder ruhigstellt und vor allem eins ist: erschwinglich für knappe Kassen. Celene da Silva und ihr mobiler Verkaufsstand werden meist schon sehnlichst erwartet, die preiswerten Snacks, Chips, Fertigsuppen, Frühstücksflocken, Puddings, Kuchen, Energiedrinks und süße Brausen gehören hier zum Alltag, haben die Rolle von Grundnahrungsmitteln übernommen. Die Straßenverkäuferin hat es mit ihren 29 Jahren bis auf die Titelseiten der New York Times geschafft, als Beispiel dafür, wie der Konzern Nestlé versucht, die Zonen der Armut für seine Produkte zu erschließen.[257] Celene da Silva ist eine der Frontfrauen des Konzerns. Eine von über 7000, die nach den Zahlen von Nestlé rund 700 000 Brasilianer einmal im Monat mit ihrem Sortiment beglücken.

Als fliegende Händlerin kennt sie die meisten ihrer Kundinnen persönlich und weiß um deren Not aus eigenem Erleben. Auch sie kommt aus einer Favela und fühlt mit den Frauen, die tagsüber im Zentrum der Stadt meist als Putz- oder Küchenhilfen arbeiten und erst spät am Abend nach Hause kommen. Kochen? Dazu sind sie nach 15 Stunden

Stadt, Bus und Arbeit zu erschöpft und froh, wenn die Kinder schon ruhig und satt vor dem Fernseher sitzen. Celene da Silvas mobilem Einkaufswagen sei Dank. Er erspart nicht nur die Arbeit am Herd, sondern ermöglicht mehr Freizeit, Erholung oder einen weiteren Job, um besser über die Runden zu kommen. Gezahlt werden muss erst, wenn der Scheck vom Sozialamt kommt. Nestlé räumt seinen Kunden eine Zahlungsfrist von einem Monat ein. Das ist hilfreich, denn damit können sie die finanziellen Engpässe von einem Scheck zum anderen überbrücken.

In den Erzählungen der Industrie ist dies die beste aller Lebensmittelwelten. Alle profitieren. Frauen wie Celena durch eine neue Einkommensquelle und ihre Kundschaft durch Zutritt zu einer Warenwelt, die alles bietet, an dem es sonst mangeln würde. Nestlé betont überdies die Anreicherung der dargebotenen Lebensmittel mit Vitamin A, Eisen und Zink. So beruhigt das Unternehmen gestresste Mutterherzen und tut damit alles, um das auszugleichen, was nach seiner Vorstellung in der brasilianischen Ernährung fehlt.[258] Das Bild der Fürsorge, das der Konzern nach außen präsentiert, stimmt allerdings nicht ganz mit den Konsequenzen seines Angebots überein. Von den über 800 Produkten, die im Haus-zu-Haus-Verkauf vertrieben werden, liegen die ganz vorn, die die Sucht nach Süßem am stärksten befriedigen.

Auch Celene liebt, was sie in ihrem Kinderwagengestell vor sich herschiebt, Snacks, Frühstücksmüsli und Limonade, und erfreut sich daran gleich mehrfach, jeden Tag. Die Kost schlägt an. Mit 91 Kilo, die Celene mit ihren 29 Jahren auf die Waage bringt, wird sie auch in Brasilien als übergewichtig eingestuft. Dennoch, für Celene da Silva ist ihr Job als Haustürverkäuferin ein Glücksfall. Vor Jahren ging es ihrer Familie und ihren vier Kindern schlecht, ihr Mann war arbeitslos. Seit sie Nestlé-Produkte mit ihrem Karren verkauft, hat sie im Monat 185 US-Dollar mehr in der Familienkasse. Geld, mit dem sie kaufen konnte, was schon lange auf ihrer Wunschliste stand: Kühlschrank, Fernseher und einen Gasherd für ihre Dreizimmerwohnung im Slum von Fortaleza im Nord-Osten Brasiliens.

Brasilien ist für die Food-Industrie so etwas wie die Teststrecke für den globalen Süden.[259] Besonders im Nordosten herrschen Bedingungen, wie sie auch in Indien, Asien und Afrika anzutreffen sind. Prekäre Lebensverhältnisse, Armut, Bildungsferne und viele junge Leute, die nach oben streben in die Welt der Besserverdienenden. Wer hier seine Produkte verkaufen kann, der kann sie überall im globalen Süden auf den Markt bringen. Und so ähneln sich denn auch die Strategien, mit denen die Großen der Ernährungsindustrie versuchen, die Kundschaft in den Schwellen- und Entwicklungsländern anzusprechen.

Ein Grund, warum Nestlé und andere Ernährungskonzerne sich auf die Märkte des Südens verlegen, liegt in ihrer Dynamik durch wachsende Bevölkerung, überwiegend junge Käuferschichten und steigenden Wohlstand. Mitte des Jahrhunderts werden mehr als 90 Prozent der Weltbevölkerung südlich des Äquators leben. Die interessanten Märkte für die Lebensmittelindustrie bewegen sich weg von den Wohlhabenden hin zu den Armen der Welt. Der zweite Grund für den Weg in den globalen Süden sind die Investoren. Sie waren unzufrieden mit der Rendite ihrer Anlagen und drängten die Vorstände, die Eroberung des globalen Südens voranzutreiben.[260]

Turbo-Wachstum im globalen Süden

Der größte Zuwachs an Kundschaft ist in Afrika zu erwarten. Auch Indien gehört zu den Wachstumsmärkten. Der Subkontinent könnte bis zur Mitte des Jahrhunderts mit einer Bevölkerung von mehr als 1,5 Milliarden selbst China überflügeln. Im Zentrum des Wachstums stehen die Städte. Ihre Bevölkerung wird sich in Asien bis 2030 von 1,3 auf 2,6 Milliarden Bewohner verdoppeln. In Afrika wird sie sich sogar verdreifachen, wenn auch auf niedrigerem Niveau von 290 Millionen auf 740 Millionen. In Lateinamerika und der Karibik könnte der Schub schwächer ausfallen, aber mit einer Verdopplung immer noch massiv sein.[261]

Die Städte, so die Prognosen, werden nahezu explodieren, vor allem durch Menschen, die vom Land flüchten. Weil dort der fruchtbare Boden knapp wird, weil zu viele Kinder in den kleinbäuerlichen Wirtschaften kein Auskommen finden werden. Und weil Landraub durch internationale Konzerne und nationale Eliten vielen Bauernfamilien den Boden und damit ihre Existenz unter dem Pflug entziehen. Hinzu kommen Glaubens- und Bürgerkriege, die Gewalt und Unsicherheit säen. Und nicht zuletzt wird der Klimawandel mit Dürren, Überschwemmungen und Heuschreckenschwärmen von biblischem Ausmaß wie 2020 in Ostafrika die Menschen vertreiben. Auffangbecken dieser ländlichen Völkerwanderung werden Slums und Schattenstädte sein, Armensiedlungen, wie sie heute schon an den Stadträndern im globalen Süden zum Alltag gehören. In Afrika südlich der Sahara leben derzeit schon 72 Prozent der Stadtbevölkerung in Armut. In Südasien leben 59 Prozent der Städter in Slums. In Nordafrika, Südamerika und Ostasien sieht es etwas besser aus, aber auch hier lebt noch mehr als ein Viertel der Einwohner im Elend. Tendenz weiter steigend. Und genau hier ist das Zielgebiet der globalen Nahrungskonzerne.

Bei der gegenwärtigen Wachstumsgeschwindigkeit wird der Fast-Food-Konsum in den armen Ländern den der reichen in weniger als 30 Jahren überflügeln.[262] Das Wachstum liegt bei zehn Prozent pro Jahr. Damit erobert die Industrienahrung die Herzen der Kundschaft deutlich schneller als früher im Mutterland der Fast-Food-Welle in den Vereinigten Staaten von Amerika. Allerdings mit erheblichen regionalen Unterschieden. Nimmt man den Durst auf Softdrinks als Maßstab, dann liegen Vietnam und Indien mit 100 Prozent Zuwachs an der Spitze, gefolgt von Ägypten, China, Tunesien, Kamerun und Marokko mit je 50 Prozent.[263] Diese Wachstumsraten stellen alles in den Schatten, was die Industrienationen vorexerziert haben. Die größten Stücke am Umsatz teilen sich Nestlé, PepsiCo und Kraft.[264]

Druck der Finanzmärkte

Damit erfüllt sich in den 2010er Jahren das, was die Investoren seit Mitte der 1980er Jahre forderten: Wachstum. Denn das war in den angestammten Märkten wie den USA auf magere 1 bis 2 Prozent geschrumpft. Zu wenig für Wallstreet.[265] Die Investoren verlangten nach mehr. Und da die Industrienationen schon hinlänglich bedient waren, blieben als Wachstumsmärkte nur noch die Schwellen- und Entwick-

lungsländer. Nicht nur durch Exporte, sondern über Direkt-Investitionen, nahe beim Zielpublikum, sollte der Absatz gesteigert werden.
Die Produktion vor Ort versprach wesentlich bessere Gewinne als das aufwendige Verschiffen von einem Kontinent zum anderen. Investitionen in lokale Fabriken machten aufwendige Transporte überflüssig und senkten die Lohnkosten auf das Niveau der Empfängerländer. Darüber hinaus versprach das einheimische Personal wertvolle Erfahrungen einzubringen über Geschmack und Vorlieben ihrer Mitbürger, über Wünsche und Träume der neuen Kundschaft. Was von den Konzernküchen angerichtet wurde und wie es unter das Volk gebracht werden sollte, konnte so Land für Land passgenau zugeschnitten werden. All das versprach den Shareholder-Value zu steigern und die Laune der Investoren zu heben.

Das bis in die 1990er Jahre geltende Dogma, dass sich Fast Food und Fertiggerichte vor allem in Ländern mit höherem Einkommen verkaufen lassen, widerlegt sich im globalen Süden. Armut wird dort nahezu sexy für das Food-Marketing. Denn Snacks und »Ready to eat«-Angebote laufen besonders gut in den Vierteln mit geringen Einkommen. Und Armut bleibt in den Ländern des Südens als Folge mangelnden wirtschaftlichen Aufschwungs und rapiden Bevölkerungswachstums garantiert.[266] Wachstum auf diesen Märkten gilt als sicher. Allerdings nicht automatisch.

Mit großen Versprechen, hochemotionaler Werbung und Dumpingpreisen werden die unteren Einkommensschichten in die Welt der Food-Konzerne gelockt. Das Versprechen, mit weniger Haushaltsgeld mehr als bisher einkaufen zu können, überzeugt die Kundschaft und schlägt sich in den Bilanzen der Konzerne nieder.

Während die Nahrungsmittelindustrie weltweit mit nur fünf Prozent pro Jahr wächst, erreicht das Wachstum in den Schwellen- und Entwicklungsländern ein Vielfaches davon.[267] Der Schlüssel zu diesen Erfolgszahlen liegt im Prinzip »Ausländischer Direktinvestitionen«. Und die wiederum sind die Folge von absoluten Standortvorteilen: geringe Steuern, billige Arbeit, ein positives Investitionsklima und ein direkter und damit kurzer Draht zu Politik und Verwaltung.

Fast-Food-Kolonialismus

Welches Land bei diesen »Ausländischen Direktinvestitionen« zum Zuge kommt, entscheiden vor allem die amerikanischen Konzerne. Und dies nicht nach ihrem Bauchgefühl, sondern strategisch, nach den Zahlen, die in sogenannten Country-Profilen zusammengetragen werden. Sie werden zusammengestellt von der amerikanischen Food Export Association of the Midwest USA und der Food Export USA-Northeast. Beide vertreten die Exportinteressen der 23 US-Agrar-Exportstaaten. Sie durchleuchten die möglichen Kandidaten für amerikanische Direktinvestitionen auf Herz und Nieren, listen ihre Vorteile und Beschränkungen auf und beschreiben, was im Interesse des Investors im Land noch zu regeln wäre. Wie nationales Recht und Infrastruktur angepasst werden müssen, um einen wirklich guten Deal zu garantieren. Sie entwickeln die Schlachtpläne, mit denen amerikanische Unternehmen neue Märkte erobern.[268]

Einer der aussichtsreichsten Kandidaten war zu Beginn der großen Expansion in den 1990er Jahren der US-amerikanische Nachbar Mexiko. Das Land bot nicht nur einen brillanten Absatzmarkt für Fast Food, sondern auch eine strategische Rampe für Exporte in den Rest der Welt. Die wirtschaftliche Eroberung der Lebensmittelmärkte Mexikos begann mit dem Beschluss über die *North American Free Trade Area* (NAFTA), einem Freihandelsabkommen, das 1994 zwischen USA, Kanada und Mexiko geschlossen wurde.

Die Folgen des Vertrages für Mexiko lassen sich historisch gesehen am besten mit der Landnahme durch die spanischen Eroberer im 16 Jahrhundert vergleichen. Die spanische Kolonialisierung des Reichs der bis dahin herrschenden Azteken wischte in kurzer Zeit nationale Traditionen und Kulturen vom Tisch, übernahm den Handel und schaffte die Gewinne außer Landes. Die Eroberung der mexikanischen Lebensmittelmärkte durch das Prinzip »Ausländischer Direktinvestition« trägt ähnliche Züge.

Die Übernahme des mexikanischen Binnenmarktes wurde durch Importe aus den USA vorbereitet. Die Verkaufszahlen für vorgefertigte US-Produkte stiegen nach 1995 um zwölf Prozent pro Jahr. Unter dem Strich entwickelte sich Mexiko zum zweitgrößten Fast-Food-Exportmarkt für die USA.[269] Vor allem mit vorgefertigten Milchprodukten, Snacks, Schokolade, Süßwaren, Sirups und Süßmitteln. Mehr als 40 Prozent der Umsätze liefen über die Supermärkte.[270] Die übernahmen nach Abschluss des Freihandelsabkommens einen wesentlichen Teil des Handels. Seither sind ihre Filialen im Land wie Pilze aus dem Boden geschossen. Ihre Zahl stieg von 700 auf mehr als 5700 Märkte im Jahr 2005.[271]

Die Importe wurden bald ergänzt durch das, was im Land selbst in den neu errichteten Fast-Food-Fabriken vom Band lief. Aber das war nicht nur für die Mexikaner bestimmt. Mexiko mit seinen niedrigen Produktionskosten sollte der strategische Vorposten werden, von dem aus andere Länder des globalen Südens mit hoch verarbeiteten Nahrungsmitteln »kolonialisiert« werden konnten.

Die dafür notwendigen Fabriken, Lagerhallen, Straßen und Häfen wuchsen mit Hilfe von ausländischen Direktinvestitionen. Die Finanzkraft, die dafür in Bewegung gesetzt wurde, war gewaltig. So stiegen nach Abschluss des NAFTA-Vertrages die Investitionen US-amerikanischer Konzerne in Mexiko um das 25-Fache im Vergleich zur Zeit vor NAFTA.[272] Hinter diesem Investitionsboom standen vor allem die Big Five der Fast-Food- und Süßgetränke-Industrie: PepsiCo, Nestlé, Unilever, Danone und Kellogg's. Durch sie wuchs der Umsatz mit Industrienahrung im Land auf 124 Milliarden US-Dollar (2012). Mexiko wurde über Nacht zu einem der bedeutendsten Produzenten von Fertigprodukten weltweit.[273]

Dieser Erfolg gründete nicht nur auf den niedrigen Produktionskosten, sie lagen in Mexiko um 14 Prozent unter denen der USA. Er beruhte auch auf dem besonderen Verhandlungseifer der mexikanischen Regierung. Sie schloss in der Folge von NAFTA zwölf weitere Freihandelsabkommen mit 44 Staaten und 28 Abkommen zur Förderung und zum Schutz von Investoren ab.[274] Und öffnete so für die mexikanischen Produktionsstätten der Konzerne den direkten Zugang zu den neuen Märkten. Ein Erfolg, der nach Auffassung der Weltbank nicht zuletzt dem Lobbying der Ernährungskonzerne zuzuschreiben ist.[275]

Erosion der Esskultur

Für die Gesundheit der mexikanischen Bevölkerung war NAFTA ein Desaster. Der freie Handel überflutete sie mit Kalorien. Die Hälfte davon verbarg sich in sogenannten »Erfrischungsgetränken«. Allein bei den Cola-Getränken stieg die Anzahl von 270 Flaschen pro Kopf und Jahr (1992) auf mehr als 480 im Jahr 2002. Damit trank ein Mexikaner im Schnitt 300 Liter Softdrinks im Jahr.[276] Die Folgen von Nafta für die nationale Esskultur recherchierte die Journalistin Astrid Viciano 2017 vor Ort für die Süddeutsche Zeitung.[277] Sie wurde Zeugin eines Wandels, der selbst vor den heiligsten Ritualen des Landes nicht Halt machte. Sie schildert die bemerkenswerte Hochzeit von Marisela Matienzo und Carlos Muñoz. Als erstes Paar in Mexiko gaben sie sich das Jawort in einer McDonald's-Filiale. Und ihr Hochzeitsbuffet zeigte, welchen hohen Rang Fast Food im kulturellen Gefüge des Landes schon erobert hatte. Die Krönung: Big Macs, Chicken Nuggets und Pommes bis zum Abwinken. Ein Wandel, der durchschlug bis in den Familienalltag des zwölfjährigen Luis Ángel in Mexiko-Stadt, der jedes Wochenende mit seinen Großeltern zu McDonald's ging, um dort das Kindermenü namens *Cajita Feliz* mit 637 Kalorien zu vertilgen. Und dazu noch von den glücklichen Großeltern mit Donuts, Schokolade und Pfannkuchen verwöhnt wurde.[278] So wuchs ihr »Gordito«, ihr Dickerchen, heran und dürfte heute zu den vielen Kindern im Land zählen, deren Gesundheit unter ihrem Gewicht zunehmend Schaden nimmt.

Ein Drittel der mexikanischen Kinder und Jugendlichen ist nicht nur zu dick, sondern bereits in einem chronischen Stadium der Fettleibigkeit.[279] Ein Befund, der sich mit steigendem Alter nicht verbessert. So leiden zwei Drittel der mexikanischen Frauen unter massivem Übergewicht.[280] Obwohl Mexiko 2016 wegen der dramatisch steigenden Zahlen an Übergewichtigen den nationalen Notstand ausrief, stellte das Kinderhilfswerk der Vereinten Nationen im März 2020 fest, dass Mexiko beim Konsum industrieller Nahrung in Lateinamerika mittlerweile einen absoluten Spitzenplatz einnimmt.[281]

Auch die Bauern stehen auf der Verliererseite. Was nach NAFTA für sie auf beiden Seiten der Grenze entstand, war ein zunehmender Konkurrenzdruck. Die Devise, der sie folgen sollten, war für Karen Hansen-Kuhn, Direktorin am Institute for Agriculture & Trade Policy, Washington: »Get big or get out.« Aber die meisten Bauern konnten dem »Get big« nicht folgen, weil sie weder Geld noch Land oder die unternehmerischen Fähigkeiten besaßen. Und so blieb für die, die bis dahin für die lokalen Märkte gesät und geerntet hatten, nur das »Get out«. Zwei Millionen mexikanische Kleinbauern verloren ihre Existenz. Vielen blieb nur die Flucht in die Slums von Mexiko-Stadt. In der Folge stieg die Armut im Land um mehr als 50 Prozent.[282]

Die schwerwiegendste Folge des Freihandelsabkommens mit den USA war, dass Mexiko seine Ernährungsautonomie verlor und die Hälfte seiner Nahrungsmittel importieren musste. Für Laura Carlsen, Direktorin am Center for International Policy in Mexikos Hauptstadt ist es ein Lehrstück für das, was mit freiem Handel nach amerikanischem Muster gemeint ist. »Da hast Du ein Land, das praktisch Selbstversorger war bei Mais, und nun – nach NAFTA – hängt es von Importen ab, um sich selbst ernähren zu können.«[283]

Mexiko ist kein Einzelfall, sondern nur das erste Testfeld, auf dem sich zeigte, was durch die internationalen Freihandelsabkommen angerichtet wurde. Sie forcierten den Umbau der globalen Nahrungsketten und die Erosion der nationalen Esskultur. Das einzige Plus, das die Statistik über die Folgen der Freihandelsabkommen mit den USA verlässlich auswirft, ist ein Plus beim Konsum von Softdrinks: Und dieses Plus liegt bei 63 Prozent.[284] Egal, ob die Kundschaft schreiben und lesen kann oder nicht.

Cooking Caravans

Auch in Ländern, wo Lesen und Schreiben nicht zu den Selbstverständlichkeiten gehören, nimmt die Food-Industrie ihre Chancen wahr. Der Weltbildungsbericht 2013/14 der UNESCO zählt 781 Millionen Analphabeten weltweit. Rund 500 Millionen konzentrieren sich in nur zehn Ländern, allein die Hälfte davon in Indien. Frauen machen knapp zwei Drittel der Analphabeten weltweit aus.[285] Geschriebenes wirkt hier wenig. Deshalb setzen die Konzerne auf andere Methoden: Propagandisten, die über Land fahren. So wie die *Cooking Caravans* von Maggi in Afrika. Ob in Kamerun, Elfenbeinküste oder Nigeria, überall durchkreuzen sie das Land als strategische Türöffner für die industrielle Esskultur. Erkennen kann man dies allerdings erst im Nachhinein, denn während sie touren, geben die *Cooking Caravans* den nachbarschaftlichen Aufklärer. Mit ihren Themen wie ausgewogene Ernährung, Mikro-Nährstoff-Defizite und Küchenhygiene sind sie über jeden Verdacht erhaben.[286]

Die *Cooking Caravans*, so Maarten Geraets, Managerin von Maggi für Zentral- und Westafrika, seien ihr direkter Draht zur Kundschaft »face-to-face«. In der Hoffnung, dass Maggi so als Marke, der man vertrauen kann, gestärkt wird.[287] Unterstützt werden die Maggi-Karawanen im Netz durch eine animierende Telenovela auf YouTube. Unter dem Label »Yelo Pèppè« feiern die Protagonisten – in der Anmutung von Jugend, Sex und City und im Ambiente der oberen Mittelklasse – Kochpartys am laufenden Band, die dem Kochwürfel einen Mehrwert verleihen, den er beim bloßen Hinsehen nicht entfalten würde, eine magische Aura.[288] Und verspricht seinen Nutzerinnen mit Hilfe von länderspezifischen Werbespots Lebensglück, wie sie es sich schon immer gewünscht haben. »Mit Maggi strahlt jede Frau wie ein Stern«, verkündet die Werbung in Guinea-Bissau. »Koch mit Maggi, dann will er keine Zweitfrau mehr«, verspricht sie im Senegal.[289]

Auch wenn die Piste mit Schlaglöchern übersät, zur Regenzeit verschlammt und zur Trockenzeit mit Staubwolken überzogen ist, der Maggi-Lieferant findet immer seinen Weg. Auch der kleinste Tante-Emma-Laden im entferntesten Urwald wird versorgt. Notfalls werden Lastenmopeds auf den Weg geschickt. So gelangen Maggi-Produkte in Westafrika bis in den letzten Winkel des Landes.

Seit 1959 verkauft Maggi seine Würfel in Afrika. In sieben Fabriken laufen sie vom Band. Je nach Land schmecken sie nach Rind, Huhn, Shrimps oder sind Halal, mit und ohne Fett. In Guinea-Bissau heißt der Würfel »Gusto«, im Senegal »corrige Madame«. Auch bei hohen Temperaturen hält der Brühwürfel Form und Farbe und er ist oft das einzig erschwingliche westliche Produkt auf dem Markt.[290] Weltweit stieg der Umsatz 2018 um drei Prozent, in den sogenannten »Emerging Markets«, und dazu zählen auch die Länder Afrikas, jedoch um mehr als das Doppelte.[291] Ob in Nigeria, Ghana oder Mali – jeder Dritte Einwohner konsumiert täglich einen Maggiwürfel, als Statussymbol.[292]

Auch der Konzern Unilever ringt um seinen Anteil am Brühwürfelmarkt in Afrika. In Kenia sollen Kochshows den Verkauf voranbringen, bei denen vor allem eins im Vordergrund steht, die Fertiggewürzmischungen der Unilever-Marke Royco.

In Indonesien wird der Werbefeldzug für Royco direkt an der Küchenfront geführt. Zielgruppen: Hausfrauen, die in Kochkursen lernen, wie sie mit Royco ihre Kinder preiswert und attraktiv bekochen können. Alles mit dem ehrenwerten Ziel, Unterernährung aus dem Land zu vertreiben.[293]

PPP – Popularly Positioned Products[294]

Während die Würfelstrategie nur den Boden für die Industrialisierung der Esskultur bereitet, versucht die Strategie der *Popularly Positioned Products*, genannt PPP, die Esslandschaft tiefergehend umzupflügen. Sie bringt Produkte hervor, die nicht nur massentauglich sind, sondern auf breiter Front die Esskultur des industriellen Nordens im globalen Süden verankern sollen. Der Weg dahin ist so einfach wie genial. Er beginnt bei dem Problem, das dem Massenabsatz der Industrienahrung am meisten im Wege steht, dem Preis. Er muss der Kundschaft angemessen sein. Also möglichst niedrig im Falle der Länder mit niedrigen Löhnen. Und wenn das in den vorhandenen Packungsgrößen nicht möglich ist, dann muss man die Packung eben so weit verkleinern, bis sie für die Kundschaft erschwinglich wird.

Erfunden wurde die Strategie im Nordosten Brasiliens, in Städten wie Fortaleza, in der Celene da Silva ihren Verkaufswagen durch die Gassen der Favelas schiebt. Auf die Idee kam ein findiger Waschmittelverkäufer. Der sah, dass es den Frauen in den Armenvierteln schwerfiel, das Geld für eine ganze Packung Waschmittel zusammenzubringen. Was machte er? Er füllte die große Packung in viele kleine um und verkaufte sie in kleinen Plastiktüten als Pfennigartikel, die sich die Frauen beim Waschen an den Gürtel stecken konnten.[295] Das Modell funktionierte und trat kopiert von Marketingabteilungen der Food-Konzerne seinen Siegeszug im globalen Süden an.

Auch Nestlé nutzt diese Minimierungsstrategie, um den Markt der Armen zu erschließen.[296] Mit »PPPs« sollten die drei Milliarden Menschen angesprochen werden, die bisher noch nicht von der Markenwelt des Konzerns erreicht wurden. Die auf Märkten und in Basaren ihre Einkäufe machen, wo Marken bisher keine Rolle spielen. Der Weg zu den Konzernangeboten sollte ihnen über den Preis geöffnet werden. Aber der Preis reicht nicht allein, um die Armen in die Welt der industriellen Lebensmittel einzuführen. Als hilfreich erwiesen sich offensichtlich auch Köder, die Zusatznutzen versprachen. Neben immateriellen geht es um gesundheitliche Vorteile, wie im Fall von *Milo Choco Blazz*, einem Schoko-Snack, der in Indonesien im Jahr 2011 für 12 US-Cent auf den Markt gebracht wurde. Die Werbung pries ihn als Symbol eines Lebens, das von Spaß, Sport und Jugend erfüllt ist. Dies mit Erfolg. Trotz des geringen Preises erwies sich *Milo Choco Blazz* als äußerst lukrativ für das Unternehmen. Die PPP-Strategie hat sich ausgezahlt. Sie zählt zu den Segmenten mit dem schnellsten Wachstum. Die PPP-Umsätze trugen 2017 mit rund 14 Prozent zum Konzernumsatz bei und wuchsen im Vergleich zu 2009 um 55 Prozent.[297]

Aufwertung durch Anreicherung

Aufwerten durch Anreichern gehört mittlerweile zum Standard der Industrie. Es geht darum, Produkte aus der Gewöhnlichkeit der Industrienahrung herauszuheben und mit der Aura eines Heilmittels zu versehen. Die Aufwertung geht über Stoffe, an denen es tatsächlich oder vorgeblich in der Ernährung der Zielländer mangelt. Im Fokus stehen die »Big 4« unter den Mangelnährstoffen. Im Narrativ der Konzerne sind dies Eisen, Jod, Zink und Vitamin A.[298] Wobei die Werbebotschaft je nach Land unterschiedlich ausfällt.

In Indonesien mangelt es, nach Nestlé-Darstellung, vor allem an Eisen und Vitamin A. Mehr als ein Drittel der Bevölkerung, darunter hauptsächlich Schulkinder und Schwangere, verzehren demnach weniger als die Hälfte der täglich empfohlenen Menge.[299] Dem Mangel wird nun mit unterschiedlichen Produkten Abhilfe geschaffen. Eines trägt den bereits genannten Namen *Milo Choco Blazz*. Auch wenn dies vordergründig nichts als ein banaler Snack ist, so erhält er doch durch seinen Zusatz an Eisen eine neue Qualität als Produkt im Interesse der Volksgesundheit. Mit *Koko Krunch* schickt der Konzern ein weiteres Erzeugnis ins Rennen, das neben Eisen auch noch acht Vitamine sowie Calcium und einen Vollkornanteil enthalten soll. Abgerundet wird die Palette mit *Ideal Dancow*, einem Pulver, das ebenfalls mit Eisenzugabe, zusätzlichem Calcium und Proteinen beworben wird.[300]

Mittlerweile gelangen mehr als 80 Prozent der »Arme-Leute-Produkte« von Nestlé mit einem oder mehreren dieser heilversprechenden Zusätze in den Markt. Auch der Maggi-Würfel, den Nestlé in West- und Zentralafrika vertreibt, gehört dazu. Auch sein Zusatz heißt Eisen. Was den Umsatz anbetrifft, eine kluge Strategie: 2011 erreichte dieser in Afrika 75 Millionen Würfel, pro Tag.[301]

Die Strategie, populäre Produkte mit zusätzlichem ernährungsphysiologischem Mehrwert aufzuladen, ist mehr als eine Werbestrategie. Sie ist auch gut für das Image des Unternehmens auf dem politischen Parkett. Sie signalisiert gesundheitliche Verantwortung und öffnet damit den Zugang zu den politischen Schaltstellen der Verkaufsregion.

Allerdings, wie diese Zusatzstoffe auf lange Sicht auf die Gesundheit der Kundschaft wirken, scheint bisher ungeklärt. Fikiru Dasa vom Ethiopian Institute of Agricultural Research beklagt das Fehlen von Langzeitstudien, obwohl es gesundheitliche Risiken für bestimmte Bevölkerungsgruppen gebe.[302] Was ihn besonders empört, ist, dass zu Eisen, obwohl dies einer der häufigsten Zusätze in sogenannten *Fortified Foods* sei, bisher keinerlei Risikostudien vorlägen.

Superwachstum der Supermärkte

Auch wenn das Haustürgeschäft der Türöffner für die industrielle Ernährung ist, das Geschäft im Großen machen die Supermärkte. Die weiten sich zunehmend aus, auch in die Quartiere der Ärmeren hinein. Und sie haben Erfolg, wenn ihr Angebot zum Geldbeutel der Kundschaft passt.[303]

Besonders schnell breiten sich die Supermärkte in Asien aus.[304] Für die traditionellen Händler ist das ein Albtraum, wie für Nirmal, der einen Kiosk in der Bazaar Street in Bangalore betreibt. Dessen Kampf ums Überleben porträtierte 2015 die entwicklungskritische Organisation GRAIN.[305] Wer seinen Kiosk betritt, steht in einer unübersehbaren Vielfalt von Ölen jedweder Herkunft für jeden Bedarf. Doch die könnten bald niemanden mehr interessieren. Ein Supermarkt, der unweit seiner Verkaufsbude eröffnet hat, droht ihm die Kindschaft wegzunehmen. Aus Angst, von den Großen untergebuttert zu werden, hat Nirmal eine Bürgerinitiative gegründet. Er fürchtet nicht nur um seine Existenz, sondern auch um die der Bauern, deren Öl er hier verkauft. Und er sorgt sich um seine Kundschaft, häufig Tagelöhner, die sich zum Kochen nur billiges Öl leisten können. Bei fünf Rupien (0,05 Euro) sei für sie die Schmerzgrenze erreicht, erklärt der Händler. Und zu diesem Preis hätten die Supermärkte nichts zu bieten.[306]

Gemeinsam mit 200 anderen Kioskbetreibern wehrt er sich dagegen, was einen Kilometer weiter schon im Bau ist: ein Geschäftszentrum, in dem all das angepriesen wird, was die Food-Konzerne im Köcher haben. Es wird ihm einen Teil seiner Einnahmen wegnehmen, fürchtet er. Wovon soll er dann seine Kinder ernähren? Einen Job im Supermarkt, nein, daran glaubt er nicht. Soviel er weiß, stellen die nur wenige Kräfte ein und natürlich so billig und so jung wie möglich. Und da, ist er sicher, schneidet ein Händler seines Alters schlecht ab.

Gegen die Food-Revolution, wie sie die großen Handelsketten in Asien in Bewegung setzen, können weder die Kleinhändler in der Bazaar Street in Bangalore noch in anderen Städten Asiens etwas ausrichten. Asien steht deshalb bei den Investoren der Food-Industrie ganz oben auf ihrer Liste. Der große Treiber ist nach wie vor die Liberalisierung der Märkte. In China schossen nach dem Beitritt des Landes zur Welthandelsorganisation WTO 2004 Supermärkte wie Pilze aus dem Boden. Mit 30 bis 40 Prozent Zuwachs pro Jahr.[307] In Indien stieg die Zahl zwischen 2004 und 2012 von 200 auf 3000. In Indonesien lag der Zuwachs zwischen 2007 und 2011 bei jährlich 2000 neuen Märkten.[308] Über die Folgen für einheimische Bauern und Händler schweigt die Statistik.

Die Expansion der Handelsketten hat seit 2015 ein vertragliches Rückgrat in Asien. Es ist der Vertrag über die *Asean Economic Community* (AEC). Er zwingt alle Staaten Südostasiens unter die Prinzipien des freien Handels. In der Folge weitete die thailändische Supermarktkette Siam Makro ihren Machtbereich in Asien deutlich aus, baute neue Märkte und Lager an der Grenze zu Kambodscha. Ihr Ziel ist der Markt in China, aber auch Indien, Pakistan und Indonesien stehen auf ihrem Programm. Mit den schon bekannten Konsequenzen. Wo die Supermärkte am schnellsten Land gewinnen, weitet sich auch die Fettleibigkeit unter den Anwohnern am stärksten aus.[309]

Der einzige Bereich der Nahrungskette im globalen Süden, der heute noch nicht von den Supermärkten beherrscht wird, ist der Markt für Obst und Gemüse. Hier dominieren noch die Kleinbauern und -händler, denen Handelsklassen, Liefertermine, Hygienevorschriften, das Regelwerk der großen Ketten fremd sind. Doch auch dieses Segment droht von den Supermärkten kassiert zu werden. Vertikale Integration heißt das Zauberwort. Mit vertikaler Integration werden die Bauern in feste Verträge mit den Handelsketten eingebunden. Womit Stück für Stück die noch verbliebene regionale Ernährungs-Souveränität an internationale Konzerne abgetreten wird.[310]

Attacke, die Strategie der Werbeindustrie

Unterstützt und angefeuert wird die Veränderung der Ernährungsgewohnheiten im globalen Süden durch eine kraftvolle Werbeindustrie. Sie stellt in den neuen Märkten etwas her, was für den Verkaufserfolg der Food-Industrie entscheidend ist: Markenbewusstsein und ein Konsumklima, das immer neue Wünsche wachsen lässt. Im Fadenkreuz der Werbestrategen stehen vorrangig zwei Gruppen: die Armen, weil sie die Mehrheit ausmachen, und die Jungen, weil sie die Zukunft des Konsums bestimmen.[311]

Für die Marketingagenturen gilt: Werbung schafft Aufmerksamkeit, Aufmerksamkeit schafft Wünsche, Wünsche schaffen Nachfrage. Ihre globale Devise heißt: klotzen statt kleckern. Zwischen 1980 und 2004 erhöhten die Food-Konzerne ihre Ausgaben für Werbung von 216 auf

512 Milliarden US-Dollar. Im Zentrum stehen hoch verarbeitete Lebensmittel. So schätzen David Stuckler und Mitarbeiter in ihrer Studie »Manufacturing Epidemics« die Marge, die Coca-Cola bei Softdrinks erzielt, auf ein Drittel des Verkaufspreises.[312] Softdrinks abzufüllen gehört nach seiner Rechnung zu den profitabelsten industriellen Aktivitäten überhaupt. Kein Wunder also, dass sie am stärksten beworben werden.[313] Dies besonders in Entwicklungsländern, wo das Publikum weit stärker auf Werbeversprechen reagiert als in den überfütterten Industrienationen.

Im Schlachtplan der Food-Industrie bereiten Fernsehen und Smartphone den Boden, auf dem die große Verdrängungsschlacht gegen die nationalen Esskulturen ausgetragen wird. In allen Staaten, in denen Fast Food und hoch verarbeitete Industrieprodukte im Angebot sind, schießt sich die Werbung für schnelles Essen und süßes Trinken vorrangig auf Kinder und Jugendliche ein. So zum Beispiel in Thailand, wo der Werbewirtschaft keine Beschränkungen auferlegt sind. Hier stehen vor allem Teenager im Zentrum. Sie werden über alle Kanäle wie Sport, Musik, Filme, Internet und Give-aways von der Fast-Food-Industrie ins Visier genommen.

Kein Tag vergeht, ohne dass mehrere Werbesalven auf Jugendliche abgefeuert werden, stellt die Weltbank in ihrem Bericht 2020 fest.[314] Und liefert dazu verstörende Zahlen. Selbst die Kleinkinder in den Jahrgängen zwischen zwei und elf Jahren sind nicht tabu. In den Vereinigten Staaten zielen rund 13 Werbeclips täglich auf die Jüngsten der Nation. Für die 12- bis 17-Jährigen sind es 16,5 Spots, die ihnen Tag für Tag sagen, was beim Essen und Trinken hipp sein soll. Eine internationale Studie über die Fernsehwerbung in 22 Staaten stellt fest, dass der Kundschaft viermal mehr Spots über ungesundes Essen serviert wird als über gesundes. In der Primetime für Kinderprogramme waren es noch einmal ein Drittel mehr.

Die Rolle des Fernsehens übernehmen seit der Jahrtausendwende zunehmend Online-Medien. Nach Feststellung der Weltbank gab es auch dort eine Explosion der Werbespots, die sich vor allen an junge Nutzer wenden. Auch hier im Mittelpunkt Frühstücksflocken, Softdrinks, Süßigkeiten, salzige Snacks und Fertiggerichte. Alles Produkte mit überbordender Kaloriendichte und signifikanter Armut an gesunden Nährstoffen. Alle deutlich über den empfohlenen Grenzwerten, die die Weltgesundheitsorganisation für eine gesunde Ernährung verlangt. Was in den Industrieländern sichtbar wird, ist auch im globalen Süden nicht zu übersehen. So auch in Thailand, einem Land, dass für die zarte Erscheinung seiner Bewohner bekannt ist. In den Straßen von Bangkok plagen sich immer mehr Kinder und Jugendliche mit unübersehbaren Fettwülsten durchs Leben.[315]

Betroffen sind auch Gruppen, bei denen man das Problem nicht erwarten würde, wie die buddhistischen Mönche. Obwohl sie sich aus religiösen Gründen verpflichtet haben, nur von Almosen zu leben, werden sie Opfer der globalen Fehlernährung. Denn ihre Schalen, mit denen sie um das tägliche Essen bitten, füllen sich schon seit Jahren immer mehr mit Chips, Snacks und Fertiggerichten.[316] Die Klöster Thailands klagen über immer mehr übergewichtiges Personal. Schon 2006 kam eine Untersuchung von Mönchen in Bangkok zu dem Schluss, dass mehr als ein Drittel gesundheitlich angegriffen war. 2018 stellte die Chulalongkorn Universität Bangkok fest, dass etwa die Hälfte der Mönche mit zu hohen Blutfettwerten, überhöhtem Blutdruck und Diabetes zu kämpfen hatte. Die Ursache: chronische Fettleibigkeit.

In der Wahrnehmung der Food-Industrie existiert dieses Thema nicht. Ihre Werbespots auch im globalen Süden spielen in anderen Welten. In Schlaraffenländern, in denen unbegrenztes Essen und Trinken, unbegrenzter Spaß, coole Begegnungen und aufregende Erlebnisse garantiert sind für alle, die der Konsumempfehlung der Fast-Food-Konzerne folgen. Wie das dann aussieht, hat der Journalist Thomas Kruchem in Südafrika erlebt.[317] Der Ausflug in die Werbevideowelt führt in eine Arena wilder Abenteuer, die die jugendlichen Hauptdarsteller zu bestehen haben. Als Belohnung für ihren Einsatz winkt ein Glücklichmacher.[318] Bei Lichte besehen nichts anderes als ein bunter Plastikbecher mit dem Aufruck »Yo Jelly«, ein Gemisch aus Joghurt und farbigem Gelee. Ein Produkt des französischen Konzerns Danone. Andere Spots zeigen tanzende, singende Kinder, die von ihrer Super-Nanny von der

Schule abgeholt werden und als Belohnung ein Sixpak *Yo Jelly* vertilgen dürfen, mit noch mehr Spaß und Heiterkeit. Wer *Yo Jelly* hat, ist immer in guter Gesellschaft, lustig, sportlich, beneidenswert und jung. 30 Sekunden Illusion einer Welt, in der *Yo Jelly* die Währung des Vergnügens ist.[319]

In Südafrika ist das der mediale Werbealltag. Und nicht nur dort. Ein Zustand, den auch die Weltbank für unerträglich hält. Nicht ohne Grund wirft sie in ihrem Bericht »Health and Economic, Consequences of an Impending Global Challenge« die Frage auf, mit was für einer Art von Versagen wir in diesem Werbemarkt zu tun haben. Ihre Antwort: ein Versagen der Regierungen, die ihre jüngsten Mitbürger nicht vor den Attacken einer krankmachenden Industrie in Schutz nehmen, sondern sie ihnen wehrlos ausliefern.[320] Und wenn dieser Satz für die Industriestaaten gilt, dann erst recht für die Länder des globalen Südens.

Sponsoring, insbesondere von Sportveranstaltungen, gehört zu den Standards der Kundenwerbung in der Fast-Food-Industrie. Auch in Malaysia.[321] Sponsoring des Lebensunterhalts dagegen ist etwas Neues, Außergewöhnliches und kann bei Kundschaft und Medien mit garantierter Aufmerksamkeit rechnen. Die Aktion heißt »Salary for Life«. Die Idee für stammt aus der Werbezentrale von Nestlé. Wer mitmacht, hat die Chance, jeden Monat eine Art auskömmliche Rente zu bekommen, ohne dafür arbeiten zu müssen, und das bis ans Lebensende. Zweifellos ein Hingucker und Werbemagnet in einem Land, in dem Armut keine Unbekannte ist und von einer ausreichenden Altersversorgung nicht die Rede sein kann.[322]

Mitmachen kann jeder, der bei Nestlé einkauft, und zwar mindestens für 15 Malaysische Ringgit (ca. 3 Euro), und dazu noch eine einfache Frage beantwortet. Wer gewinnt, erhält dann rund 606 Euro monatlich, lebenslang, so verspricht es jedenfalls die Ausschreibung von »Salary for Life«.[323] Allerdings hält sich die Zahl der Begünstigten letztlich in Grenzen. Lebenslange Nutznießer können nur zwei Teilnehmer werden, für zehn weitere gilt das Versprechen nur für ein Jahr. Insgesamt, so der Konzern, sollen 560 Malaysier vom Wettbewerb profitieren, der von Februar bis April 2020 ausgeschrieben wurde. Drei Monate, in denen Nestlé mit einem Ansturm der Kundschaft rechnen durfte, mediale Beachtung inklusive. Auch wenn der Event 4 Millionen Malaysischer Ringgit kostet, wie der Konzern betont, wird er unter dem Strich kein Verlustgeschäft gewesen sein.

Ein weiteres Element, um auf sich aufmerksam zu machen und mediale und politische Beachtung zu erzielen, heißt: den Anschein gesellschaftlicher Verantwortung erwecken mit Aktionen, die Arbeitsplätze schaffen, Frauen neue Erwerbschancen erschließen, Kleinbauern eine Perspektive bieten und dabei helfen, Probleme der Menschen vor Ort zu lösen.

Wie dies in der Praxis aussieht, zeigt das Beispiel Danone in Ägypten, wo das Unternehmen mit lokalen Milchbauern kooperiert. Ein Leuchtturmprojekt des Konzerns. In einem Milchsammelzentrum können die Kleinbauern der Gegend täglich zweimal ihre Milch abliefern, aus größeren Entfernungen karrt sie ein Sammelwagen heran. Die Milchproduktion der Region und das Einkommen der Bauern konnte so um ein Vielfaches gesteigert werden. Gleichzeitig wurde die Rohstoffbasis für Danone in Ägypten gesichert. Der Konzern profitiert, poliert auf diese Weise sein Image auf und schafft »soziales Kapital«, das sich im Absatz von Danone-Produkten in den Supermärkten ebenso auszahlt wie in der Beachtung durch Presse, Politik und Verwaltung.

Auch Unilever macht mit einem solchen Projekt in Vietnam von sich reden. In Vietnam schuf der Konzern neue Jobs für 8000 Frauen. Sie bekamen einen Kleinkredit, mit dem sie Fahrräder kaufen konnten. Gefährte, die ihnen ein Leben als fliegende Händlerinnen ermöglichte. Ihr Job: Für Unilever über Land radeln und dort den Radius der Unilever-Produkte erweitern. Eine Win-Win-Situation für die Frauen und Unilever. Und als solche gelang es dem Projekt sogar, ins Handbuch der »Marketing Strategies at the Bottom of the Pyramid« vorzudringen.[324]

Double Burden – Quittung der Globalisierung

Die Eroberung des globalen Südens durch die Ernährungskonzerne des Nordens hat dramatische Konsequenzen für Gesundheit und Wohlergehen von mehr als zwei Milliarden Menschen. Die Weltbank unter-

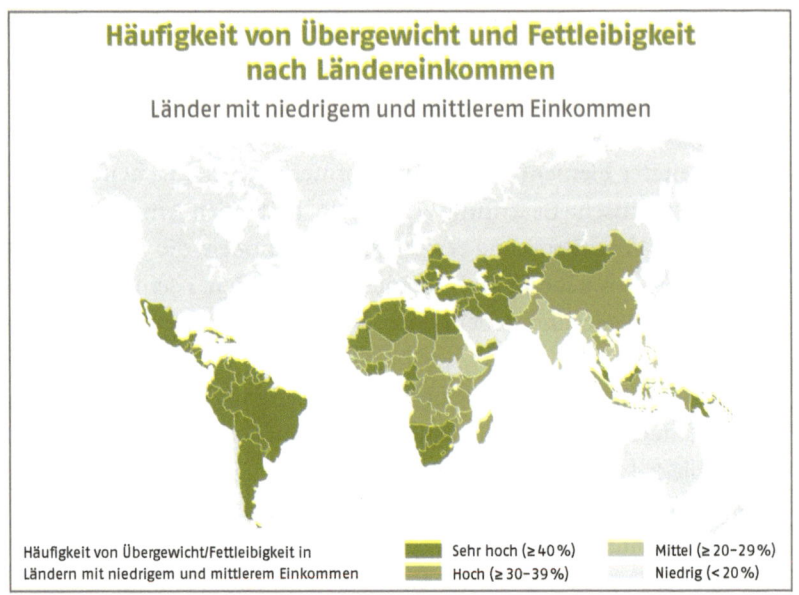

Häufigkeit von Übergewicht und Fettleibigkeit nach Ländereinkommen

Länder mit niedrigem und mittlerem Einkommen

Häufigkeit von Übergewicht/Fettleibigkeit in Ländern mit niedrigem und mittlerem Einkommen

Sehr hoch (≥ 40 %)   Mittel (≥ 20–29 %)
Hoch (≥ 30–39 %)   Niedrig (< 20 %)

Abb. 7 Häufigkeit von Übergewicht und Fettleibigkeit nach Ländereinkommen

suchte die Gewichts- und Gesundheitsdaten weltweit und kommt 2020 in ihrem Bericht »Obesity – Health and Economic, Consequences of an Impending Global Challenge« zur Diagnose: Im zweiten Jahrzehnt des 21. Jahrhunderts leiden rund zwei Milliarden Menschen an den Folgen des zu vielen, zu süßen, zu fetten Essens und zu hoher Kaloriendichte, also an dem, was den Kern der industriellen Ernährung ausmacht. Seit 1995 hat sich die Zahl der Betroffenen verdreifacht und 2016 die Grenze von zwei Millionen Todesfällen überschritten.

Die Pandemie der Fettleibigkeit lässt keinen Kontinent aus. Aber bei den Armen der Welt schlägt sie wesentlich stärker zu als unter den Reichen.[325] 70 Prozent der Fehlernährten leben in Ländern, die auf der untersten Stufe der globalen Einkommensleiter stehen. Damit ist Übergewicht nicht länger ein Wohlstands-, sondern mittlerweile ein Armutsproblem.

Die zweite Überraschung des Weltbankberichts: Mehr als die Hälfte des Zuwachses (55 Prozent) findet mittlerweile auf dem Land statt und nicht wie bisher in den Städten.[326] Was für den Erfolg der landesweiten Werbe- und Vertriebsstrategie der Food-Konzerne spricht. Und die dritte neue Erkenntnis der Weltbank ist: Übergewicht gedeiht dort am besten, wo bisher noch Hunger herrscht, und wächst dort auch am schnellsten. Diese »Double Burden« genannte Last konzentriert sich in Subsahara-Afrika, Süd- und Südostasien und als Einzelstaaten Guatemala, Papua-Neuguinea und die Republik Jemen.

Dies mag auf den ersten Blick erstaunen, wird auf den zweiten jedoch verständlicher. Bei Unterernährung in der frühen Kindheit treten die Folgen der späteren Überernährung besonders drastisch zu Tage. Wenn dem Mangel in frühen Jahren in späteren Jahren Junkfood mit viel Zucker, Fett und konzentrierten Kalorien folgt, kann das Zuviel nicht mehr verarbeitet werden, sondern wandert direkt in die Fettpolster. Dies bestätigen Zahlen über die Unter- und Überernährten in den drei Staaten.

Dem Anteil unterernährter Kinder (rund 40 Prozent) steht ein etwa gleich großer Anteil überernährter Erwachsener, in diesem Fall Frauen, gegenüber.[327] Nicht ganz so stark, aber immer noch im kritischen Bereich liegen Botsuana, Kamerun, Dschibuti, Lesotho und die Salomoninseln mit 30 Prozent unterernährten Kindern und bis zu 62 Prozent übergewichtigen Frauen. Am schlimmsten aber trifft diese Doppellast Indonesien. Dort leben die meisten Kinder mit Unter- und die meisten Frauen mit extremem Übergewicht.[328]

Adipositas und Überkonsum von Fertignahrung und Softdrinks gehen in Zentral- und Ostasien, im mittleren Osten und in Afrika Hand in Hand.[329] Was nach Zahlen der Weltbank nicht zuletzt als ein »Erfolg« der Ernährungskonzerne zu werten ist.[330] Deren Verkaufsrekorde fallen besonders groß aus in den Staaten, die mit dem größten Zuwachs an Übergewichtigen zu kämpfen haben.

Und es spricht vieles dafür, dass dieser Trend anhält. Das liegt vor allem am Bevölkerungswachstum. Von den drei bis fünf Milliarden Menschen, die bis zum Ende des Jahrhunderts geboren werden, wird die überwiegende Mehrheit in afrikanischen und asiatischen Großstädten aufwachsen. Ein Kundenpotenzial, das garantiert, dass die Strategie der Ernährungsindustrie – Masse vor Klasse und Konzerngewinn vor Volksgesundheit – auch in Zukunft aufgehen wird. Politischer Gegenwind ist nicht zu spüren. Und nach wie vor wird es akzeptiert, die gesellschaftlichen Kosten der weltumspannenden Fettsucht kleinzureden. Doch die wirtschaftliche Last der Adipositaswelle wird wachsen und könnte in den kommenden Jahrzehnten den globalen Süden strangulieren. Zunächst durch den Zusammenbruch des Gesundheitswesens und dann ganzer Volkswirtschaften.

In der zweiten Reihe der Profiteure – warum Diäten dick machen und Schlankheitsmittel nur den Geldbeutel schmälern

Vom Jugendtrainer zum Manager und Geschäftsführer von Bayer 04 Leverkusen: Das ist die Erfolgsgeschichte von Reiner Calmund. Auch nach seiner Zeit bei dem bekannten Fußballverein läuft es gut für ihn. »Calli« tritt in Koch- und Quizsendungen auf, ist Gast, Moderator, Koch- oder Fußballexperte. Auf einem anderen Gebiet aber scheitert Reiner Calmund währenddessen immer wieder: an seinem Gewichtsproblem. Der ehemalige deutsche Fußballfunktionär ist nicht nur wegen seiner sehr direkten Art bekannt, sondern auch wegen seiner unverkennbaren Silhouette, die einer Kugel gleicht. Mehrmals versucht er, von seinem enormen Übergewicht herunterzukommen, einmal sogar begleitet vom Fernsehen: In der Doku-Soap »Iron Calli«[331] konnte man verfolgen, was der damals 163 Kilo schwere »Calli« alles unternahm, um in einem Jahr 30 Kilo abzunehmen: Eine Ernährungsberaterin räumte seinen Kühlschrank auf, ein Sport-Coach und eine Diplomsportlehrerin trieben ihn zum Sport, die Sporthochschule Köln begleitete die Aktion und eben auch das Fernsehen. Ein Aufwand, wie ihn sich kein normaler Übergewichtiger leisten kann. Und der trotzdem keine dauerhafte Lösung des Problems brachte. Im Januar 2020 wog Rainer Calmund wieder 172 Kilo, er litt an Diabetes und seine Gelenke schmerzten. Zwei Lungenembolien und einen Hexenschuss hatte er hinter sich, wie er dem Fernsehsender RTL berichtete.

Es war nicht das erste Mal, das Calmund nach einer Diät wieder zugenommen hatte – deswegen versuchte er es nun auf einem anderen Weg: Er ließ sich den Magen stark verkleinern, durch einen Magen-Bypass[332], bei dem auch zwei Meter Dünndarm entfernt wurden. Nach der Operation stellte er seine Ernährung um, da nun sein Magen nur noch kleine Mengen aufnehmen konnte, dazu kam noch ein Sportprogramm. Im Mai 2021 ließ »Calli« dann in einer vierstündigen Operation seine überschüssigen Hautlappen entfernen. Danach zeigte die Waage 91 Kilo – Reiner Calmund hat sein Gewicht fast halbiert. Ein großer Erfolg, für den er jahrelang gekämpft hat und der ihn viel gekostet hat, mindestens Zeit und Energie. Ob er dieses Mal sein Gewicht unter 100 Kilo halten kann, das wird sich zeigen – es wäre ihm zu wünschen, aber sicher ist es nicht.

Denn egal, für welche Diäten, Mittel und Methoden Menschen sich entscheiden, um überzählige Kilos zu verlieren – in den meisten Fällen scheitern sie. Warum es so schwierig, nahezu unmöglich ist, stark abzunehmen, das fragt sich auch die Wissenschaft und es gibt unzählige Studien zu diesem Thema.

So verglichen beispielsweise Forscher 2007 bei mehr als 300 übergewichtigen und adipösen Frauen den Effekt von vier verschiedenen Diäten.[333] Die Diäten unterschieden sich darin, wie viele Kohlehydrate aufgenommen wurden: von sehr geringem (Atkins-Diät) bis hin zu sehr hohem Kohlehydratgehalt (Ornish-Diät). Nach einem Jahr hatten die Teilnehmerinnen, die die Atkins-Diät befolgt hatten, mehr Gewicht verloren als die anderen Teilnehmerinnen. Zwischen den anderen drei Diäten gab es keinen deutlichen Erfolgsunterschied. Wie viele und welche der Frauen nach dem ersten Jahr weiterhin ihr Gewicht halten konnten, das wurde leider nicht untersucht.

Zwei Jahre später ergab dagegen eine andere Studie, die über zwei Jahre mit mehr als 800 Erwachsenen lief[334]: Keine der vier erprobten Diäten, die sich in Fett- und Kohlehydratgehalt unterschieden, ergab einen nennenswerten Unterschied bei der Gewichtsabnahme. Interessant ist nicht nur der Gegensatz zu der ersten Studie, die nur ein Jahr andauerte. Sondern auch folgende Beobachtung: Über die gesamten zwei Jahre wurden den Studienteilnehmern Gruppen- und Einzelsitzungen angeboten – mit deutlichem Erfolg. Je häufiger Probanden an diesen Sitzungen teilnahmen, desto mehr Gewicht verloren sie. Ein Zusammenhang, der unterstreicht: Soziale und psychische Faktoren spielen eine bedeutende Rolle beim Thema Gewicht.

Diese beiden Studien zeigen beispielhaft das Dilemma der Diätenforschung: Unzählige Studien ergeben immer wieder unterschiedliche

Ergebnisse. Klarheit liefern in solchen Fällen Übersichtsarbeiten, im Englischen *reviews* genannt, wo viele Studien zu einem Thema gemeinsam ausgewertet werden.

Einen solchen Überblick zum Thema Diäten schrieben im Jahr 2012[335] US-amerikanische Wissenschaftler. Kanadische Wissenschaftler verglichen im Jahr 2014[336] mehrere Studien zu verschiedenen Diäten miteinander. Das Ergebnis lässt sich nicht besser zusammenfassen, als mit dem Titel einer dritten Forschungsarbeit zu dem Thema: »A call for an end to the diet debates«[337] (Beendet die Diät-Debatte!): Es gibt sie nicht, die perfekte Diät für jedermann. Mag sein, dass für den einen die Atkins-Diät die richtige ist, für seinen Nachbarn funktioniert sie aber nicht. Zu verschieden von Mensch zu Mensch sind andere Faktoren wie Lifestyle[338] und genetische Veranlagung[339]. Selbst die Besiedelung unseres Darms könnte einen Einfluss auf unser Gewicht haben: Möglicherweise spielt auch das Mikrobiom, also die Gesamtheit der Bakterien, Viren und Einzeller in unserem Darm, eine Rolle, wenn es darum geht, wie gut wir Nahrung verwerten und wie viel der daraus gewonnenen Energie in Fettzellen gespeichert wird.[340] Noch steht diese Forschung am Anfang, aber schon jetzt zeichnet sich ab: Auch wenn wir sie nicht sehen und nicht spüren – wie die »Wohngemeinschaften« in unserem Darm zusammengesetzt sind, beeinflusst, wie dick[341] wir werden und wie gesund wir bleiben.

Ein trauriges Auf und Ab

Es ist schon so, dass bestimmte Lebensmittel gesünder sind als andere und manche unweigerlich dazu führen, dass unsere Fettzellen immer praller und praller gefüllt werden. Doch die eine perfekte Vier-Wochen-Diät für jedermann – die gibt es nicht.

Allerdings: Mit Diäten lässt sich Geld verdienen. Gerade zu Beginn des Jahres überbieten sich Zeitschriften, Fernsehsendungen und auch soziale Medien mit Tipps zum Abnehmen: Der Jahreswechsel mit den guten Absichten für das neue Jahr und die Weihnachtstage mit übermäßigem Essen und Trinken machen den Januar zum »Diäten-Monat« schlechthin. Und einige Monate später, wenn der Sommer naht, mit der Aussicht auf Strand oder Schwimmbad – da breitet sich die nächste Diäten-Welle in den Medien aus. Ein ewiges Auf und Ab – so wie auch das Abnehmen selbst ein ewiges Auf und Ab ist: Jo-Jo-Effekt heißt es anschaulich, wenn Mann oder Frau nach vier Wochen Diät das neue Gewicht eine kurze Zeit genießen – und dann in weniger als vier Wochen wieder ihr altes Gewicht mit sich herumtragen. Oft sogar mehr.

Das hat mehrere Gründe. Zum einen ist kaum etwas so schwierig, wie seine Ernährungsgewohnheiten dauerhaft umzustellen. Eine Diät, die sich nur auf einige wenige Lebensmittel konzentriert oder in anderer Hinsicht sehr streng oder aufwendig ist, lässt sich in der Regel nicht dauerhaft umsetzen: Viele Menschen können für vier Wochen komplett auf Nudeln, Brot und andere kohlehydrathaltige Lebensmittel verzichten oder sich nur von Rohkost ernähren oder andere strenge Essensregeln einhalten – aber kaum einer schafft das vier Monate oder vier Jahre lang. Nach der Diät wird daher meistens wieder so gegessen wie vor der Diät – mit all den überzähligen Kalorien.

Zum anderen holt sich unser Körper während einer Diät seine Energie dort, wo er sie am einfachsten bekommt: Vor allem bei den Muskelzellen, erst im nächsten Schritt dann bei den Fettzellen. Diese schmelzen dann übrigens nicht einfach weg, wie es oft anschaulich, aber falsch beschrieben wird. Fettzellen, besonders die, die sich während Kindheit und Jugend gebildet haben, begleiten uns ein Leben lang – sie verschwinden nicht, sondern werden bei starkem Gewichtsverlust nur geleert. Genauer gesagt: Ihre Blase schrumpft und damit auch die Fettzelle. Jede Fettzelle enthält neben anderen Zellorganen auch eine Art Blase (Vakuole), in der sie Fette sammelt. Gibt es Energie im Überfluss, dann ist diese Blase so groß, dass sie fast die gesamte Zelle ausfüllt und alle anderen Zellbestandteile an den Rand drängt. Ist Energie Mangelware im Körper, dann wird diese Blase immer kleiner und kleiner – aber sie verschwindet nie, ebenso wie die Fettzelle nie verschwindet.[342, 343, 344] Dementsprechend füllt sie sich ganz schnell wieder, sobald dem Körper mehr Kalorien zugeführt werden, als er verbraucht.

Und der Verbrauch ist das nächste Problem. Unser Körper schaltet während einer strengen Diät in den Hungerstoffwechsel – und senkt seinen Grundumsatz: Das heißt, er benötigt weniger Energie. Erhält er nach erfolgreicher Diät dann wieder eine »normale« Menge an Kalorien, dann speichert er diesen »Überschuss« gleich wieder in den geleerten Fettzellen.

Auch die Hormone machen es schwer, nach einer Diät nicht gleich wieder zuzunehmen. Ein australisches Forscherteam zeigte 2011, dass der körpereigene Hormonhaushalt noch ein Jahr nach einer Diät auf »Hunger« eingestellt war: Im Gegensatz zu ihrem Hormonspiegel vor der zehnwöchigen Diät fanden sich bei den 50 übergewichtigen Teilnehmern sogar erhöhte Werte von Hormonen im Blut, die dem Körper »Hunger« signalisieren. Dagegen waren die Werte von Hormonen niedriger, die die Botschaft »satt« ans Gehirn senden.[345] Auch ein Jahr nach der Diät berichteten die Teilnehmer immer noch von einem verstärkten Hungergefühl.

Langfristig gesehen führen spezielle Diäten also in der Regel zu keinem Erfolg, sondern verstärken das Gewichtsproblem eher. Ernährungswissenschaftler plädieren deswegen für eine anhaltende Umstellung der Ernährung – denn es gibt sie durchaus, die guten und die bösen Nahrungsmittel. Vollkornprodukte, Obst und Gemüse, Joghurt und Nüsse auf der einen Seite –gegenüber Kartoffelchips, gesüßten Soft-Drinks, Fleisch und Kartoffeln auf der anderen. Das ergab eine Studie, die die Daten von mehr als 120 000 US-Amerikanern über vier Jahre hinweg auswertete. In der Studie zeigte sich ebenfalls deutlich: Auch der Lebenswandel beeinflusst unser Gewicht: Fernsehen, Alkohol trinken, Rauchen, zu viel oder zu wenig Schlaf lassen es langfristig anwachsen – Bewegung hält es in Grenzen oder lässt es sogar sinken.

Und auch wenn einzelne Lebensmittel und Verhaltensweisen in anderen Studien besser oder schlechter abschneiden – im Kern bleibt es dabei: Bestimmte Lebensmittel und Gewohnheiten machen uns dick. Kein Wunder, dass Ernährungswissenschaftler weltweit sehr ähnliche Rezepte empfehlen.[346] Aber trotzdem schaffen es so viele Menschen nicht, diesen Empfehlungen zu folgen. Zwingen sich zu speziellen Diäten, die nichts bringen. Verzweifeln – und versuchen andere Möglichkeiten, koste es, was es wolle. Und da gibt es einiges. Denn wo viele

Menschen nach einer Lösung suchen, da machen andere Menschen ein fettes Geschäft.

Das große Geschäft mit dem Hüftgold

72 Milliarden Dollar – so viel ist allein der US-amerikanische Markt für Gewichtsverlust-Produkte wert, errechneten die Analysten von *research and markets* 2019[347]. Dieser Markt umfasst Diät-Softdrinks, künstliche Süßstoffe, kommerzielle Diät-Zentren, Diät-Pillen, Pulver für Shakes, Suppen, Breie oder andere Ersatzmahlzeiten mit wenig Kalorien, medizinische Eingriffe wie Fettabsaugen, Magenverkleinerung, ärztlich überwachte Abnehm-Programme, Diät-Bücher, -DVDs und umfassende Diät-Programme.

Allein 2017 kamen weltweit fast 15 000 Produkte auf den Markt, die versprechen, dass die Pfunde purzeln. Und ein Ende ist nicht in Sicht – ganz im Gegenteil: Dieser Markt wird noch größer werden in den kommenden Jahren, versprechen Analysten[348]. Denn nicht nur die Weltbevölkerung wächst von Jahr zu Jahr, auch der Anteil der Menschen mit Übergewicht und Adipositas steigt weiterhin dramatisch.

Schon 2013 beschrieb der Journalist Jacques Peretti in der britischen Zeitschrift The Guardian[349], wie die Lebensmittelindustrie nicht nur durch ihre Produkte gut verdient, sondern gleichzeitig auch von dem Übergewicht profitiert, das eben diese Nahrungsmittel verursachen. So gehörte zum Beispiel das Diät-Unternehmen Weight Watchers mehr als 20 Jahre der H. J. Heinz Company, bekannt für ihr Ketchup und bis zur Fusion mit der Kraft-Foods-Gruppe Marktführer für Markenlebensmittel[350]. Slim-Fast, das spezielle Diät-Shakes vertreibt, gehört seit 2000 dem Food-Giganten Unilever und Nahrungsmittelkonzern Nestlé besitzt sowohl Optifast, das ein ambulantes Programm zur Gewichtsabnahme vermarktet, als auch das Unternehmen bodymed[351], das Diätmittel und medizinisch begleitete Ernährungskonzepte vertreibt. Gleichzeitig bieten alle großen Nahrungsmittelproduzenten mittlerweile Produkte an, die mit mit Aufdrucken wie »light«, »weniger Zucker« oder »fat free« sich an Menschen mit Übergewicht richten und Genuss ohne Reue versprechen.

Die Frage ist: Helfen Diätmittel und andere Abnehmangebote tatsächlich den Menschen, die durch ihr starkes Übergewicht seelisch und körperlich leiden? Oder gibt es hier nur Gewinner auf der anderen Seite?

Einfach weniger Kalorien essen und trinken – wenn es doch so einfach wäre

Produkte, die stolz das Versprechen »light« im Namen tragen, oder anders mit weniger Kalorien werben, enthalten oft künstliche Süßstoffe anstelle von Zucker, weil sie weniger Kalorien enthalten. So soll es möglich sein, dass Produkte genauso süß schmecken, aber weniger dick machen. Aber neuere Forschung[352] zeigt: Dieses Versprechen kann nicht gehalten werden. So deuten Studien an Tier und Mensch darauf hin, dass künstliche Süßstoffe eher das Risiko für ein metabolisches Syndrom und Fettleibigkeit erhöhen und keineswegs eine gesündere Alternative zu Zucker sind. Anscheinend verschlechtern diese Zucker-Ersatzstoffe die Bakterienzusammensetzung im Darm[353, 354] und den Zuckerstoffwechsel, indem sie gerade die Darmbakterien fördern, die die Aufnahme von Zucker und eventuell auch von bestimmten Fetten aus dem Darm steigern.[355] Außerdem machen Süßstoffprodukte weniger oder gar nicht satt. Wer solche Produkte isst oder trinkt, der konsumiert deswegen oft größere Mengen als normalerweise. Eventuell auch, weil es so verlockend ist zu (irr)glauben, dass es kein Zuviel geben kann von einem Nahrungsmittel, auf dem »light« steht. Jedenfalls scheint der Einsatz von künstlichen Süßstoffen weder Übergewicht noch Diabetes zu reduzieren[356], sondern das Gegenteil zu bewirken: Eine größere Kalorienaufnahme und eine Zunahme des Gewichts. Für Menschen, die abnehmen wollen, bringen mit Süßstoff versetzte Nahrungsmittel eher keinen Vorteil – sehr wohl aber für die Anbieter dieser Produkte, die sich durch den hoffnungsvollen »light«-Stempel so gut verkaufen.

Manch einer, der unter seinen Pfunden leidet, geht einen ganz anderen Weg als mit Diäten und Hungerkuren. Er lässt sich den Hüft- oder Bauchspeck entfernen.

Nach Angaben der Vereinigung der deutschen ästhetisch-plastischen Chirurgen (VDÄPC), der größten Fachgesellschaft ästhetischer Chirurgen in Deutschland, ließen sich 2019 mehr als 6000 Frauen und Männer Fett absaugen – eine Steigerung um 60 Prozent gegenüber 2018.[357] Damit war die Fettabsaugung der häufigste ästhetisch-plastische Eingriff im Jahr 2019. Die tatsächliche Zahl der durchgeführten Eingriffe dieser Art wird höher sein, da nicht alle Ärzte, die eine Fettabsaugung durchführen, in dieser Statistik enthalten sind.

Fettabsaugung wird in der VDÄPC-Statistik als minimalinvasiver Eingriff geführt, doch Experten warnen[358]: Gerade wenn Ärzte mit wenig Erfahrung oder Fachwissen solch einen Eingriff durchführen, bestehen gewisse Risiken, etwa Infektionen durch Fehler bei der Hygiene, Verletzungen von Bauchorganen, Blutgefäßen oder Nerven, Kreislaufprobleme des Patienten, eine allergische Reaktion auf das Narkosemittel, Narbenbildung und Wundheilungsstörungen.[359] Zwar treten diese Probleme nur selten auf, wenn ein erfahrener Arzt den Eingriff vornimmt – als alleiniges Mittel zur dauerhaften Gewichtsabnahme ist eine Fettabsaugung trotzdem nicht geeignet. Möglicherweise bildet sich nach einer Fettabsaugung ohne anschließende Ernährungsumstellung und Sport schon bald wieder neues Fettgewebe – die Fettzellen kehren zurück, allerdings an anderer Stelle. Darauf deutet eine US-amerikanische Studie hin: Ärzte verglichen den Fettanteil von Frauen, die sich am Oberschenkel einer Fettabsaugung unterzogen hatten, mit dem Fettanteil von Frauen ohne diesen Eingriff[360]. Zwar sank der Fettanteil am Körpergewicht gegenüber der Kontrollgruppe – aber nur in den ersten Wochen nach dem Eingriff. Nach einem Jahr ließ sich kein signifikanter Unterschied mehr feststellen. Der Fettanteil am Körpergewicht entsprach wieder dem Wert vor der Operation. Bilder belegten allerdings, dass sich das Fett nun am Bauch befand. Möglicherweise entsteht dieser Effekt dadurch, dass der Körper seinen früheren Körperfettanteil wiederherstellen möchte und dementsprechende Signale vom Gehirn ausgesendet werden, die die komplexe Steuerung der Fettverteilung beeinflussen, spekulieren die Wissenschaftler. Gut möglich also, dass es den Jo-Jo-Effekt nicht nur nach Diäten, sondern auch nach einer Fettabsaugung gibt.

Dazu kommt noch: Eine Fettabsaugung wirkt nur kosmetisch, gesundheitlich zeigt sie keine Effekte. Denn Fett ist nicht gleich Fett. Je nachdem, wo die Fettzellen sich in unserem Körper ausgebreitet haben, spielen sie eine mehr oder weniger große Rolle für unsere Gesundheit. Fettpolster an Oberschenkeln und Hüfte sind da weniger wichtig – entscheidend sind Fettgewebe in der Bauchhöhle, die dort die Organe umgeben: Magen, Darm, Niere und Leber. Selbst wenn einem Patienten Fettgewebe am Bauch entnommen wird – dabei handelt es sich immer nur um Fettgewebe, das direkt unter der Haut liegt. Das wesentlich tiefer liegende sogenannte Viszeralfett kann durch einen solchen Eingriff nicht entfernt werden. Dabei ist es vor allem dieses Viszeralfett, das mit dazu beiträgt, dass starkes Übergewicht das Risiko für Diabetes, Nierenleiden, viele Krebsarten und Herzinfarkt erhöht[361]. Denn Fettzellen enthalten mehr als Fett. In ihnen befindet sich der ganze Kosmos, der in allen unseren Zellen aktiv ist: Hormone, Boten- und Entzündungsstoffe und noch viele andere Substanzen, die vielfältig auf unseren Stoffwechsel wirken. Vor allem das Bauchfett – eben das Viszeralfett – ist nicht nur ein passives Gewebe – dieses Fettgewebe ist aktiv, es reagiert auf Veränderungen im Körper, sendet Botenstoffe aus[362], beeinflusst den Stoffwechsel, das Immunsystem[363] und auch die Fruchtbarkeit[364, 365].

Viszerale Fettzellen produzieren Hormone, die das Immunsystem beeinflussen. So fördern sie auf Dauer chronische Entzündungen im gesamten Körper, die mit dazu beitragen, dass Diabetes, Arteriosklerose, hormonelle Erkrankungen oder manche Krebsarten entstehen. Und das ist noch nicht alles: Im Fettgewebe befinden sich nicht nur Fettzellen – hier sitzen auch Zellen der körpereigenen Abwehr, Immunzellen[366]. Bei ständiger »Überfütterung« senden diese Zellen Signale aus, die zu Entzündungen führen.

Unser Bauchfettgewebe spielt auch eine Rolle, wenn es um den Auf- und Abbau von Fettzellen geht: Nehmen wir mehr Energie auf, als wir benötigen, wächst es auf zweierlei Wegen: Die bestehenden Fettzellen werden größer und es bilden sich neue Fettzellen. Geschieht das über einen längeren Zeitraum, dann verschärfen sich die Probleme. Die Fettzellen geraten unter Stress und der Stress lockt weitere Immunzellen an, die zu Entzündungen führen, vermuten Forscher.[367] Wird weiterhin mehr Energie aufgenommen, als verbraucht, eskaliert das Ganze: Die

Fettzellen sind nun sehr groß und sie sind sehr viele – es wird eng und die Fettzellen bekommen nicht mehr genug Sauerstoff, deswegen sterben sie ab. Wenn das Fettgewebe derart gestört ist, gelangen Fette auch in andere Gewebe des Körpers und lagern sich dort ab.[368] Das Ergebnis: Chronische Entzündungen und Insulinresistenz[369], das bedeutet: Hier werden die Grundsteine für all die Krankheiten gelegt, die bei starkem Übergewicht drohen.

Kleiner Magen – großes Versprechen

Eine andere Art der Operation setzt nicht an den Fettzellen an – sondern am Magen: Durch eine sogenannte »bariatrische Operation« wird der Magen verkleinert[370]: Häufig wird dabei der eher halbmondförmige Magen zum Schlauchmagen, in den einfach nicht mehr so viel Nahrung passt wie vorher. Beim Magen-Bypass wird der Magen nicht nur verkleinert, sondern er endet weiter unten im Darm als normalerweise. Dadurch wird der obere Teil des Darms, der sogenannte Zwölffingerdarm, stillgelegt und der Nahrungsbrei wird erst weiter unten im Darm verdaut. Die Folge: Die Nahrung wird im Darm weniger gut verwertet. Die Magenverkleinerung ist jedoch eher die letzte aller Lösungen, um die Nährstoffzufuhr zu regulieren. Davor stehen noch weitere bariatrischen Operationen zur Verfügung, darunter auch das Einsetzen von Magenband, Magenballon oder Magenschrittmacher. Sie alle bewirken, dass der Patient keine großen Mengen mehr auf einmal essen kann – es ist einfach zu wenig Platz im Magen. Zusätzlich kommt es durch die Magenverkleinerung aber wohl auch zu hormonellen Veränderungen, die ebenfalls dazu beitragen, dass die Patienten sich schneller satt fühlen.[371]

Insgesamt verlieren die meisten Menschen nach einer bariatrischen Operation deutlich an Gewicht, manchmal bis zu zwei Drittel innerhalb von einem Jahr.[372] Dadurch bessern sich dann oft auch die Blutzuckerwerte, der Blutdruck sinkt und für viele ist es jetzt erst möglich, mit einem Bewegungsprogramm zu beginnen.[373, 374] So weit die guten Nachrichten. Aber es gibt auch negative Folgen einer bariatrischen Operation:

Zum einen ist eine Magenverkleinerung eine große Operation mit den üblichen Risiken eines solchen Eingriffs: Blutungen, Verwachsungen, Entzündungen oder auch, dass ein Nachbarorgan verletzt wird. Dazu kommt, auch nach der Operation kann es zu Problemen kommen. Vier von fünf Operierten haben dauerhafte und ganz erhebliche Beschwerden: Sodbrennen, Bauchschmerzen, Blähungen, Übelkeit und Völlegefühl, auch Nährstoffmangel und Muskelschwund treten häufig auf. Sie können zu extremer Schlappheit führen.[375] Wem ein Magen-Bypass gelegt wurde, der leidet vielleicht am Dumping-Syndrom: Der Speisebrei rutscht unkontrolliert vom Magen in den Dünndarm, dadurch strömt sehr viel Wasser auf einmal aus den Blutgefäßen in den Darm und der Blutdruck fällt ab. Die Folge: Eine Schwindelattacke. Da nicht nur Kalorien weniger gut aufgenommen werden, sondern auch wichtige Mineralien und Nährstoffe, müssen Patienten nach der Operation ihr Leben lang Vitamine und Mineralstoffe zusätzlich ihrem Körper zuführen.

Manche Patienten entwickeln nach einer Magenverkleinerung auch psychische Probleme: Alkohol- oder Drogensucht[376], Depressionen oder sogar ein erhöhtes Selbstmord-Risiko.[377, 378, 379] Oder auch schlechte Essgewohnheiten.[380] Es gibt Fälle, in denen es Patienten gelang, trotz eines verkleinerten Magens große Mengen an Kalorien zu sich zu nehmen: Sprühsahne pur, Nutella verflüssigt[381] – der Phantasie sind keine Grenzen gesetzt, wenn das Verlangen übermächtig ist. Solchen Patienten ist mit einer Magenverkleinerung nicht geholfen, bevor nicht die psychische Ursache ihres Problems behandelt wurde.

Die Vorteile einer Magenverkleinerung müssen daher für jeden Patienten gut gegen die potenziellen Nachteile abgewogen werden und eine umfassende Nachbetreuung – körperlich und psychisch – sollte auf jeden Fall dazugehören.[382] Das macht aber nicht jede Klinik, die eine Magenverkleinerung anbietet. Deswegen riet Christoph Straub, Chef der Krankenkasse Barmer GEK schon vor Jahren[383]: Wer sich den Magen per Operation verkleinern lassen wolle, der solle dies nur in einer spezialisierten Klinik machen lassen, die ausreichend Erfahrung mit dieser Operation hat. An solchen zertifizierten Kliniken komme es seltener zu unerwünschten Nebenwirkungen oder Komplikationen[384], neben erfahrenen Chirurgen kümmern sich Psychologen und Ernährungsberater um die Patienten.

Aber bariatrische Chirurgie ist ein lohnendes Geschäft, deswegen bieten nicht nur die rund 88 zertifizierten Kliniken[385] sie an, die eine ganze Reihe von Anforderungen erfüllen, sondern noch viele andere Kliniken. 2500 bis 10 000 Euro kann eine Magenverkleinerung kosten, je nach Methode und Klinik.[386] Und man muss nicht lange suchen, um entsprechende Angebote zu finden: Ein Klick bei Google und Co und die Angebote reihen sich über Seiten hinweg aneinander. Aber nicht nur Kliniken, die diesen Eingriff teuer verkaufen, verdienen an dem schweren Übergewicht. Sondern auch die Industrie, die solche Operationen erst möglich macht: Denn der beste Chirurg kann nur mit den richtigen Instrumenten gut operieren: In den vergangenen Jahren hat weltweit die Nachfrage nach Adipositas-Chirurgiegeräten zugenommen[387]: Magenbänder, Magenballons, Heftklammern … ohne sie ist die Adipositaschirurgie nicht möglich. Experten erwarten, dass die Nachfrage in den kommenden Jahren weiter steigen wird.

Diäten machen langfristig dick, Fett absaugen hilft nicht gegen das gefährliche Bauchfett und eine Magenoperation kommt nicht für jeden Patienten in Frage: Egal wohin man blickt, es zeigt sich immer wieder: Überflüssige Pfunde zu verlieren, Adipositas zu behandeln, ist stets aufwendig, kompliziert und teuer – aber selten erfolgreich. Umso wichtiger ist daher, um den Tsunami der Adipositas[388] aufzuhalten, die Prävention. Aber auch die hat ihre Grenzen und die liegen nicht zuletzt in den wirtschaftlichen Interessen einer Industrie, die mit und an der Überfettung der Weltbevölkerung ihr Geld verdient.

Fettes Wachstum durch Influencer und Lobbyisten

Der Aufstieg der Lebensmittelkonzerne zu ihrer heutigen Weltmachtstellung begann in den 1980er Jahren. Die sprudelnden Gewinne der Branche machten es möglich, eine schlagkräftige Lobby zu beschäftigen, die Einfluss und Macht in Umsatz und Gewinn verwandeln konnte. Sie folgt dabei einem ausgeklügelten Regiebuch, in dem festgelegt ist, wie die öffentliche Kommunikation zu steuern ist, wie politische Debatten über die globale Fettleibigkeit zu verhindern sind und wie drohende Einschränkungen oder mögliche Verbote verwässert oder hinausgezögert werden können.

Der Öffentlichkeit vor Augen geführt wurde dieses Regiebuch durch eine wissenschaftliche Untersuchung der University of Colorado. Sie nahm den entsprechenden Mailverkehr zweier ehemals leitender Mitarbeiter von Coca-Cola aus dem Jahr 2015 mit größter Präzision unter die Lupe.[389] Und eröffnete damit zum ersten Mal in der Forschungsgeschichte einen Einblick in Strategie und Taktik der Food-Konzerne. Auf dem Seziertisch der Forscher lag die Korrespondenz zwischen Michael Ernest Knowles, früher Vizepräsident von Coca-Cola und ehemals Präsident des von der Industrie unterstützen International Life Sciences Institute (ILSI), und Alex Malaspina, ebenfalls früherer Vizepräsident von Coca-Cola und Gründer von ILSI, die beide mittlerweile außer Dienst sind.[390]

Dass diese Geschäftsgeheimnisse überhaupt offengelegt werden konnten, ist allein dem amerikanischen »Right to Know« zu verdanken, das Wissenschaftlern derartige Einsichten erlaubt.[391] Aus den Mails des Managements ergab sich quasi eine Anleitung für den Umgang mit kritischen Wissenschaftlern, widerständigen Politikern und einer misstrauischen Öffentlichkeit. Im Wesentlichen geht es um die Manipulation wissenschaftlicher Erkenntnisse, Einfluss auf wissenschaftliche und medizinische Meinungsführer und die Infiltration politischer und wissenschaftlicher Institutionen auf nationaler, europäischer und globaler Ebene.

Regiebuch für Lobbyisten

Die erste Empfehlung der ehemaligen Manager an die Führungsstäbe war, die Diskussion über Fettleibigkeit nicht einfach laufen zu lassen. Stattdessen solle man sich aktiv in die wissenschaftliche Debatte einmischen und mit eigenen Wahrheiten kontern. Und das über ein höchst einflussreiches Werkzeug, den Zweifel. Er sollte all dem entgegengehalten werden, was den Geschäftserfolg der Industrie hätte schmälern können. Es geht um den Zweifel an der Glaubwürdigkeit sowohl veröffentlichter Fakten als auch an der Integrität der jeweiligen Wissenschaftler, die gegen die Industrie Stellung beziehen.

Und dieser Zweifel wiegt umso schwerer, je besser es gelingt, ihn mit Hilfe von wissenschaftlichen Arbeiten zu stützen, die, wenn sie in der Wissenschaftsgemeinde nicht bereits vorliegen, am besten von der Industrie verdeckt in Auftrag gegeben werden. Mit den so gewonnen »alternativen Fakten« gelte es dann industriekritischen Empfehlungen von öffentlichen Stellen und Regierungen entgegenzutreten. Dies am besten durch eigens zu diesem Zweck selbst gegründete Institutionen, die nach außen einen wissenschaftlich unabhängigen Eindruck erwecken, aber im Kern industriegesteuert sind. Bewährt haben sich Taktiken, die betonen, dass die vorliegenden wissenschaftlichen Erkenntnisse nicht absolut sicher sind, widersprüchlich sein können, also ihre Grenzen haben.

Verstärkt wird die Wirkung dieses Zweifels, wenn er von Fachgesellschaften aufgegriffen wird, deren wissenschaftliche Kompetenz über jeden Zweifel erhaben ist. Und besser noch, wenn der Zweifel auch in wissenschaftlichen Gesellschaften von internationalem Rang gestreut werden kann. Um dies umzusetzen, empfahlen die Senior-Strategen, solle die Industrie ihre akademischen Kontakte und ihre Mitgliedschaft in renommierten Gesellschaften strategisch nutzen.

Um Restriktionen gegenüber Junkfood und Softdrinks im Vorfeld abzuschwächen, aufzuschieben oder ganz zu verhindern, empfahlen die Ex-Strategen, rechtzeitig den Schulterschluss mit Regierungen und Schlüsselpersonen zu suchen. Und frühzeitig Einfluss auf regierungsamtliche Berichte zu nehmen, die mit Einschränkungen für die Industrie verbunden sein könnten.[392]

Diese Regieanweisungen aus dem Maschinenraum der Food-Konzerne bilden so etwas wie die Roadmap für die strategische Öffentlichkeitsarbeit der Food-Konzerne. Sie beschreiben die schon lange geübte und erfolgreiche Praxis der Konzernstrategen. Beispiele dafür sind wegen der Geheimhaltung rar, doch gelegentlich dringen sie dank journalistischer Recherche an die Öffentlichkeit.

In ihrem Buch »Merchants of Doubt: How a Handful of Scientists Obscured the Truth on Issues from Tobacco Smoke to Global Warming« von 2010 beschreiben die Historikerin Naomi Oreskes und der Historiker Erik M. Conway, wie es einem Netzwerk von Wissenschaftlern in den USA gelang, die öffentliche und politische Meinung im Sinne großer Industrien zu beeinflussen, notwendige politische Entscheidungen auszubremsen und abzuwenden. Dies auf fast allen großen Schlachtfeldern, wo der Industrie Einschränkungen ihrer Profite gedroht hätten, vom Rauchen über den sauren Regen, den Gebrauch von Pestiziden (speziell DDT), dem Ozonloch bis hin zur Klimakrise.

Merchants of Doubt

Auf diesen Feldern haben sich vier ausgewiesene Wissenschaftler: Fred Seitz, Fred Singer, Bill Nierenberg und Robert Jastrow, als Fürsprechen der Industrie profiliert.[393] Alle nicht aus wissenschaftlichem, sondern aus ideologischem Antrieb. Was sie verband, war die gleiche politische Agenda. Sie wollten jede Regulierung der Industrie abwehren, um eine Schwächung des Kapitalismus gegenüber dem Kommunismus zu verhindern. Dabei setzten sie nicht ihre Wissenschaft, sondern ein schlichtes strategisches Mittel ein: den Zweifel. Obwohl sie auf den von ihnen in Zweifel gezogenen Gebieten keine Expertise besaßen und zum Teil aus dem Forschungsbetrieb ausgeschieden und pensioniert waren, gelang es ihnen trotzdem, die öffentliche Debatte in die Irre zu führen, indem sie verlässlich erarbeitetes Wissen einfach in Frage stellten. Und dies erfolgreich über vier Jahrzehnte. Finanziert wurden ihre Bemühungen von den einschlägigen Industrien.[394] Der Zweifel wurde so zu einem strategischen Instrument, das noch tausendfach eingesetzt werden sollte. Und weiterhin eingesetzt wird.

So zeigten Recherchen der New York Times (NYT) aus dem Jahr 2016, wie auch heute von der Industrie auf die Gewinnung und Verwendung von Erkenntnissen Einfluss genommen wird.[395] Wie die NYT berichtete, flossen unter dem Deckmantel einer »Gesundheitspartnerschaft« mehrere Hundert Millionen Dollar aus der Kasse des Coca-Cola Konzerns in den USA in Projekte mit Wissenschaftlern und Gesundheitsorganisationen. So auch in das »Global Energy Balance Network«, das – als seriöse Wissenschaftsorganisation getarnt – behauptete, dass es keine Belege für einen Zusammenhang zwischen Übergewicht und zuckerhaltigen Getränken gäbe.[396] Coca-Cola finanzierte das Network mit 1,5 Millionen Dollar.[397]

Auch in Deutschland investierte der Coca-Cola-Konzern in Forschungsförderung, wie die Süddeutsche Zeitung im Februar 2016 berichtete.[398] Eine Million Euro sollen im Rahmen der Coca-Cola-Initiative »Hör auf dein Herz« an die Berliner Charité, genauer an das Institut für Geschlechterforschung in der Medizin, geflossen sein. Auch die Universität Paderborn soll mit 280 000 Euro gefördert worden sein. Beide Universitäten wiesen den Verdacht gekaufter Forschung jedoch zurück, dennoch bleibt die Frage, wie weit die Finanzierung die Forschung beeinflusst.

Dass Forschungsgelder von der Industrie in die bundesrepublikanische Forschungslandschaft fließen, ist keine Ausnahme. Da die Forschungsetats der Universitäten keine großen Sprünge erlauben, ist Forschung auf sogenannte Drittmittel angewiesen, und die kommen nicht selten von interessierten Unternehmen. Ob die Zuwendungen im Ergebnis Spuren hinterlassen, also den Ausgang der Forschung mit beeinflussen, ist als Verdacht nicht von der Hand zu weisen. Dies merkt auch der wissenschaftliche Beirat beim Bundesministerium für Ernährung in seinem Gutachten 2020 an. Und benennt seine Gründe dafür. So wies eine systematische Prüfung von Studien, die sich mit der Auswirkung von zuckerhaltigen Getränken auf die Gesundheit beschäftigen, darauf hin, »dass möglicherweise ein ›Bias‹ (Verzerrung, Systematischer Fehler) in den Studien vorliege, die von der Zuckerindustrie finanziert wurden.«[399]

Derartige systematische Verzerrungen scheinen bei wissenschaftlichen Arbeiten, die Themen der Ernährungsindustrie bearbeiten, keine Seltenheit. So kommt M. J. Soares von der Curtin University in Perth, Australien, mit anderen Herausgebern von Wissenschaftsjournalen zu dem Schluss, dass die Ernährungsindustrie ihre Forschungsförderung stetig erhöht hat. Und dass diese Förderung zu einer »klaren Verzerrung der Ergebnisse zugunsten der jeweiligen Geschäftsbereiche« geführt habe. So ergab die systematische Überprüfung von Arbeiten, die eine Verbindung zwischen zuckergesüßten Getränken und Gewichtszunahme untersuchten, dass mit Industrieförderung diese Verbindung signifikant weniger festgestellt wurde als ohne.[400] Die Vermutung liege nahe, dass es sich hier um eine Art von Bestechung handele. Allerdings, so geben die Autoren zu bedenken, könne es auch daran liegen, dass die Industrie sich Wissenschaftler aussuche, deren Meinungen schon länger auf der Linie der Industrie lägen.[401]

Während es hier um einzelne Förderung durch die Industrie geht, gibt es auch eine Form von indirekter Finanzierung, die zunächst gar nicht als interessengeleitet zu erkennen ist, wie das Forschungsprogramm NeuroFAST, das aus der Kasse der Europäischen Union bezahlt wurde.

Gekaperte Forschung

Das Programm NeuroFAST wurde im Rahmen des 7. Rahmenprogramms zur Forschungsförderung unter dem Titel: »The Integrated Neurobiology of Food Intake, Addiction and Stress« 2010 aufgelegt.[402,403] Unter dem *Grant agreement ID: 245009* wurde es mit fast sechs Milliarden Euro aus der europäischen Kasse gefördert und von der Universität Göteborg koordiniert.[404] Sein erklärtes Ziel, wie im Schlussbericht des Projekts ausführlich beschrieben, beruht darauf zu widerlegen, dass hinter der Fettleibigkeit in Europa Inhaltsstoffe von industriell hergestellten Nahrungsmitteln stehen, die zu Suchtverhalten führen könnten.[405]

Mit einem Gesamtbudget von rund acht Milliarden Euro sollte der Verdacht, es gäbe eine *food addiction*, eine Ess-Sucht, die durch die Zusammensetzung der Nahrung ausgelöst wird, zerstreut und umgelenkt werden auf *behavioural addiction to eating*, eine Suchtstörung im Essverhalten.[406] Das Programm, an dem sich zwölf Universitäten beteiligten, war strategisch angelegt. Es sollte, wie in einem Hintergrundpapier beschrieben, die Politiker in Europa ebenso erreichen wie die breite Öffentlichkeit.[407] Die Frage nach dem Suchtpotenzial von Einzelstoffen in Nahrungsmitteln wurde in den Hintergrund gedrängt, wissenschaftlich ebenso wie politisch. Demgegenüber wurde das Konzept der individuellen Ess-Störung in den Vordergrund geschoben. Und bestimmt seither die Ziele und Programme der Politik in der EU. Und nach wie vor auch die Argumentation der Industrie, wie aus einer Stellungnahme der Zuckerindustrie aus 2018 hervorgeht, die sich gegen den Vorwurf der Suchtwirkung von Zucker in der deutschen Zeitschrift »Absatzwirtschaft« zur Wehr setzte.[408]

Ob und inwieweit das Wissenschaftsprogramm NeuroFAST durch direktes Lobbying der Industrie bei der europäischen Kommission zu Stande kam oder durch eine der dahinterstehende *Advisory Groups*[409], lässt sich im Nachhinein nicht klären.[410] Was sich jedoch belegen lässt, ist seine kompromisslose Nähe zu deren Zielen: Überernährung als persönliches Schicksal darzustellen, für das die Ernährungsindustrie nicht verantwortlich gemacht werden könne.

Neben der gezielten Produktion von Erkenntnissen im Interesse der Industrie gibt es noch eine weit bösartigere Variante, Forschung zu beeinflussen. Es ist der Versuch, Wissenschaftler und ihre Arbeit zu diskreditieren. Ein Beispiel dafür ist die Kritik an der NOVA-Klassifizierung für Nahrungsmittel, die der Brasilianer Carlos A. Monteiro mit Kollegen 2016 aufstellte. Darin wurden die hoch verarbeiteten Industrieprodukte wegen ihres hohen Gehalts an Kalorien und ihrer undurchschaubaren Komposition aus industriellen Zutaten in die Klasse »nicht empfehlenswert« eingestuft.

Diese Einordnung konnte der Industrie nicht gefallen. 2019 formulierten die Autoren Dietrich Knorr und Heribert Watzke unter dem Titel »Food Processing at a Crossroad« ihre Zweifel am Konzept der NOVA-Klassifizierung für Nahrungsmittel.[411] Ihr Artikel wurde auf der Plattform »Frontiers in Nutrition« veröffentlicht.[412] Ihre These: Der Grad der Verarbeitung könne ebenso wenig ein Kriterium für den Wert eines Lebensmittels sein wie die Art und Menge der Zusätze, die bei der Produktion verwendet würden.[413] Und meldeten damit ihre Zweifel an eben der Einteilung durch Monteiro und Kollegen an.

Nun gehört es zum wissenschaftlichen Diskurs, Ergebnisse anderer zu prüfen und – falls für zu leicht befunden – auch zu verwerfen. Allerdings ist es schon eine Frage, von wem diese Einwände erhoben und wo sie veröffentlicht werden. In diesem Fall von zwei Autoren, die sich im sogenannten »Conflict of Interest Statement« selbst als unabhängig von Interessen Dritter bezeichnen.[414] Ein Blick in verfügbare Quellen über Dr. Heribert Watzke lässt allerdings Zweifel an der Korrektheit seines »Conflict of Interest Statement« aufkommen. So erfährt man aus den Veranstaltungsnachrichten der Hochschule für Wirtschaft und Umwelt Nürtingen-Geislingen, wo Heribert Watzke für den 11.11.2020 als Vortragender angekündigt wird, dass es mit seiner Unabhängigkeit nicht weit her sein kann.

Der Einladung ist seine Kurzvita beigefügt. Darin werden seine Karrierestationen akkurat aufgeführt. »Nestlé rekrutierte Heribert 1993 als Materialwissenschafter im Bereich der Lebensmittelforschung am Nestlé Research Centre, Lausanne. Er wirkte in den folgenden Funktionen: Forschungsgruppenleiter für Lebensmittelstruktur und Materialwissenschaften, danach als Abteilungsleiter für Lebensmittelwissenschaften und -technologie. Heribert leitet die 150 Personen starke Abteilung in der letztgenannten Funktion für 9 Jahre in ihrer Aufgabe, innovative Lösungen und Produkte für die Firma zu entwickeln. 2007 wechselte er als Assistant Vice President in das zentrale F&E Management. Sein Aufgabenbereich als Nestlé Research Fellow umfaßte Entwicklung neuer Technologie und Technologietransfer. Seit 2013 im Ruhestand, gründete er die Beratungsfirma, Dr. Phil. Watzke Heribert Consulting …«[415] Dieser Lebenslauf lässt sich auch durch andere Dokumente belegen.[416]

Er belegt die Interessen des Autors und stellt sein »Conflict of Interest Statement« mehr als in Frage. Warum dieser Verstoß gegen die guten Sitten der wissenschaftlichen Publikation von der Plattform »Frontiers in Nutrition« 2019 akzeptiert und der Beitrag veröffentlicht wurde, bleibt zunächst im Dunklen. Aber das Rätsel löst sich bei weiterem Nachforschen. Wenn man den Hintergrund des Chefredakteurs (Field Chief Editor, Frontiers in Nutrition) Johannes le Coutre betrachtet[417], lernt man, dass er *Senior Research Scientist* und *Head of the Perception Physiology Group* am Nestlé Research Center, Lausanne, Schweiz ist.[418] Auch das Journal »Frontiers in Nutrition« ist damit ebenfalls nicht frei von Interessen. Auch Dietrich Knorr, der zweite Autor des genannten Beitrags, ist in dieser Frage nicht interessenfrei. Er zählt als Co-Editor zu den Herausgebern von »Frontiers in Nutrition«.[419]

Und auch die wissenschaftlichen Belege, auf die sich die Studie von Dietrich Knorr und Heribert Watzke stützt, kommen bei genauerer Betrachtung nicht aus interessenfreien Quellen.[420] Ihr Hauptautor Mike Gibney, 2006 bis 2013 Direktor des Institute of Food & Health am University College Dublin, veröffentlichte seine Kritik an der NOVA-Klassifizierung des Brasilianers Carlos A. Monteiro bereits 2017. Unter dem Titel »Ultra-processed foods in human health: a critical appraisal« erschien sie im American Journal of Clinical Nutrition[421].

Wo der eigentliche Interessenhintergrund von Mike Gibney liegt, wurde einer breiteren Öffentlichkeit im Mai 2020 bekannt. Dies an ungewöhnlicher Stelle in der renommierten Zeitschrift Nature Food unter der Rubrik: Publisher Correction. Der Anlass für diese Korrekturen war ein Artikel, den Mike Gibney mit anderen Autoren am 29. April 2020 unter dem Titel: »Uncertainty in human nutrition Research« in Nature Food veröffentlicht hatte.[422] Einen Artikel, der, wie es im Untertitel heißt, einige zentrale Zweifel in der Ernährungsforschung darlegt, die Politiker in Betracht ziehen sollten.[423]

Ziel war es erneut, Zweifel an der Einteilung des NOVA-Systems zu schüren. Allerdings auch in diesem Fall ohne im »Competing Interests Statement« auf die persönlichen Verflechtungen mit der Industrie einzugehen.

Am 11. Mai 2020 sah sich Nature dann veranlasst, diese Nachlässigkeit zu korrigieren. »In the version of this Comment originally published, the competing interests statement incorrectly stated ›The authors declare no competing interests‹, but the statement should have read as below; all versions of the Comment have been amended.« Dem folgt dann die Korrektur. Danach gilt für Mike Gibney: »M. G. reports fees from Nestle, Mondelez, Cereal Partners Worldwide and from CAOBISCO, Europe. He receives an honorarium for work as academic editor from the American Society for Nutrition.«[424] Auch die anderen Autoren kamen nicht ungeschoren davon. Die Liste der unterschlagenen Interessenkollisionen ist lang und zeigt, dass bei so viel Nähe zur Welt der Nahrungsmittelkonzerne von unabhängiger Wissenschaft nicht mehr die Rede sein kann, sondern eher von einem dreisten Versuch, die öffentliche Debatte in die Irre zu führen. Er misslang, aber er wirft ein Licht auf die Strategie der Industrie, durch Diskreditieren des NOVA-Klassifizierungssystems die gesundheitlichen Bedenken an hoch verarbeiteten Nahrungsmitteln vom Tisch zu wischen.

Der aufgeflogene Betrug wie in Fall Nature Food ist kein Einzelfall. Die britische Zeitung The Guardian veröffentlichte am 13. Februar 2020 eine Recherche, die feststellte, wie eng die Kritiker des NOVA-Klassifizierungssystems mit der einschlägigen Industrie verbunden sind. Danach ergab die Untersuchung der französischen Ernährungswissenschaftlerin Melissa Mialon, die 32 Kritiken an NOVA im Netz auf die Interessen ihrer Autoren hin untersuchte, dass die meisten davon keinem Peer-Review-Verfahren unterworfen waren und sich damit der Kontrolle der Wissenschaftsgemeinde vor der Veröffentlichung entzogen hatten.[425] Von den 38 Autoren der Studien hatten 33 direkte Verbindungen zu Unternehmen, die hoch verarbeitete Nahrungsmittel auf den Markt bringen.[426] Kein Wunder, dass der wissenschaftliche Beirat der Bundesregierung in seinem Gutachten 2020 fordert, dass dieser Sumpf an Interessenverflechtungen trockengelegt werden müsse, nicht zuletzt von der Politik, die Zielscheibe dieser bewussten Irreführung ist. Allerdings sind diesen Forderungen bisher noch keine Taten gefolgt.

Die Strategie der »wissenschaftlichen« Zweifel und persönlichen Verunglimpfung kommt selten an in der Öffentlichkeit und wird auch im Wissenschaftssystem kaum zum Thema gemacht. Es sei denn, eine

Person, die bisher dort reinen Herzens mitgespielt hat, verlässt plötzlich ihre Position. Den Mut dazu fand Susan Prescott, Professor of Paediatrics an der University of Western Australia. Ihr Schwerpunkt ist die Erforschung von Allergien bei Kindern. Sie trat 2017 von ihrer Position im Nestlé Nutrition Institute's Advisory Board in Oceania zurück und erhielt damit öffentliche Beachtung im brasilianischen Blog »O Trigo e o Joio« (Deutsch: Der Weizen und die Spreu).[427] Der Auslöser für sie war der Artikel im American Journal of Clinical Nutrition, in dem Mike Gibney und Mitautoren aus ihrer Sicht ihren brasilianischen Kollegen Monteiro unangemessen und auf der Basis fehlerhafter Argumente angegriffen hatten.

Sie hatte darauf, so erklärte sie »O Trigo e o Joio«, eine Entgegnung verfasst, die nach ihren Angaben vom American Journal of Clinical Nutrition nicht gedruckt wurde. Das brachte bei ihr das Fass zum Überlaufen. Susan Prescott schmiss hin, um ihre Glaubwürdigkeit zu retten. Gebracht zu diesem drastischen Schritt hatten sie die Kinder, mit denen sie sich wissenschaftlich beschäftigte und von denen sie wusste, was falsche Ernährung bewirken kann. Und dass die Behauptung der Industrie, die Zusätze in hoch verarbeiteten Nahrungsmitteln seien sicher, nicht zutraf. Im Gegenteil, eine Legion von Darmbakterien erzählten ihr eine gänzlich andere Geschichte. Jenseits der Makronährstoffe wie Zucker und pflanzliche Öle seien es nach ihrer Überzeugung die Zusatzstoffe wie Emulgatoren, künstliche Süßungsmittel, Salz, hoch verarbeitete Fette und andere, die für Störungen in der Magen- und Darmflora und für Stoffwechsel- und Verhaltensstörungen bei Kindern verantwortlich seien.[428] Ihr Urteil über die gesteuerte Kampagne gegen das NOVA-Klassifizierungssystem fällt eindeutig aus: »Wissenschaftler, die hoch verarbeitete Nahrungsmittel weiterhin verteidigen, befinden sich auf der falschen Seite der Geschichte«.[429]

Tarnen und Irreführen

Gestützt wird die Strategie, eigene »wissenschaftliche« Fakten zu kreieren und die Erkenntnisse anderer zu diskreditieren, durch eine weiter Form der Irreführung.

Das Prinzip heißt: nicht selbst reden, sondern andere für sich sprechen lassen. Diese Strategie der Tarnung und Irreführung wurde zuletzt in den USA von der Ölindustrie genutzt, um Einfluss auf den amerikanischen Kongress in der Klimadebatte zu nehmen.[430] Ihr Weg in die Entscheidungsgremien führt über sogenannte *shadow groups*. Gruppen, die sich, nach Recherchen der New York Times, auf Millionen an Spenden aus den Kassen der Ölindustrie unter anderem von Exxon Mobil stützten, um die Erkenntnisse der Klimaforschung zu untergraben.[431] Bekannt wurde dies 2021 durch ein von Greenpeace UK initiiertes und heimlich aufgezeichnetes Gespräch mit Keith McCoy, dem Senior Director für *federal relations* von Exxon Mobil, der sich freimütig darüber ausließ, mit welchen Methoden seine Zunft auch die neue amerikanische Regierung unter Joe Biden für die Interessen der Ölindustrie einnehme.[432] Das Interview wurde über den britischen Channel 4 ausgestrahlt und ins Internet gestellt.[433]

Auch in Deutschland funktionierte die Strategie Tarnen und Irreführen bestens. Das Beispiel der Zuckerindustrie zeigt jedoch, dass die Nebelkerzen nicht ewig brennen. Die Hauptrolle spielte der »Informationskreis Mundhygiene und Ernährungsverhalten« (IME). Dieser Informationskreis stellt sich nach außen als Gesellschaft dar, die im Grenzbereich von Medizin und Wissenschaft operiert und Verständnis für komplexe Zusammenhänge wecken will. Doch die eigentliche Aufgabe bestand darin, die Rolle von Zucker und Süßigkeiten als Hauptverursacher von Karies und Zahnschäden und letztlich auch von Fettleibigkeit bei Kindern herunterzuspielen. Seine Zielgruppe waren Multiplikatoren, Gesundheitsämter und das zahnärztliche Personal. Seine Methode: Zweifel an den wissenschaftlichen Warnungen zu säen. Wie die Arbeit dieses Informationskreises finanziert wurde, blieb lange im Dunkeln. Das sollte es eigentlich auch auf Dauer bleiben, wenn nicht Recherchen der Wochenzeitschrift Die Zeit die Maskerade 2018 beendet hätten.[434] Als Geldgeber enttarnte sie die »Wirtschaftliche Vereinigung Zucker e. V.« Seither nennt der Informationskreis die Zuckerindustrie und ihre Vereinigung offiziell als Geldgeber.[435] Das heißt aber nicht, dass er nun sein Tun eingestellt hätte. Er wirkt weiter an der öffentlichen Meinungsbildung mit, ebenso wie die Wirtschaftliche Vereinigung Zucker e.V. selbst. Und sie versucht weiter ihre alternative Wahrheiten zu verbreiten´, die der industriekritische Verein Foodwatch Deutschland 2020 als »Fake News« an den Pranger stellte.[436]

Entgegen aller wissenschaftlichen Erkenntnis, wie sie auch vom Sachverständigenrat des Bundesministeriums für Ernährung und Landwirtschaft vertreten wird,[437] tritt die Zuckerindustrie immer noch an die Öffentlichkeit und behauptet,
– von Zucker gehe keine Gefahr für die Volksgesundheit aus,[438]
– Zucker mache weder dick noch krank,[439]
– sein Konsum sei durch Steuern nicht zu bremsen.[440]

Bei Lichte betrachtet geht es hier nicht um Wissenschaft, sondern um Propaganda. Aber auch die verfehlt ihre Wirkung nicht. Unabhängig von ihrem Wahrheitsgehalt bestimmte sie die deutsche Debatte um die Verringerung des Zuckergehalts in Fertignahrung und Softdrinks und damit auch die Politik. Und erreichte so, dass die zuständige Landwirtschaftsministerin Julia Klöckner eine Reduktionsstrategie vorlegte, die sich viel zu niedrige und noch dazu freiwillige Ziele steckte. Sehr zum Ärger von Barbara Bitzer, Sprecherin der Deutschen Allianz Nichtübertragbare Krankheiten (DANK)[441], die kommentiert: »Hier wird ausgerechnet eine besonders vulnerable Gruppe nicht geschützt, vermutlich um Absatzinteressen der Industrie nicht zu beschränken.«[442]

Doch auch wenn es ihren Gegnern nicht gefällt: Die Zuckerlobby hat sich so verhalten, wie es im Regiebuch der Ernährungsindustrie vorgesehen ist, und sie hat ihr Ziel erreicht: zunächst einmal Freiwilligkeit bei der Reduzierung von Zucker und eine Schonfrist – mit dem Erfolg, dass ihre Produkte so schnell nicht vom Markt verschwinden werden.

Politischer Schulterschluss

Zum Drehbuch über den Ausbau und Erhalt der politischen und wirtschaftlichen Macht der Ernährungsindustrie gehört auch der direkte Schulterschluss mit der Politik. Wie dies gemeint ist, konnte man am 3. Juni 2019 beim Treffen der damaligen Bundesministerin für Ernährung und Landwirtschaft, Julia Klöckner, mit dem Deutschland-Chef von Nestlé, Marc-Aurel Boersch, beobachten. Anlass war die von der Ministerin vorgelegte Reduktionsstrategie für Salz-, Fett- und Zuckergehalt in Nahrungsmitteln. Für diese wollte Klöckner sich die Zustimmung der Industrie sichern, sie mit ins Boot holen und dazu bewegen, mit freiwilligen Maßnahmen drohende Einschränkungen für ihr Fast-Food-Angebot im Vorfeld abzuschwächen oder ganz zu verhindern.

In der Schlüsselszene, die das Bundesministerium für Ernährung und Landwirtschaft als Twitter-Video verbreitete[443], lächelt Julia Klöckner hoffnungsfroh in die Kamera: »Ich hab viel Neues erfahren und freue mich, dass wir Unterstützung haben für unsere Innovations- und Reduktionsstrategie: weniger Zucker, weniger Salz, weniger Fett in den Produkten, die Bürger gerne mögen.« Doch so weit, wie es die Ministerin wollte, mochte Marc-Aurel Boersch ihr nicht folgen. Und machte der Ministerin vor Mikrofon und Kamera klar, dass seine Unterstützung Grenzen habe: »Ja, also wir unterstützen die Reformulierungs-Strategie der Ministerin sehr, sehr gerne. Wir machen das ja auch schon seit ein paar Jahren und werden auch in der Zukunft deutlich Salz, Zucker und Fette reduzieren. Jetzt haben wir in den letzten Jahren circa 10 Prozent reduzieren können, in der Zukunft kommen sicherlich noch mal 5 Prozent dazu.« Wer nachrechnet, kommt zu dem Ergebnis, dass da noch 5 Prozent am 20-Prozent-Ziel der Ministerin fehlen. Wenn es darum geht abzuschwächen, aufzuschieben oder ganz zu verhindern, wäre dies schon einmal der erste Erfolg. Durchgesetzt vor den Augen der Öffentlichkeit!

Die Satiresendung heute-show am 7. Juni 2020 im ZDF überzog die Ministerin mit beißendem Spott.[444] Eine Ministerin, die sich vor den Karren des Konzerns habe spannen lassen und Werbung auf Staatskosten gestattete. Etwas weniger drastisch, aber klar in der Aussage, formulierte es der Marketingprofessor Sascha Raithel in der FAZ. Sein Urteil: Nestlé sei ein PR-Coup gelungen.[445]

Und dies ganz im Sinne der Regieanweisung der ehemals leitenden Mitarbeiter von Coca-Cola: Einfluss nehmen auf Schlüsselpersonen und Politiker. Allerdings war dies keine ganz so große Lobbyleistung.

Denn im deutschen Landwirtschaftsministerium hat die Industrie immer schon offene Türen gefunden. Auch der Vorgänger von Julia Klöckner, Christian Schmidt, fand nichts dabei, 2017 offen mit Monsanto und Bayer zu paktieren, um die Zulassung des umstrittenen Pestizidwirkstoffs Glyphosat in Europa zu verlängern.[446]

Die unverhohlene Nähe zwischen Industrie und Ministerium hat historische Wurzeln. Sie geht zurück bis in die Strukturen des dritten Reichs und setzte sich nach dem Ende des Zweiten Weltkriegs fort.[447] In einer Zeit, in der Hunger in den zerbombten Städten Deutschlands regierte. In der es darum ging, schnell wieder zu ackern und zu ernten. Und dabei nicht mehr auf Pferd und Wagen, sondern auf die Rezepte der Industrie zu setzen. Technik, Chemie, Hochleistungszucht und Spezialisierung in der Landwirtschaft sollten nicht zuletzt über die Vermittlung des Rundfunks helfen, die Not der Nachkriegsjahre zu überwinden. Gleichzeitig bot diese Industrialisierung der Landwirtschaft die Chance, Arbeitskräfte abzuziehen, die für den Aufbau der deutschen Industrie dringend benötigt wurden.

Es ging aber auch um die Kosten der Produktion und damit um die Preise für Brot, Milch und Fleisch. Die Industrialisierung auf den Feldern und in den Ställen sollte die Massenkaufkraft für Kühlschränke, Fernseher und Autos stärken. Die Strategie hatte Erfolg. Das enge Zusammenspiel landwirtschaftlicher Verbände, der vor- und nachgelagerten Industrien und von Politik und Verwaltung trug dazu bei, was später als deutsches »Wirtschaftswunder« in die Geschichte einging. Und politisch als »Grüne Front« weiter Bestand haben sollte. Ein ökonomisch-politischer Machtkomplex, der mittlerweile globale Dimensionen erreicht hat und von nur noch wenigen Konzernen bestimmt wird.[448] Neben Nestlé, Unilever und Danone bei Saatgut und Agrarchemie der Bayer-Konzern, der nach der Fusion mit Monsanto zu einem der weltgrößten Produzenten aufgestiegen ist. Im globalen Handel mit Agrarrohstoffen sind es ebenfalls nur noch vier Handelskonzerne, die die Märkte beherrschen.

Auf diese globale Dimension seines Gegenübers hat das Bundesministerium für Ernährung und Landwirtschaft bisher nur eine Antwort. Der altbewährte Corpsgeist der agroindustriellen »Grünen Front« bestimmt weiterhin den Ton. Was auch erklären mag, warum die deutsche Ministerin Julia Klöckner verbindliche Vorschriften, die den Spielraum der Industrie einschränken würden, ablehnt. Zuletzt öffentlich im August 2020, als ihr Wissenschaftlicher Beirat für Agrarpolitik, Ernährung und gesundheitlichen Verbraucherschutz Einschränkungen und Steuern gegen die um sich greifende Fehlernährung forderte.[449] Ihr Kommentar: »Wir werden keine Ernährungspolizei in Deutschland einsetzen oder etablieren.«[450] Gestützt wird die Haltung der Politik durch den »Lebensmittelverband Deutschland e. V.«. Er organisiert die Lobbyarbeit der Industrie und dies erfolgreich schon über Jahrzehnte.

Der »Lebensmittelverband Deutschland e. V.« gilt als Herzkammer der deutschen Ernährungsindustrie. Er vertritt alle Verbände und Unternehmen »vom Acker bis zum Teller«. Und versteht sich als stabilisierende Säule des Ernährungssystems im Sinne seiner Mitglieder.[451] Dazu zählen, auch auf nationaler Ebene, die internationalen Konzerne Nestlé, Danone, Unilever und Coca-Cola, die Schwergewichte der Branche.[452] Mit im Boot sitzt auch der Deutsche Bauernverband[453], dessen Funktionäre über Aufsichtsratsposten in der deutschen Agrarindustrie sitzen. Sie bilden ein Machtgeflecht, das bis in den deutschen Bundestag hineinreicht. Im Agrarausschuss des Bundestages standen im Jahr 2017 von den 17 Abgeordneten der CDU/CSU allein 13 den Verbänden der Agrar- und Ernährungswirtschaft nahe.[454] Die Bundestagswahl 2017 hat diese Relation verschoben. Bei den Abgeordneten der CDU/CSU zählt jedoch nach wie vor mehr als die Hälfte (9 Abgeordnete) zur Lobby der Agrarwirtschaft.[455] »Keine andere Partei weist eine so große Nähe zum Agrarsektor auf wie die Vertreter und Vertreterinnen der CDU/CSU. Bis zu 85 Prozent ihrer Abgeordneten (19. Bundestag) weisen einen direkten Bezug zur Land-und Agrarwirtschaft auf«, so lautet das Fazit einer wissenschaftlichen Studie der Universität Bremen im Auftrag des Naturschutzbunds Deutschland (NABU).[456]

Damit verfügt die Agrarindustrie über eine solide Basis auf allen Ebenen der deutschen Politik. Und da im Agrarbereich Europa vor allem von Deutschland aus gelenkt wird, kann sie gleich bis nach Brüssel durchregieren. Und auch dort ist sie nicht allein. Auch auf europäischer Ebene wächst ein Netzwerk, das darauf ausgerichtet ist, unerfreuliche Entscheidungen für die Industrie abzuwehren. Dabei geht es erst einmal um Symbolik, aber auch die besitzt politische Kraft.

Europa im Netz der Food-Lobby

Spätestens seit der Ratspräsidentschaft Rumäniens 2019 ist allen Eingeweihten klar, wer in Europa Ton und Farbe angibt: der Coca-Cola Konzern. Er erreichte, dass bei den Sitzungen der Staats- und Regierungschefs seine Farben das Bild bestimmten. Das ARD-Magazin Monitor titelte: »Die rumänische EU-Ratspräsidentschaft wird präsentiert von: Coca-Cola.« Als Platzhalter des Coca-Cola-Imperiums waren Coca-Cola-Sitzsäcke, -Getränkeautomaten und -Plakate in den Beratungsräumen verteilt worden.[457] Nach Erkenntnissen von Vicky Cann, Mitarbeiterin des lobbykritischen Corporate Europe Observatory, gehört Sponsoring der EU-Präsidentschaft mittlerweile zum Standard in Europa.[458] Obwohl es für sie offensichtlich ist, das dies eigentlich ein *No-Go* sein sollte, gerade in einer Zeit, in der die Europäische Gemeinschaft ihr Lebensmittelrecht überarbeitet, über eine Zuckersteuer und die Einführung einer Lebensmittelampel berät.

Auch an der Basis Europas, im europäischen Parlament, schlägt die Food-Lobby ihre Pflöcke ein. Ihr Brückenkopf ist das »European Food Forum«.

Das European Food Forum trat 2019 ans Licht der Öffentlichkeit. Am gleichen Tag, als Ursula von der Leyen, die neue Präsidentin der Europäischen Kommission, ihren »Green Deal« vorstellte. Die Zeitgleichheit ist kein Zufall. Denn der Green Deal enthielt auch eine Strategie, durch die die europäische Ernährungslandschaft politisch grundlegend umgepflügt werden sollte, die »Farm to Fork«-Strategie.

Das European Food Forum (EFF) wurde nach außen hin als eine Initiative von fünf Abgeordneten des Europäischen Parlaments gegründet.[459] Zu den Gründungsmüttern und -vätern gehörten Abgeordnete aus Bulgarien, Polen, Spanien, Italien und Frankreich.[460] Als Direktorin des EFF trat Luisella Ciani auf.[461]. Sie gehörte nicht zu den Abgeordneten des Parlaments, sondern firmiert als Agentur »2ThePointConsulting«.[462] Und steht wiederum in Verbindung mit einem weiteren Beratungsunternehmen namens »Foresight International Policy and Regulatory Advisers«, das sich auf die Fahnen geschrieben hat, offensiv die Interessen der Ernährungsindustrie in Europa zu vertreten. Auf dessen Wirken wird später noch näher einzugehen sein.

In seinem Steckbrief beschreibt sich das Food Forum als eine »Multi-Stakeholder-Plattform«, die sich »auf ganzheitlicher Basis« mit der EU-Lebensmittelpolitik befasst.[463] Als unabhängiges Forum unter politischer Leitung und Direktive von »designierten« Mitgliedern des Europäischen Parlaments. Mit dem Ziel, den offenen Dialog zu fördern zwischen Politikern, Akteuren der Nahrungskette, zivilgesellschaftlichen Organisationen, Forschung, Wissenschaft und anderen öffentlichen Institutionen.[464] 31 Abgeordnete des EU-Parlaments haben sich bis 2021 dem European Food Forum angeschlossen. Durch sie erhält das Forum die Legitimation, gegenüber den europäischen Institutionen quasi als Organisation des Parlaments aufzutreten. Es kann damit eine Wirkkraft entfalten, die es als bloße Lobbygruppe nicht hätte.

Im Gegensatz zu echten parlamentarischen Gruppen unterliegt es aber keiner Kontrolle. Nicht der des Parlaments und, wie Corporate Europe Observatory feststellt, auch nicht der der Öffentlichkeit.[465] Zu den Prinzipien des Forums gehört Verschwiegenheit. Seine Beratungen folgen den »Chatham House Rules«.[466] Danach muss alles, was gesagt wird, vertraulich behandelt werden. Diese Verpflichtung zur Verschwiegenheit hat eine gewisse Logik. Denn die Struktur der Mitglieder verrät, wessen Interessen hier eigentlich vertreten werden. In der Mitgliederliste 2020 finden sich u. a. neben der Lobbyorganisation FoodDrinkEurope die Softdrink-Lobby UNESDA und von der Ernährungsindustrie die Konzerne Coca-Cola, Mars, Ferrero, Metro, Mondalez, Cargill und Rewe sowie die European Crop Protection Association und die Lobby der Chemischen Industrie mit dem European Chemical Industry Council.[467] Insgesamt 26 Organisationen der Wirtschaft, denen 31 EU-Parlamentarier gegenüber stehen (Stand 2021).

Eine Organisationsform, die im internationalen Sprachgebrauch unter die Kategorie *AstroTurfing* fällt. Die Bezeichnung *AstroTurfing* kommt aus England und beruht dort auf dem Erscheinungsbild eines Kunstrasens, der unter dem Namen AstroTurf vertrieben wird, und so aussieht als sei er echt. Aber tatsächlich ist er ein Kunstprodukt. Im politischen Geschäft bezeichnet *AstroTurfing* »die Bildung von Organisationen, die den Anschein einer zivilgesellschaftlichen Gruppe erwecken, in der Realität aber durch Industrieunternehmen gefördert wird, ohne dass dies offensichtlich ist.«[468]

Die lobbykritische Organisation Corporate Europe Observatory stuft das »European Food Forum« als eine Undercover-Taskforce ein, über die die Interessen der europäischen Agrar-und Lebensmittelindustrie in die europäischen Gremien, in das Parlament einfließen und in der Kommission und im Ministerrat befördert werden sollen.

Das European Food Forum ist nicht die einzige Tarnorganisation der Food-Lobby auf EU-Ebene. So weist der Wissenschaftliche Beirat für Agrarpolitik, Ernährung und gesundheitlichen Verbraucherschutz beim BMEL in seinem Gutachten 2020 darauf hin, dass es noch weitere Verbände gibt. Der Beirat nennt das »European Food Information Concil« (EUFIC) und das »International Life Sciences Institute« (ILSI), Organisationen, die »trotz ihres wissenschaftlichen Anspruchs in Hinblick auf die Einflussnahme durch die Industrie eher kritisch zu bewerten« sind.[469] Und weist darauf hin, »dass die Organisation gezielt von Unternehmen der Ernährungsbranche genutzt wurde, um ihre wirtschaftlichen Interessen zu verfolgen.«[470] Wenn die Einschätzung von Corporate Europe Obervatory zutrifft, dürfte dies beim neu gegründeten European Food Forum nicht anders sein.

Wer fragt, wo diese Strategien der Einflussnahme erdacht werden, wird an einer Institution nicht vorbeikommen, die in dieser Frage ausgezeichnete Expertise besitzt: das Beratungsunternehmen »Foresight International Policy and Regulatory Advisers« (FIPRA International)[471].

FIPRA International gilt als einer der 15 Top-Lobbyisten auf dem Brüsseler Parkett.[472] In der Selbstbeschreibung des Unternehmens heißt es, man wisse, »wie man in komplexen politischen Landschaften den besten Kurs findet und regulatorische Herausforderungen angeht.«[473] Dies mit dem Ziel, den industriellen Status Quo der europäischen Ess- und Trinkkultur zu schützen, innovativen Produkten den Weg auf den EU-Markt schneller zu öffnen, Produkte ihrer Klienten im Markt zu halten und dies mit so wenig Einschränkungen wie möglich.[474] Unterstützt wird das Unternehmen von Robert Madelin, der nach Recherchen des Corporate Europe Observatory von 2004 bis 2016 als Spitzenbeamter in der EU-Kommission Dienst tat und nach über 12-jähriger Einsicht in das Räderwerk der europäischen Politik zur Beratungsfirma FIPRA wechselte. Auch Luisella Ciani, die Direktorin des European Food Forums treffen wir in diesem exklusiven Club wieder. Wie sie selbst auf ihrem LinkedIn-Account veröffentlicht, trat sie FIPRA International 2018 bei, also im Jahr bevor sie das Projekt European Food Forum (EFF) aus der Taufe hob.[475] Die Annahme liegt nahe, dass die Expertise von »Foresight International Policy and Regulatory Advisers« dabei hilfreich war.

Im Zentrum der politischen Lobbyarbeit in Brüssel steht FoodDrinkEurope. Dieser Vereinigung der Ernährungsindustrie wird von der Organisation Lobbycontrol die größte Wirkung auf die Europäische Politik zugeschrieben.[476] Mit einem Etat von geschätzten 200 000 bis 300 000 Euro soll sie laut EU-Transparenzregister 2020 die Interessen ihrer Mitglieder in konkrete Politik umgesetzt haben.[477] FoodDrinkEurope ist nach Zahlen von Lobbycontrol aus dem Februar 2015 Mitglied in 49 Expertengruppen der EU-Kommission. Und bringt dort die Positionen seiner Mitglieder zur Geltung, zu denen die nationalen Interessenverbände wie der Lebensmittelverband Deutschland ebenso gehören wie die globalen Player von Nestlé über Coca-Cola, Danone, Kellogg's, Mars, Mondelez International, PepsiCo, The Kraft Heinz Company und Unilever bis Südzucker.[478]

Als Generaldirektorin vertritt Mella Frewen die Lobbyorganisation seit 2007. Sie besitzt Expertise in politischer Einflussnahme. Laut Lobbycontrol war sie als ehemalige Mitarbeiterin von Monsanto für Regierungsbeziehungen in Europa zuständig.[479] 2012 sollte sie Mitglied des Verwaltungsrats der europäischen Lebensmittelaufsichtsbehörde EFSA werden, was jedoch vom EU-Parlament verhindert wurde.[480]

Im Zentrum ihrer Lobbyarbeit stand die europäische Zuckerpolitik. Besondere Mühe gab sich der Verband damit, Alternativen zur geplanten Lebensmittelampel in Europa ins Gespräch zu bringen. Nach Zahlen des Corporate Europe Observatory soll die Industrie rund 21 Millionen Euro jährlich ausgegeben haben, um wirksame Beschränkungen zu verhindern, EU-Institutionen zu beeinflussen, wissenschaftlich fragwürdige Studien zu sponsern und freiwillige Vereinbarungen zu favorisieren.[481, 482] Dass ihr dabei Erfolg beschieden war, liegt nicht zuletzt daran, dass sich die EU-Kommission ein Leben ohne die Mitwirkung der Industrie gar nicht vorstellen kann. Das liegt vor allem an der spärlichen Ausstattung der Behörde mit Fachpersonal. Sie umfasst mit rund 32 000 Mitarbeitern weniger als die deutsche Bundesfinanzverwaltung mit über 45 000 Fachkräften.[483] Das führt zwangsläufig dazu, dass sie sich Expertise von außen holen muss. Lobbycontrol stellt in seinem Bericht 2019 fest: »Gerade Unternehmen verfügen häufig über das Fachpersonal, auf dessen Expertise die Kommission bei der Initiative zu einem neuen Gesetz oder zu dessen konkreter Umsetzung angewiesen ist. Daher sitzen allzu oft genau die Unternehmen bei der Klärung von Detailfragen mit am Tisch, die von der geplanten Regulierung direkt betroffen sind.«[484] Was dann in den 49 Expertengruppen der EU-Kommission, in denen FoodDrinkEurope seine Expertise einbringt, sichert, dass die Interessen der Food-Industrie in der europäischen Politik nie hinten herunterfallen.

Big Food innerhalb der UN-Architektur

»If you can't beat them, join them«, heißt das Motto, nach dem die Food-Industrie versucht auf internationalem Parket Fuß zu fassen. Nicht nur in Europa baut die Industrie ihr Netzwerk in den politisch bedeutsamen Institutionen aus, auch auf höchster politischer Ebene bei den Vereinten Nationen webt sie ihr Netz bis in die Knotenpunkte der Entscheidungszentren hinein. Die Verflechtungen, die zwischen Industrie, Politik und den Administratoren der UN im Laufe der Jahre entstanden sind, sind von außen kaum zu durchschauen. Kein Wunder, denn sie sind kunstvoll in die Architektur der UN-Organisationen eingewoben.

Was für Laien wie ein Labyrinth wirkt, eröffnet für den Wissenden ein wohldurchdachtes Netz, das auf nationaler Ebene beginnt und über die Europäischen Gremien bis in die Institutionen der Vereinten Nationen reicht. Dort wirkt es in den Gremien mit einem Etat, der die Etats der UN-Institutionen bei Weitem übersteigt. Dieses Missverhältnis beklagte schon 2003 der Report »Trade Reforms and Food Security« der Ernährungs- und Landwirtschaftsorganisation FAO der Vereinten Nationen.[485] Der Industrie gehe es vor allem darum, über die UN-Gremien ihren wirtschaftlichen Einfluss auszuweiten, neue Märkte zu gewinnen, vor allem in Krisen- und Konfliktstaaten, aber auch in den Flüchtlingslagern, wo sie einen Teil ihrer zukünftigen Kundschaft wittern.

Als Einfallstor der Food-Lobby gilt das Charity-Programm der Vereinten Nationen, das Welternährungsprogramm WFP. Das WFP ist eng mit einem breit angelegten Netzwerk verbunden, das die Abkürzung SUN trägt. SUN für *Scaling Up Nutrition*. SUN konzentriert seine Arbeit auf 61 Staaten vor allem in Afrika und Süd-Ost Asien.[486] Die Food-Industrie dirigiert SUN über das *SUN Business Network*. Hier haben auch die altbekannten Global Player wiederum ihren Sitz, darunter: PepsiCo, Mars, Unilever und Kellogg's.[487] Über das SUN Business Network sichern sie sich auch Einfluss auf die Ernährungs- und Landwirtschaftsorganisation FAO der Vereinten Nationen. In der FAO steht ihnen als Forum und Sprachrohr der »Round Table on Business Strategies on Delivery of Healthy Diets for a Healthy Planet« zur Verfügung. Aber das ist nur *ein* Einfluss-Strang, der vom *SUN Business Network* aus gesteuert wird.

Der andere läuft über die *Global Alliance for Improved Nutrition* (GAIN).[488] Sie bezeichnet sich als Stiftung, wurde 2002 bei den Vereinten Nationen gegründet und arbeitet eng mit deren Organisationen zusammen.[489] Auch diese Organisation hat sich der Verbesserung der Ernährung verschrieben, ihr Ziel sind die Länder, die unter Fehlernährung leiden.[490] Die Allianz unterhält Geschäftsstellen in neun Ländern und betreibt ihre Geschäfte in 20 Staaten. Finanziert wird GAIN von 30 Gebern, darunter auch Unilever und Mars.[491]

Verflochten ist GAIN mit den Vereinten Nationen über die Weltbank, UNICEF und ebenfalls über das Welternährungsprogramm WFP. Und auch hier sind die Verbindungen zur Wirtschaft gut geknüpft. Sie verlaufen über die *Business Platform for Nutrition Research* (BPNR). Aus der Taufe wurde sie anlässlich der UN-Generalversammlung 2013 gehoben. Was ihr den Anstrich eines offiziellen UN-Organs verleiht und ihr den Zugriff auf die politische Willensbildung in der UN erleichtert.[492]

Diese Vernebelungsstrategie von Interessen sorgt in der UN-Administration schon seit Jahrzehnten für Unmut. Öffentlich beklagte dies 2010 der Direktor der »Division Animal Production and Health« der FAO, Professor Samuel Jutzi. Nach seiner Erfahrung in der FAO legen es machtvolle Lobbygruppen immer wieder darauf an, Entscheidungen über die Reform der internationalen Ernährungspolitik hinauszuzögern und zu verwässern.[493] Seit 20 Jahren versuche er, FAO-Richtlinien und Übereinkommen für eine gute landwirtschaftliche Praxis zu entwickeln, aber diese Herausforderung sei am Einfluss mächtiger Lobbygruppen immer wieder gescheitert.

Die Lobby nehme schon seit Jahrzehnten Einfluss auf die FAO und ebenso auf die Weltgesundheitsorganisation WHO, betont auch Tim Lang, Professor für Ernährungspolitik an der City University London. Im Unterschied zu früher aber sei der Einfluss gestiegen. Gezeigt hatte sich das zum ersten Mal im Jahr 2012, als die »New Alliance for Food Security and Nutrition« gegründet wurde. Eine Allianz, in der die internationalen Konzerne die Lufthoheit übernommen hatten, um für ihre Wirtschaftsinteressen neue Märkte vor allem in Afrika zu sichern.[494] Dies mit dem Ziel, Afrikas Landwirtschaft nach dem Vorbild der Industrienationen zu formen und damit den Einfluss der Konzerne auf dem Kontinent zu sichern.[495] Diese unverhohlene Nähe von Konzernen und Regierungen entstand nicht von ungefähr, sie war die Folge von Jahrzehnten der Liberalisierung der Weltwirtschaft, die zu einem Paradigmenwechsel geführt hatten. Die globalen Entscheidungsträger sollten nicht länger die Staaten sein, die sich nur schwerfällig bewegten, sondern die Industrie, die sich dem Marktmechanismus verschrieben hatte. Dieser historische Schwenk vom Primat der Politik zur Vorherrschaft der Wirtschaft erklärt für Tim Lang auch, warum sich die Interessen der Konzerne so geräuschlos in die Organisationen der UN einbetten konnten. Sie müssen nicht mehr von außen lobbyieren, wenn sie sowieso schon Teil der Machtarchitektur sind.[496] Ein unschlagbarer Vorteil für's Geschäft.

Auch im Dunstkreis der Weltgesundheitsorganisation formierte sich eine Allianz unter dem Namen *The International Food & Beverage Alliance* (IFBA). Dahinter stehen alte Bekannte, darunter Coca-Cola, Ferrero, General Mills, Grupo Bimbo, Kellogg's, Mars, McDonald's, Mondelez International, Nestlé, PepsiCo und Unilever, insgesamt elf global agierenden Food- und Getränkekonzerne.[497] Mit einer Erklärung traten sie 2016 an die Öffentlichkeit und verkündeten, was sie bewege: das gemeinsame Ziel, Menschen rund um die Welt dabei zu helfen, eine ausgewogene Ernährung und einen gesunden Lebensstil zu erreichen.[498] Im Klartext: ihre Idee von industrieller Ernährung möglichst geräuschlos in die Agenda der WHO einzuspeisen.

Zivilgesellschaft am Tropf

Auch in die internationale Zivilgesellschaft haben die Konzerne Einfallstore gefunden. Der Journalist Thomas Kruchem stellt nach seiner Recherche für das SWR-Feature »Hilfsorganisationen am Tropf der Konzerne?« 2016 fest: »Nahrungsmittelkonzerne wie Nestlé, Unilever, Mondelez, Kellogg's, Coca-Cola und PepsiCo, sie alle oder von ihnen gegründete Stiftungen, kooperieren heute mit großen internationalen NGOs wie ›Save the Children‹, ›World Vision‹, ›Care International‹ oder ›Oxfam‹.«[499] Die Kooperation läuft meist über die Finanzen. Für die einen sind diese Geldflüsse nach wie vor eine willkommene Hilfe im Kampf gegen den Hunger, für die anderen eher Schweigegeld. Offensichtliche Interessenkonflikte werden auch von NGOs unter den Teppich gekehrt.

Ein Phänomen, das auch für andere Organisationen der Zivilgesellschaft zutrifft. Auch Hochschulinstitute, Berufsverbände von Ernährungsberatern und Expertenzirkel haben sich nicht selten vom Wohlwollen der Konzerne abhängig gemacht.[500] Sie sind ebenfalls ein Beleg dafür, wie erfolgreich die Regieanweisung der ehemaligen Coca-Cola-Manager Michael Ernest Knowles und Alex Malaspina Politik und Strategie der Food-Konzerne beeinflusst haben.[501]

Wenn es immer noch der Frage bedarf, warum die pandemische Fettwelle, die seit 2010 die Welt umrundet, nicht schon längst internationalen Alarm ausgelöst hat, warum die Vereinten Nationen keine Taskforce gebildet haben, die das Problem angreift, warum die Bundesregierung keinen verbindlichen Krisenplan beschlossen hat, der zumindest Kinder und Jugendliche vor den Folgen des Junkfood-Konsums bewahrt, warum die Zivilgesellschaft und ihre Organisationen so gelassen angesichts dieser adipösen Pandemie reagieren – dann sollte man sich vor Augen führen, wie eng und vielschichtig das Netz ist, das die Food-Industrie im Verlauf der letzten vier Jahrzehnte geknüpft hat, um die pandemische Wirkung ihrer Produkte der öffentlichen und der politischen Diskussion zu entziehen. Mit Erfolg. Entsprechend reagiert die Politik: uninteressiert. Die Frage ist, wen kümmert unter diesen Umständen noch die Volksgesundheit?

Wen kümmert die Volksgesundheit, wo bleibt der Staat?

Eigentlich müssten die Alarmglocken schrillen. Bei einer Seuche, die sich so rasant unter der Weltbevölkerung ausbreitet wie die des Übergewichts, müsste die Weltgesundheitsorganisation schon längst einen Krisenplan verkündet und nationale Regierungen Abwehrprogramme in Stellung gebracht haben. Die Gesundheitsminister müssten mit Sorgenfalten vor Kameras und Mikrofone treten angesichts von Prognosen, die einen weiteren rasanten Anstieg der Betroffenen von derzeit zwei Milliarden auf bis zum Ende des Jahrhunderts bis zu fünf Milliarden Menschen und damit 56 Prozent der Weltbevölkerung vorhersagen. Und wissend, dass der Anteil der schwersten Fälle von Adipositas von derzeit 636 Millionen auf über zwei Milliarden am Ende dieses Jahrhunderts und damit auf 23 Prozent der Weltbevölkerung steigen wird, sollte das mehr als dringenden Handlungsbedarf hervorrufen.[502]

Die Wirtschaftsgipfel der G7 dürften angesichts der Kostenlawine, die auf die Weltwirtschaft zurollt, nur noch ein Thema haben: die Bekämpfung dieser Pandemie. Die Weltbank geht davon aus, dass sich die negativen Folgen des gegenwärtigen Ernährungssystems global auf sechs Trillionen US-Dollar addieren. Sie betrachtet dies eher als eine konservative Schätzung, die längst nicht alle Kosten der Adipositas-Welle berücksichtigt, wie Martien van Nieuwkoop, Global Director der Abteilung Agriculture and Food Global Practice bei der Weltbank, 2019 feststellte.[503] Sechs Trillionen US Dollar, das entspricht etwa sieben Prozent der globalen Wirtschaftsleistung.

Die Food-Industrie selbst erwirtschaftet nach Weltbank-Recherchen derzeit jährlich rund acht Trillionen US-Dollar.[504] Zu wenig, urteilt van Nieuwkoop, um Kosten und Risiken von sechs Trillionen US-Dollar zu rechtfertigen.[505] Mehr noch, zu fürchten sei, dass die Kosten der krankhaften Verfettung der Weltbevölkerung absehbar die gesamte Wirtschaftsleistung des industriellen Ernährungssystems aufzehren könnten.[506]

Allein für Deutschland werden die direkten jährlichen Kosten von

Adipositas laut Schätzung des Wissenschaftlichen Beirates für Agrarpolitik, Ernährung und gesundheitlichen Verbraucherschutz im Jahr 2020 auf rund 29,39 Milliarden und die indirekten Kosten auf 33,65 Milliarden Euro angesetzt.[507] Die Weltbank bezeichnet diese Risiken unseres fehlgesteuerten Ernährungssystems als eine tickende Zeitbombe.[508]

Die Vernunft spricht für eine radikale Abkehr vom Zuviel der hochkalorischen Industrieprodukte. Prävention wäre nicht nur aus Kostengründen zwingend, sondern auch weil die Pandemie die Wirtschaft ausbremsen und damit die heilige Kuh der Ökonomie, das Wachstum, erdrosseln könnte. Dabei wäre es einfach, gegenzusteuern. Nach Zahlen der OECD könnte allein durch eine Verringerung des Kaloriengehalts in hoch verarbeiten Nahrungsmitteln um 20 Prozent der drohende Schrumpfungsprozess verhindert werden.[509] Die gesamtwirtschaftliche Vernunft gebietet: runter mit den überflüssigen Kalorien! Doch diese Art von Vernunft findet derzeit kaum Gehör.

»Wie können wir ein Ernährungssystem verändern, wenn heute 10 Unternehmen fast 90 Prozent der Kalorien kontrollieren, die wir in den USA konsumieren?«, fragt der amerikanische Kinderarzt und Professor für Neuroendokrinologie Robert Lustig.[510] Ist Widerstand zwecklos? Hat die Politik die Waffen gestreckt vor der Übermacht der Konzerne? Wenn man die unkontrollierte Welle der Fettleibigkeit weltweit sieht, könnte man meinen, die Ernährungskatastrophe sei nicht mehr abzuwenden. Aber es gibt Hoffnung, Beispiele, die zeigen, dass Gegenwehr möglich ist, nur leider bisher nicht bei uns in Europa.

Chiles Erfolgskurs

Den spektakulärsten Schritt zur Bekämpfung der Adipositas-Epidemie im eigenen Land kann man in Chile beobachten. Das Land gehört zu den von der Pandemie am stärksten betroffenen Staaten der Welt. Zwei Drittel der Erwachsenen und die Hälfte der Kinder brachten um die Jahrtausendwende mehr Pfunde auf die Waage, als ihrer Gesundheit zuträglich war. Adipositas und die damit losgetretene Kostenlawine drohten die Sozialsysteme zu sprengen. 2012 zog die chilenische Regierung

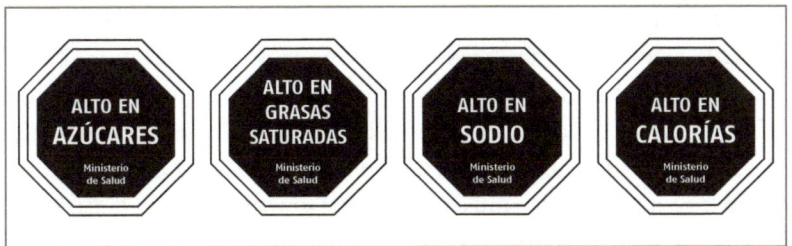

Abb. 8 Stoppschilder vom Gesundheitsministerium Chile

die Reißleine und arbeitete einen Krisenplan aus, der die Fehlernährung unter Kontrolle bringen sollte.

Sie sagte den überzuckerten, übersalzenen, fetttriefenden und hochkalorischen Produkten der Industrie den Kampf an. Überall wo gesundheitlich bedenkliche Grenzen überschritten wurden, wurde ein Stoppschild aufgedruckt. Egal ob auf Tüten, Becher oder Kartons. Verbindlich, in Schwarz und direkt auf der Vorderseite, eine Warnung, die nicht mehr zu übersehen war.

Im Zentrum der Stoppschilder steht in großen Lettern, wovor gewarnt wird: viel Zucker, viele gesättigte Fette, viel Salz, viele Kalorien. Die Warnungen auf den Packungen wurden von einer Kampagne begleitet, die den Bürgern empfahl: »Bevorzugt Lebensmittel mit weniger Stoppschildern. Und wenn sie gar keine haben, umso besser.«[511]

Die Stoppschilder wirkten tatsächlich. Was ein schwarzes Stoppschild trug, war für den Verkauf an Kinder unter 14 Jahren tabu. Das gleiche galt für Fast-Food-Angebote, die über mitgeliefertes Spielzeug Kinder zum Kauf verführen sollten. Auch Zeichentrickfiguren und Comic-Helden, die bis dato die Chipstüten und Snackdosen zierten, bekamen Auftrittsverbote auf Kinderpackungen. Fertiggerichte wurden aus dem Dunstkreis der Schulen verbannt, auch aus den Schulkantinen. Was der Industrie jedoch am stärksten zusetzte, war das Werbeverbot im Fernsehen. Zwischen sechs Uhr früh und zehn Uhr abends wurden die Clips für Softdrinks und Fast Food von den Bildschirmen verbannt.

Dieses Paket an Auflagen stieß auf heftigste Gegenwehr. Doch trotz der Proteste der Industrie wurde es im Jahr 2016 durchgesetzt. Zu verdanken war diese radikale Kur dem Senator und Kinderarzt Dr. Guido Girardi. Doch die Verabschiedung des Gesetzes alleine, das war Girardi klar, hätte noch nichts verändert. Und so forderte der Senator nach der Abstimmung, dass die Regeln strikt kontrolliert, Umgehungsstrategien der Industrie sanktioniert und die Politiker Chiles für die Einhaltung haftbar gemacht werden müssten. Guido Girardi wollte ein Beispiel setzen. Chile sollte ein Vorbild für die Länder Südamerikas werden.[512]

Als vier Jahre später, im Jahr 2020, die erste große Revision der Ernährungspolitik Chiles vorgelegt wurde, war klar, sie wirkte. Der Durst auf Limonade hatte um 25 Prozent nachgelassen. Mineralwasser oder Säfte ohne Zuckerzusatz fanden mehr Zuspruch. Der Gehalt an Zucker, Salz, Fett und Kalorien in der Industrienahrung schrumpfte. Um im Geschäft zu bleiben, tüftelten die Konzerne an sogenannten Reformulierungen, neuen Rezepturen, die die Menge der Problemstoffe so weit herunterdrücken sollten, dass die schwarzen Warnschilder von den Verpackungen verschwinden konnten.

Vor allem bei Zucker wurde kräftig umgerüstet. Zuckerfreie Süßstoffe machten das Rennen. Auch bei der Werbung, die an Kinder gerichtet war, gab es Teilerfolge. Durch das Verbot ging die Menge der Werbespots, die auf Kinder zielten, um die Hälfte zurück.[513] Die Einschränkungen trafen auf Zustimmung in der Bevölkerung.[514] 77 Prozent der Chilenen fanden die neue Ernährungspolitik richtig. Und sie hatte auch erzieherischen Wert.

Die jüngere Generation half den Älteren Kurs zu halten. Wenn ihre Eltern beim Einkaufen doch einmal nach der Packung mit zu vielen schwarzen Stoppzeichen langten, so stellten Beobachter fest, griffen vielfach die Kinder ein. Für Dr. Camila Corvalán, Ernährungswissenschaftlerin an der University of Chile und Mitautorin der Studie, waren dies Zeichen für den Beginn eines Wandels in der Esskultur des Landes. »Wir glauben, dass die Regeln die Art und Weise, wie sich die junge Generation ernährt, verändern und sie darin bestärkt, gesündere Nahrungsmittel zu verlangen.«[515]

Lindsey Smith Taillie, Ernährungs-Epidemiologin an der University of North Carolina und Leitautorin der Studie, hatte mit einem derartigen Erfolg der chilenischen Anti-Junkfood-Politik nicht gerechnet. Der Erfolg lag aus ihrer Sicht in der Kombination der verschiedenen Maßnahmen. In ihrem Resümee in der New York Times empfahl sie dies als Vorbild für die Welt, mit dem Adipositas, Bluthochdruck und Diabetes tatsächlich wirkungsvoll bekämpft werden könnten.[516]

Chile kann sich heute als Vorbild rühmen und als Glücksfall. Denn im Gegensatz zu anderen Staaten hatte das Land im entscheidenden Moment die richtigen Politiker am richtigen Platz. Zum einen den Kinderarzt Guido Girardi, der als Politiker das Gesetz in den Senat einbrachte, und zum anderen Michelle Bachelet, die als chilenische Präsidentin dem Gesetz politische »Zähne« verschaffte. Auch sie war Kinderärztin. Und beide kannten das Drama der Fettleibigkeit aus eigener Anschauung.[517] Selbst der spätere Präsident, der konservative Millionär Sebastián Piñera, stellte sich hinter die 2016 beschlossenen Einschränkungen für den Fast-Food-Markt Chiles. Das Land könnte im Kampf gegen die Fettwelle jedoch noch schärfere Geschütze auffahren. Das jedenfalls empfiehlt Barry M. Popkin, Professor der Ernährungswissenschaften und Leiter des Interdisciplinary Obesity Center an der Gillings School of Global Public Health in North Carolina.

Er berät die chilenische Regierung. In der New York Times berichtete er 2020 von Plänen, die Schrauben weiter anzuziehen und eine *Mega Tax* einzuführen. Sie soll auf gefrorene Pizza, Fertignudeln und alle Fast-Food-Gerichte erhoben werden, weil gerade sie es sind, die die größte Menge, nämlich zwei Drittel der Kalorien, die Kinder aufnehmen, in sich tragen.[518]

Als entscheidend für die politische Wirkung der Anti-Fast-Food-Kultur erwies sich die Strategie, die Reform über den Gesundheitsausschuss des Parlaments auf den Weg zu bringen. Und nicht, wie zu erwarten gewesen wäre, im Landwirtschaftsministerium anzusiedeln. Im Gesundheitsausschuss wurde das Thema Ernährung unter dem Aspekt Gesundheit behandelt und schließlich in ein Gesetz gegossen, das in der Regie des Gesundheitsministeriums umgesetzt wurde. Diese strategische Distanz zum Einflussfeld der Agrar- und Ernährungsindustrie brachte den Durchbruch im Kampf gegen die Volksseuche. Wäre das Thema dem chilenischen Landwirtschaftsministerium überlassen worden, so vermutet der Politikwissenschaftler Tim Dorlach, wäre es mit einiger Sicherheit im Kraftfeld der Fast-Food-Lobby zerrieben worden.[519]

Zweifelhafte Ersatzstoffe

Doch der Glanz, den Chiles neues Ernährungsgesetz bisher entfaltete, wird durch neuere Forschungen getrübt. Die Zuckerersatzstoffe, die heute verhindern, dass die Industrieprodukte mit einem Stoppschild gekennzeichnet werden müssen, gerieten in Verdacht, selbst gesundheitsschädlich zu sein. Am 17. Juni 2020 veröffentlichte eine Gruppe von Wissenschaftlern um Verónica Sambra, Ernährungsexpertin der Medizinischen Fakultät der Universität in Santiago, eine Brandschrift. Sie trägt den Titel: »Overuse of Non-caloric Sweeteners in Foods and Beverages in Chile: A Threat to Consumers' Free Choice?«[520]. Ihre Botschaft: Kinder, die Fertiggerichte mit zuckerfreien Austauschstoffen in großen Mengen zu sich nehmen, könnten gesundheitliche Schäden davontragen. Das Problem war, dass mehr als die Hälfte aller Lebensmittel in Chile mittlerweile derartige Austauschstoffe enthielt. Und zwar besonders häufig Produkte des Kindersortiments.

Die Wissenschaftler befürchten, dass dadurch die Gesamtmenge an Zuckerersatzstoffen die gesundheitlich bedenkliche Schwelle bei Kindern überschreiten könnte. Am Beispiel des Zuckeraustauschers *Steviol Glycoside* rechneten sie vor: Wenn ein durchschnittliches siebenjähriges Kind in Chile pro Tag ein Glas Milch mit Schokoaroma trinkt, dazu eine Portion Cornflakes mit Apfelsoße und einen Joghurt und dann noch einen Wackelpudding mit Fruchtgeschmack, eine Körnerstange und zwei Gläser Fruchtsaft, dann nimmt es zu viel *Steviol Glycoside* zu sich.[521] Und überschreitet bezogen auf sein Körpergewicht (von 22,5 Kilo) den zulässigen Grenzwert, den *Acceptable Daily Intake* (ADI)[522] um das 1,47-Fache. [523]

Welche gesundheitlichen Folgen diese Grenzüberschreitung haben könnte, lässt sich bisher nur vermuten. Aber diese Vermutungen haben Gewicht. Die tragischste aller Konsequenzen lautet: Die Ersatzstoffe könnten die bisherigen Erfolge der Adipositas-Strategie zunichtemachen. Denn, so die Annahme, der nicht kalorienhaltige Zuckerersatz-stoff bewirke im Mund zwar ein Gefühl von Süße, aber im Magen kein Gefühl der Sättigung. Die Folge: Der Hunger bleibt ungestillt und fordert weiteren Nachschub. Ein Kreislauf, an dessen Ende wieder das steht, was die Ersatzstoffe bekämpfen sollten: neues Übergewicht.

Zudem stehen die Ersatzstoffe im Verdacht, Rezeptoren von Darmzellen zu aktivieren, die die Verwertung von Glucose und Fructose fördern. Diese gesteigerte »Futterverwertung« führt ebenfalls zu Zuwachs im Fettdepot. Und schließlich könnte sich auch die Darmflora ungünstig verändern. Auch das könnte, wie Forscher an der Humboldt-Universität Berlin herausfanden, »das Risiko, im späteren Leben an Adipositas, Diabetes und Folgeerkrankungen zu erkranken, deutlich erhöhen.«[524] Damit wäre dann der ernährungsphysiologische Vorteil des Austauschs besonders in Kindernahrung ebenso dahin wie das Konzept des Austausches von Zucker durch Ersatzstoffe insgesamt.[525] Was der Industrie einen Ausweg aus ihrem hochkalorischen Dilemma versperren und die bisher erfolgreiche Ausweichstrategie der Reformulierung als solche in Frage stellen würde. Eine Perspektive, die letztlich nur noch einen Weg übriglassen könnte, den der ernsthaften Verringerung von Süße. Ob sich damit dann die Umsatzziele der Konzerne noch durchsetzen ließen, ist vorläufig offen.

Mexiko: Starker Wille, schwaches Fleisch

Der Kampf gegen die Volksverfettung begann in Mexiko im Jahr 2013. Die eigentliche Epidemie – und damit die fetten Jahre des Landes – breitete sich nach Abschluss des nordamerikanischen Freihandelsabkommens Nafta aus. Dieses Abkommen wurde im Jahr 1994 geschlossen und machte den Weg frei für die nordamerikanischen Fast-Food-Konzerne. Was zu einem kulturellen Bruch der Ernährungsgewohnheiten des Landes führte. Obst und Gemüse zählten bis dahin zu den Grundpfeilern der mexikanischen Küche. Nach 1994 jedoch übernahmen Industrieprodukte den Markt. Der Anteil gesunder Ernährung ging um fast ein Drittel zurück und im gleichen Zug verdreifachte sich die Zahl der Übergewichtigen im Land.[526]

Mexikanisches Übergewicht fand sogar einen Platz im Guinness-Buch der Rekorde. Mit 592 Kilo Körpergewicht gelang es Manuel Uribe, als dickster Mann der Welt in die Geschichte einzugehen. Als er im Mai 2014 an Herzversagen starb, hinterließ er eine Nation, die seine Masse zwar noch nicht erreicht hatte, aber auf dem besten Wege dahin war. In der Statistik über den volkswirtschaftlichen Schaden von Übergewicht und Adipositas landete Mexiko 2019 auf dem ersten Platz. Die Kosten wurden von der OECD auf 5,3 Prozent des Bruttosozialprodukts geschätzt.[527]

Als die Regierung 2013, also ein Jahr nach Chile, als zweites südamerikanisches Land die Notbremse zog, verordnete sie vor allem der Jugend eine gesündere Lebensführung. Der Siegeszug der Softdrinks sollte durch Trinkwasser gestoppt werden. Ein Netz von öffentlichen Trinkwasserbrunnen wurde installiert, um den Durst auch ohne den Griff zum Süßgetränk löschen zu können. Der Verkauf von Junkfood in Schulen wurde eingeschränkt. Wenn, dann nur noch in kleineren Portionen, die nicht mehr als 140 Kalorien enthalten durften. Snacks sollten nicht mehr als 10 Prozent Zucker und weniger als 35 Prozent Fett enthalten.[528] Öffentliche Gärten und Sportplätze wurden in Stand gesetzt und der Jugend Bewegung verordnet.

Mexiko-Stadt versuchte seine Bewohner trickreich in Schwung zu bringen. In den Metrostationen wurden Automaten installiert, die gegen zehn Kniebeugen eine Gratisfahrkarte ausspuckten. Treppensteigen ließ Klaviermelodien ertönen. Jeder Tritt schlug einen Ton auf einer versteckten Klaviertastatur an. Übergewichtige Kinder erhielten Sportangebote, die ihnen wieder Spaß am Laufen und Springen machen sollten. Adipöse wurden mit kostenlosen Magenverkleinerungen gelockt, ihr Leben wieder in normale Bahnen zu lenken.

Informationskampagnen stellten die Verbindung zwischen Kalorien im Essen und den Pfunden auf den Hüften her. Häusliches Kochen sollte Fast Food vom Esstisch verdrängen. Und schließlich verordnete die Regierung eine Steuer auf Zucker in Getränken und Süßigkeiten. Das erhöhte den Preis für Süßgetränke um acht Prozent.[529] Für jedes Nahrungsmittel, das mehr als 275 Kalorien pro hundert Gramm enthielt, sollte die Steuer bei zehn Prozent liegen. Die Verteuerung führte zur erwarteten Reaktion. Der Durst auf gezuckerte Getränke ließ um zwölf Prozent nach, der Hunger auf gezuckerte Leckereien um fünf, in den Armenvierteln sogar um zehn Prozent.

Der amerikanische Berater der Regierung, der Epidemiologe Barry Popkin, sah in diesen Reaktionen zumindest einen Anfangserfolg. Sein Kollege Juan Rivera forderte mehr. Er wollte die Regierung dazu bewegen, die Steuer auf 20 Prozent zu erhöhen. Die Einnahmen sollten zur weiteren Bekämpfung der Fettwelle dienen.[530] Denn auch wenn es erste Erfolge gab, die Esskultur Mexikos grundlegend zu entschlacken gestaltete sich schwierig. Allzu gerne feiern Mexikaner und ihre Familien mit Lust und Laune, Gesang und Musik an Tischen und Bänken, die sich unter der Last des Süßen und Fetten biegen. Ob Junkfood oder nicht, ist dabei kein Thema. Die nordamerikanische Art zu essen steht nach wie vor hoch im Kurs. In diesem Klima fällt es schwer zu fasten. Selbst die, bei denen der Magen verkleinert wurde, schaffen es häufig nicht. Kinder, die in Sportkursen für ein leichteres Leben trainierten, gaben auf, weil ihre Familie nicht mitzog. Die Abbruchquote lag bei 80 Prozent.[531] 2018 meldete Reuters, dass der Anteil der übergewichtigen Kinder auf mehr als 36 Prozent gestiegen war.[532]

Dennoch: Mexiko hatte einen Anfang gewagt, von dem europäische Staaten immer noch weit entfernt sind.

Brasilien: starker Auftakt abgewürgt

Auch Brasilien, als größter Staat Südamerikas, liegt beim Ranking der Fettleibigkeit weit vorn. Die Seuche der Fast-Food-Ernährung kostet das Land nach Berechnungen der OECD jährlich bereits mehr als fünf Prozent des Bruttosozialprodukts. Damit zählt Brasilien zu den am stärksten durch die Fettwelle gebeutelten Staaten der Welt.[533] 2014 führte die brasilianische Regierung als dritte auf dem lateinamerikanischen Kontinent den entscheidenden Befreiungsschlag. Auch der zielte ab auf die hoch verarbeiteten Produkte der Ernährungsindustrie, die sich in den Supermärkten immer mehr durchsetzten und die im Verdacht standen, der Kern des fetten Übels der Brasilianer zu sein.[534]

Herausgefunden hatte dies der Arzt Carlos Monteiro von der Universität São Paulo.

Er stellte für seine Mitbürger ein einfaches Regelwerk auf, um den Weg in Übergewicht und die damit verbundenen Krankheiten abzubremsen:[535]

1. Iss, was frisch ist
2. Öle, Fett, Salz und Zucker nur in geringen Mengen
3. Verzichte auf verarbeitete Nahrungsmittel
4. Meide hoch verarbeitete Produkte
5. Iss regelmäßig und mit Bedacht, wenn immer möglich in Gesellschaft
6. Kauf dort ein, wo es frische Produkte gibt
7. Koche gemeinsam mit anderen
8. Mach Essen zu etwas Besonderem in deinem Leben
9. Wenn du unterwegs bist, geh dort hin, wo frisch gekocht wird
10. Sei misstrauisch gegenüber Werbung

Menschen bräuchten nicht den Unterschied zwischen gesättigten und ungesättigten Fettsäuren zu verstehen, erklärte Carlos Monteiro. Was sie aber verstehen müssten, sei, dass gutes Essen möglich und der Weg dahin einfach sei.[536]

Der Bann der Regierung galt auch jenen Neuerungen der Ernährungsindustrie, die mit sogenannten Reformulierungen versuchten, ihre Schattenseiten zu verdecken. Auch alles, was unter der Bezeichnung »Lite« in den Markt geschoben wurde oder was mit Vitaminen angereichert die Instinkte der besorgten Mütter in die Irre führen sollte, kam auf den Index.

Was diese Art der Ernährungspolitik im Falle Brasiliens ermöglichte, war wie in Chile die Ressortzuteilung, die eine derart entschiedene Politik überhaupt erst möglich machte. Zuständig war, wie in Chile, das Gesundheitsministerium, das zusammen mit dem Center for Epidemiological Research in Nutrition and Health der Universität von São Paulo (NUPENS/USP) das Konzept für eine neue brasilianische Ernährungspolitik entwarf.[537] Doch was sich als Plan einfach anhörte, blieb in der Umsetzung stecken. Die Lobby der Konzerne intrigierte im Hintergrund. Die Gesundheitsbehörde hatte kein Erfolg damit, eine strikte Kennzeichnung für Fettmacher durchzusetzen und Sponsoring von Sport- und Kulturevents durch die Industrie zu untersagen. Die Industrie überzog ihre Widersacher mit Klagen wegen Bevormundung der Bevölkerung und kam damit durch.[538]

Mit dem Antritt der Regierung Bolsonaro im Januar 2019 begann dann der eigentliche Kahlschlag.[539] Als Erstes entließ der Präsident den nationalen Ernährungsrat »National Council for Food and Nutritional Security« (CONSEA), der bis dahin die Regierung in ihrer Ernährungspolitik unterstützt hatte. Die Regierung ließ außerdem zu, dass Preise für Obst und Gemüse, Mehl und Zucker stiegen und Sozialhilfe abgebaut wurde. Es wurde teurer, frisch einzukaufen und selbst zu kochen. Viele, die schon begonnen hatten, von Chips und Fertigpizza Abschied zu nehmen, kehrten zurück in die Fast-Food-Märkte, der Kosten wegen.

Der Ernährungswende Brasiliens war damit der Boden entzogen. Als dann noch Covid-19 kam, drehte sie sich noch schneller zurück. Gerade die ärmsten Haushalte in den Favelas bekamen die Folgen von Covid-19 besonders drastisch zu spüren. Das Virus sorgte zunächst für massive Arbeitslosigkeit. In den Einraumwohnungen der Armenviertel fand es dann auch ideale Vermehrungsbedingungen. Covid-19 schlug durch bis in die Landwirtschaft, die bis dato die Städte versorgt hatte. Lokale Märkte, Volksküchen und Schulrestaurants blieben geschlossen. Die Kleinbauern, die von den Rändern der Metropolen aus frische Produkte direkt in die Zentren geliefert hatten, verloren ihre Kundschaft und viele ihre Existenz. Damit versiegte die letzte Quelle gesunder Ernährung.[540] Die Hoffnung, dass auch Brasilien ein Leuchtturm für eine neue gesunde Ernährungspolitik in Südamerika werden könnte, war damit zunichte geworden.

Aber das Beispiel Brasilien zeigt auch, dass es mit einem anderen politischen Spitzenpersonal hätte anders laufen können. Der politische Wille entscheidet. Das gilt weltweit, nicht nur für Brasilien, sondern auch für Europa.

WHO Europa unwillig und unfähig

Wenn man im Jahr 2020 auf die politischen Ambitionen Europas aus dem Blickwinkel der WHO schaut, ein Gebiet, das sich von Grönland bis zur Russischen Föderation und vom Mittelmeer bis zur Ostsee erstreckt, aus 53 Ländern besteht, in dem 900 Millionen Einwohner unter unterschiedlichsten gesundheitlichen Bedingungen leben, findet man wenig Vorbildliches.[541] Die Zahl der übergewichtigen Erwachsenen stieg von 47 Prozent 1990 auf 60 Prozent 2016. Chronische Fettsucht plagt ein Drittel aller Kinder im Alter zwischen sechs und neun Jahren und lässt erahnen, welche gesundheitlichen Konsequenzen ihnen in ihrem Leben noch bevorstehen.[542] Über 950 000 Europäer starben zwischen 1990 und 2016 an ungesunder Ernährung. 89 Prozent der vorzeitig versterbenden Menschen in der WHO-Region Europa büßen ihr Leben in Folge von Adipositas und deren Begleitkrankheiten ein. Umgerechnet entspricht dies dem Verlust von über 16 Millionen Lebensjahren. Und dennoch: Es gibt keinen politischen Aufschrei und erst recht keine klare Antwort auf die prekäre Lage.[543]

Im *European Food and Nutrition Action Plan 2015–2020* hatten sich die Staaten selbst zwar anspruchsvolle Ziele gesetzt. So sollte sich in Europa schon 2020 die Zahl der frühzeitigen Tode durch falsche Ernährung um ein Viertel verringert haben. Der Verzehr von Salz sollte um 30 Prozent zurückgehen und dafür gesorgt werden, dass Diabetes und Adipositas auf Nullwachstum zurückgedrängt und der Zuwachs von Übergewicht bei Kindern und Jugendlichen gestoppt würden. Doch die Überprüfung im Jahr 2020 entlarvte die politischen Erklärungen als Makulatur. Die Staaten hatten ihre Ziele durchweg verfehlt. Das Resümee der Wissenschaftler: »Countries are widely off-track.«[544] Die Staaten sind weit vom Weg abgekommen. Oder besser gesagt, sie haben ihn nie erreicht und – der Verdacht drängt sich auf – vielleicht auch nie ernsthaft erreichen wollen.

Die Studie liest sich wie eine Dokumentation flächendeckenden Politikversagens. Da fehlt es nicht nur an klaren und offensichtlichen Warnungen auf hoch verarbeiteten Industrieprodukten, nicht im Kleingedruckten, sondern groß und eindrücklich wie in Chile auf der Vorderseite der Verpackung. Kritisiert wird auch die Zurückhaltung der Staaten, der Werbung Grenzen zu setzen, besonders dort, wo sie auf Kinder abzielt. Auch bei der Reglementierung des Fettgehalts (Transfettsäuren) in Fertiggerichten sei der Weg noch weit, bis Europa als transfettfreie Region bezeichnet werden könne.[545] Die Studie konstatiert darüber hinaus mehr als Nachholbedarf bei Steuern auf Zucker, Salz und Fett und Fehlanzeige bei Subventionen für gesunde Ernährung, Obst, Gemüse. Kein ernsthafter Ansatz bei gesunder Kinderernährung. Gesamturteil: mangelhaft bis ungenügend. Die Mitgliedsstaaten der WHO-Region Europa seien zu schlecht aufgestellt, um ihre Bevölkerung vor ernährungsbedingten Krankheiten zu schützen. Das gelte auch für die Staaten der Europäischen Union. Was fehle in Europa, seien politischer Wille in Zentren der Macht[546] sowie Ambition und Geschwindigkeit bei der Europäischen Kommission. Eigentlich müsste sie eine Firewall gegen die Pandemie errichten und eine Vorreiterrolle im Kampf gegen Adipositas einnehmen. Doch offensichtlich fühlt sie sich nicht in der Pflicht.

Der Sprecher der Europäischen Kommission, Stefan De Keersmaeker, räumt gegenüber der Online-Zeitschrift Politico ein, dass die Essgewohnheiten der europäischen Konsumenten nicht im Einklang mit gängigen Ernährungsempfehlungen stünden.[547] Dennoch verfolgt die Europäische Union als politischer Block bisher keine Politik, die sich mit der Pandemie der Übergewichtigen auseinandersetzt. Lediglich im Programm »Farm to Fork«, das die neue EU-Präsidentin Ursula von der Leyen im Rahmen ihres Green Deals entworfen hat, werden die ernährungsbedingten Volkskrankheiten erwähnt, jedoch eher als Merkposten, denn als Herausforderung.[548]

Von einem klaren Programm bis 2030 ist nicht die Rede. Bekannt wurden bislang nur Fragmente, wie ein Front-Label auf der Verpackung von hoch verarbeiteten Produkten als Warnkennzeichen oder Minimum-Kriterien für das Essen in Mensen, Kantinen, Krankenhäusern und Altenheimen, um dort den Umstieg auf gesündere Kost zu erreichen. Und zusätzlich für die Schulen ein EU-Schulprogramm, über das europaweit gesünderes Essen in Speisesälen und Schulkantinen ermöglichen soll.[549] Doch sind solche Einzelmaßnahmen von einem schlüssigen Konzept, wie Europa ernährungsbedingten Volkskrankheiten begegnen will, noch weit entfernt.

Selbst das europäische Gesundheitsprogramm »EU4 Health« schweigt zur epidemischen Fehlernährung. Auch Covid-19 und die Tatsache, dass die übergewichtigen Europäer nicht nur einen schwereren Verlauf durchleiden, sondern auch, dass sie mangels körperlicher Fitness häufiger ihr Leben lassen müssen, hat in Brüssel nichts bewegt. Für Chantal Mathieu, Vizepräsidentin der *European Association for the Study of Diabetes* (EASD) und Professorin an der Universität Leuven, ist Europa in der Adipositasfrage noch nicht aufgewacht. Seit das Virus die Staaten im Griff habe, so fürchtet sie, seien alle anderen Krankheiten auf dem Rücksitz der Politik gelandet.[550]

Wie weit das Problem auf die hinteren Bänke gerutscht ist, zeigt eine Analyse in acht Staaten der Gemeinschaft (England, Frankreich, Deutschland, Italien, die Niederlande, Polen, Schweden und Slowenien).[551] Sie legt offen, dass weder über die Ursachen des Problems Einigkeit besteht noch über die Strategie, wie dagegen vorzugehen sei. Immer noch wird in vielen Staaten Fettleibigkeit als persönliches Problem betrachtet und nicht als eine Frage der Politik und des Ernährungsumfelds, das dringend politisch umgestaltet werden müsste.[552]

England bekommt kein Lob

Anders in England, hier wird Adipositas zwar seit 1998 als nationale Herausforderung verstanden. Und London hat auch ein Bündel an Einzelmaßnahmen vorzuweisen. Doch Erfolge sind, wenn überhaupt, minimal, behindert durch das Festhalten an der Idee der individuellen Verantwortlichkeit. Hinzu kommt, beklagen die Forscher, die Abwesenheit von systemischem Denken, mangelnde Koordination und der Unwille, politisch durchzugreifen.[553]

Dabei führte Großbritannien Richtlinien ein, die den Zuckergehalt bis 2020 um 20 Prozent reduzieren sollten. Im April 2018 verordnete die britische Regierung sogar eine Steuer auf zuckerhaltige Getränke.[554] Zunächst sah alles nach einem großen Erfolg aus. Die Hälfte der

Unternehmen hätten ihren Zuckergehalt zurückgefahren, so die Regierung.[555] Bei Softdrinks habe sich der Zuckergehalt im Schnitt um 29 Prozent verringert. Auch bei Frühstücksflocken und Joghurt gebe es Erfolge.[556] Doch das war nur die halbe Wahrheit. Die Nachrichten aus Downing Street entpuppten sich als Fake News, wie die Zeitschrift The Guardian am 20. September 2019 offenlegte.[557] Unter dem Titel »English consuming more sugar despite tax and anti-obesity drive« enthüllte der Guardian, dass sich die Gesamtmenge an Zucker, die an Jugendliche verkauft worden war, nicht verringert, sondern erhöht hatte, obwohl Limonade, Frühstücksflocken, Joghurt und andere Süßigkeiten weniger Zucker enthielten. Insgesamt stieg der Zuckerkonsum in England zwischen 2015 und 2018 um 2,6 Prozent. Dr. Alison Tedstone, Chefberaterin der *Public Health England* (PHE) machte aus ihrer Enttäuschung keinen Hehl. Nach ihrer Recherche waren die Verkäufe von sehr zuckerhaltigen Angeboten gestiegen und hätten die Verringerung bei anderen Produkten wieder zunichtegemacht.[558]

Verantwortlich für diesen Misserfolg war die Strategie der Regierung. Zum einen hatte sie bei der Teilnahme der Industrie auf Freiwilligkeit gesetzt und zum anderen in die Beschränkung nur einen Teil der zuckerhaltigen Produkte einbezogen. Die British Medical Association forderte zwar, die Zuckersteuer auch auf andere Zuckerprodukte auszudehnen. Wie The Guardian berichtete, weigerten sich der Premier Boris Johnson und sein Gesundheitsberater William Warr jedoch, die, wie sie es nannten, »sin taxes«, die Sündensteuer, auszuweiten und damit wirksamer werden zu lassen.[559]

Unter dem Druck der Coronakrise versuchte die Regierung im September 2020, ihre Strategie noch einmal nachzuschärfen. Wissenschaftliche Studien hatten nachgewiesen, dass die Infektion mit Sars-Cov2 bei schwergewichtigen Patienten deutlich schlechter verlief als bei Normalgewichtigen. Ein neues Programm gegen Fettleibigkeit wurde angekündigt. Es sieht vor, bis 2024 die überschüssigen Kalorien in Fertigmahlzeiten um 20 Prozent zu senken. Nachdem *Public Health England* (PHE) 2019 nachgewiesen hatte, dass die Bevölkerung besonders beim Essen außer Haus zu viele Kalorien konsumiert, stehen nun auch Fast-Food-Restaurants und Fish-and-Chips-Buden in der Kritik. Im Schnitt seien in Takeaway-Mahlzeiten 200 Kalorien mehr als in Homemade-Gerichten versteckt. Besonders fielen Takeaway-Pizzen auf mit bis zu 2320 Kalorien, während das gleiche Produkt aus dem Supermarkt nur 1368 Kalorien enthielt.[560] Der Handlungsdruck führte zu einer Verordnung aus Downing Street, die diesem Bereich eine schärfere Diät auferlegte.

Bis 2024 soll die Menge der Kalorien
— bei Außerhaus-Gerichten, Pizza und Nudelgerichten um 20 Prozent reduziert werden,
— bei Kindergerichten, Fertiggerichten, Chips und Knoblauchbrot gilt es, 10 Prozent zu verringern,
— bei Kartoffelchips, pikantem Knusperzeug und Sandwiches wird ein Minus von 5 Prozent erwartet.

Doch leider nur erwartet. Auch die neuen Regeln sind nicht verbindlich. Und dies, obwohl die Nachprüfung der bisherigen Programme klar ergeben hatte, dass der weiter steigende Adipositaspegel in Großbritannien mit Freiwilligkeit nicht zu bremsen ist.

Im Nachhinein scheint auch der Premier mit seiner bisherigen Strategie nicht mehr zufrieden. Seit er selbst von Covid-19 betroffen war, begann er über weitere Maßnahmen nachzudenken. Im Juli 2020 sprach er sich für ein Werbeverbot für Junkfood auf allen Fernsehkanälen vor 21 Uhr aus. Seither läuft die Werbeindustrie Sturm. Eine Einschränkung der Werbung von Produkten mit hohem Fett-, Salz- und Zuckergehalt würde die Branche 200 Millionen Pfund jährlichen Umsatz kosten.

Einige Male hat man in der Vergangenheit schon ein Werbeverbot abwenden können. Diesmal jedoch scheint der Premier entschlossen, aus seinen Erfahrungen mit Covid-19 Konsequenzen zu ziehen. Im Guardian wird sein Sinneswandel mit den Worten zitiert: »… wir werden glücklicher, fitter und widerstandfähiger gegen Krankheiten wie Covid, wenn wir Adipositas bremsen können.«[561]

Im Oktober 2020 bekam der Premier Schützenhilfe durch eine Studie der Universität Cambridge[562]. Ihr Ergebnis: Der Verzicht auf Junkfood-Werbung vor 21 Uhr könne rund 120 000 Kinder vor Übergewicht bewahren, chronisches Übergewicht in der Jugend um 40 000 Fälle verringern und der britischen Volkswirtschaft Kosten durch verlorene Produktivität in Höhe von 7,4 Milliarden Pfund ersparen. Allerdings, auch wenn das Werbeverbot vor 21 Uhr umgesetzt werden sollte, fehlt es immer noch an verbindlichen Regeln für den gesamten Bereich der Kinderernährung und für den der Volksernährung sowieso. Die Ernährungsumwelt der britischen Insel dürfte sich so nur in Randbereichen verändern. In Kindergärten, Schulen, Mensen und Kantinen, in den Restaurants und Supermärkten wäre damit noch nicht viel erreicht.

Die Forderungen nach einer grundsätzlichen Veränderung des Ernährungsumfelds der Menschen haben auch in den anderen europäischen Staaten noch keine politische Resonanz gefunden, auch wenn Finnland, Frankreich, Belgien und Ungarn nun zumindest eine Steuer auf Getränke mit zugesetztem Zucker erheben.[563] Finnland führte 2011 Steuern auf Bonbons, Schokolade, Kakaoprodukte, Eiscreme und Eis am Stiel ein. Ungarn besteuert seit 2011 Soft- und Energydrinks, abgepackte Süßigkeiten, salzige und gewürzte Snacks. Irland führte eine Steuer auf zuckrige Limonaden ein. 2012 schloss sich Frankreich an und verordnete ebenfalls eine Steuer auf zuckrige und gesüßte Getränke und Beilagen und in der Folge auch für Energydrinks wie Red Bull.[564] Doch die Europäische Kommission selbst spielt weiterhin auf Zeit.

2014 veröffentlichte sie zwar eine Studie, die Steuern auf Zucker, Salz oder Fett eine gewisse Wirkung auf den Appetit der Kundschaft zusprach. Aber das reichte ihr politisch nicht aus. Bedenken kamen hoch, dass die Kunden einfach auf billigere Produkte ausweichen und damit die Bremswirkung einer Steuer umgehen. Die FoodDrinkEurope, die Lobbyorganisation der Industrie, warnte vor negativen Folgen der Steuern für die Wettbewerbsfähigkeit und Arbeitsplätze sowie vor dem steigenden administrativen Aufwand. Damit war die steuerliche Adipositasbremse für Europa ausgebremst, vorläufig jedenfalls.

Deutschland kein »Nanny-Staat«

Im Jahr 2021 heißt die deutsche Antwort auf Adipositas Julia Klöckner, ihres Zeichens Landwirtschaftsministerin der Bundesregierung. Eine Ministerin, die aus ihrer Abneigung gegenüber jeder Reglementierung des deutschen Essverhaltens keinen Hehl macht. Die sich wortgewaltig gegen eine »Ernährungspolizei«[565] und einen »Nanny-Staat«[566] wehrt und sich verbittet, als »Geschmacks-Nanny« der Nation eingestuft zu werden. Am 14. Januar 2021 ist die Bundestagsdebatte über den Ernährungsbericht 2020, ihren Bericht.[567] Als die Ministerin gegen Mittag ans Rednerpult des Parlaments in Berlin tritt und die Coranamaske abstreift, muss sie ihre Politik verkaufen, Selbstlob als Erfolg. Schließlich habe sie in der Coranakrise dafür gesorgt, dass die gesamte Land- und Ernährungswirtschaft als systemrelevant einzustufen sei. Und als die Parlamentsuhr Punkt 12 Uhr anzeigt, kommt sie zum Thema: Übergewicht, das mittlerweile Jung und Alt erfasst habe und erhebliche Kosten im Gesundheitswesen verursache. Und dann nennt sie dies eine neue Anforderung für eine »moderne Ernährungspolitik«. Und zwei Punkte sagt sie, seien ihr dabei besonders wichtig: Erstens »eine gesundheitsförderliche Ernährung muss überall möglich sein und zweitens müssen wir dafür sorgen, dass sie für unsere Verbraucher auch machbar ist.« Und deswegen gehe es darum, »Ernährungskompetenz zu stärken und das Angebot an Fertiglebensmitteln zu verbessern.« Und deshalb habe sie ganz konkrete Ziele vereinbart mit der Lebensmittelwirtschaft. Und sei damit auf dem richtigen Weg, ganzheitlich, kein Stückwerk, sondern eine Politik aus einem Guss.[568] Starke Worte, keine Schwächen, Erfolge zählen. Politisches »Wording«, während draußen auf den Straßen der Hauptstadt weiter die Fast-Food-Welle rollt, das Übergewicht wächst und die Empörung auch.

Doch die Regierungskoalition segnet den Kurs der Ministerin ab, der weiterhin »nicht bevormunden« oder »eine bestimmte Lebens- oder Ernährungsweise vorschreiben«[569] wolle. Und weiterhin auf die Selbstverpflichtung der Wirtschaft setzt. Mit anderen Worten: Lebensmittelerzeuger dürfen weiterhin ungeachtet der Konsequenzen überzuckerte, überfettete und übersalzene Industrieprodukte als Lebensmittel bewerben und verkaufen. Unterstützung erhält die Ministerin von der FDP: »In einem freiheitlichen Staat wissen Erwachsene selbst, was gut für sie ist«, behauptete Frank Sitta, stellvertretender Fraktionsvorsitzender. Die Kennzeichnungspflicht von Produkten – etwa eine Lebensmittel-Ampel auf Verpackungen – sei wenig hilfreich, weil hierdurch der tatsächliche Informationsgehalt auf ein Minimum reduziert würde.

Dagegen hält die ehemalige Agrarministerin Renate Künast von der grünen Fraktion. Sie erklärt während der ersten Lesung zum Ernährungsbericht 2020 die bisherige Ernährungspolitik für gescheitert. »Die Zeit der Freiwilligkeit ist vorbei«, mahnt sie und spricht sich dagegen aus, auf selbstgesteckte Ziele zur Herstellung gesünderer Produkte seitens der Industrie zu vertrauen. Es brauche eine »ehrgeizige Reduktionsstrategie«, durch die die Lebensmittelproduzenten gezwungen würden, die Salz-, Zucker- und Fettgehalte ihrer Produkte zu verringern. Künast erhält Zustimmung von anderen Oppositionspolitikern, auch sie fordern verbindliche Maßnahmen, wie z. B. eine Zuckersteuer oder ein Werbeverbot für ungesunde Lebensmittel. Doch die Opposition hatte keine Chance. Die Koalitionsfraktionen CDU/CSU und SPD stimmten dagegen und für den Ernährungsbericht 2020.

Draußen im politischen Berlin ist damit die Debatte nicht zu Ende. Barbara Bitzer, Sprecherin der Initiative DANK (Deutsche Allianz Nichtübertragbare Krankheiten), ein Zusammenschluss von 23 wissenschaftlich-medizinischen Fachgesellschaften, Verbänden und Forschungseinrichtungen[570], nimmt kein Blatt vor den Mund. »Der Bericht beschönigt, wie schlecht es nach wie vor um die Ernährung der Bevölkerung in Deutschland bestellt ist«, kommentierte sie gegenüber dem Deutschen Ärzteblatt.[571] Auch wenn der Bericht die nationale Reduktionsstrategie, auf die sich Klöckner mit der Industrie geeinigt hatte, als Erfolg feiere, so hätten weiterhin Kindercerealien den höchsten Zuckergehalt.[572] Kritik kommt auch von einer der ganz großen unter den Krankenkassen. Die AOK stellt fest: 99 Prozent der gekauften Kinderprodukte entsprechen nicht der Norm der Weltgesundheitsorganisation WHO.[573] »Erneut zeigt sich hier der Grundfehler der Reduktionsstrategie«, so Bitzer. »Die gesteckten Ziele sind viel zu niedrig, weil die Industrie bei ihrer Formulierung zu großen Einfluss hatte.« Auch Kinderärzte und Krankenkassen lassen sich mit dem Lob der Ministerin für ihre nationale Reduktionsstrategie nicht ruhigstellen.[574]

Auch der von der Ministerin hoch gelobte Nutri-Score schneidet in der Bewertung außerhalb schlechter ab. Und es war keineswegs so, wie die Ministerin später glauben machen wollte, dass diese Warnampel auf Lebensmitteln auf enthusiastische Zustimmung bei ihr gestoßen wäre. Im Gegenteil. Sie hat ihre Abneigung gegen eine Ernährungsampel hinlänglich zur Schau gestellt. Doch am Ende musste sie dem Druck aus Öffentlichkeit und Wissenschaft schließlich weichen. Nach Frankreich, Belgien, Spanien, Portugal und Luxemburg wurde die Ampel mit ihren fünf Farbfeldern von tiefgrün bis ultrarot im Herbst 2020 auch in Deutschland eingeführt. Allerdings, auch hier nur – unverbindlich.[575] Und wer nicht scharf hinschaut, kann die gedruckte Kennzeichnung zudem leicht übersehen. Denn im Gegensatz zu den schwarzen Stoppschildern in Chile fällt die Kennzeichnung in Deutschland nicht unangenehm auf. Und auch, was ihre Aussagekraft betrifft, zeigt die deutsche Ampel Mängel.

So sagt sie nichts aus über den Grad der Verarbeitung, dem ein Nahrungsmittel unterworfen wurde. Selbst passionierte Köche lassen sich von ihrem Farbenspiel täuschen. Auch Stefan Meyer, ein Hobbykoch, den Stephanie Kowalewski, Reporterin des Deutschlandfunks, im November 2020 um einen Blick in seinen Einkaufkorb bat.[576] Was sie fand, war als Fertiggericht abgepackt: Garnelen-Mango-Curry mit Nudeln. In der Mikrowelle aufgewärmt ein kulinarischer Genuss, sagt das Bild auf dem Karton. Und auch der Nutri-Score leuchtet bei B, also im grünen Bereich. Was heißt: empfehlenswert, nicht zu viel Salz oder Fett, stattdessen aber Gemüse, das lässt den Nutri-Score günstig erscheinen. Aber eben nur erscheinen.

Im NOVA-System, das nach dem Grad der Verarbeitung sortiert, käme dieses Fertiggericht in die schlechteste Kategorie, Stufe vier, die Junkfood-Klasse für hoch verarbeitet Industrieprodukte.

Dr. Alexander Beck von der Assoziation ökologischer Lebensmittelhersteller (AöL) hält es für möglich, dass nach der Nutri-Score-Bewertung eine Cola Light am Ende besser dastehen würde als eine schlichte deutsche Apfelschorle.[577] Weder das Kleingedruckte in der Zutatenlisten noch der Nutri-Score deckten den Grad der Verarbeitung des Produktes auf. Da, so Alexander Beck, sei noch Luft nach oben, was die Wahrheitsfindung anbetrifft. Und auch, dass es keine Verbindlichkeit gibt, hinterlässt eine faden Nachgeschmack. Wohin das führt, zeigt sich in Frankreich. Dort wurde die Nutri-Score-Ampel 2017 eingeführt, war aber bis 2020 nur auf fünf Prozent der Produkte zu finden.[578]

Freiwilligkeit als Taktik

Für die Industrie ist damit erst einmal Zeit gewonnen, denn darum geht es bei der Freiwilligkeit. Sie ist ein taktisches Instrument, das politische Aktion suggeriert, ohne dass sich wirklich etwas ändern muss. Auch bei der deutschen Reduktions- und Innovationsstrategie, die am 19.12.2018 von der Bundesregierung beschlossen wurde, hielt die Ministerin die Fahne der Freiwilligkeit hoch. Auch hier blieb es in das Belieben der Fast-Food-Industrie gestellt, sich daran zu beteiligen oder es zu lassen. Auch hier sind die Ziele ebenso wie das Zieljahr alles andere als ambitioniert. Bis 2025 soll der Zuckergehalt in Frühstückscerealien für Kinder um 20 Prozent, in Erfrischungsgetränken, Joghurts und gesüßten Milchprodukten für Kinder um 15 Prozent zurückgefahren werden.[579] Doch leider nur bei Kindern. Ältere Mitbürger spielen in den Plänen der Landwirtschaftsministerin keine Rolle, obwohl Übergewicht bei den Älteren am stärksten zu Buche schlägt. Vom achtzehnten bis zum siebzigsten Lebensjahr steigt der Anteil der Schwergewichte bei Männern von 33 auf 71 Prozent (nach dem 60. Lebensjahr) und bei Frauen von 26 auf 59 Prozent an.[580]

Wie weit die Bundesministerin mit ihrem Freiwilligkeitskonzept kommt, zeigt ein Vergleich des Max-Rubner-Instituts (Bundesforschungsinstitut für Ernährung und Lebensmittel). Er förderte zu Tage, dass der maximale Gehalt von Zucker und Salz, zwischen 2016 und 2018 über alle Produkte der Industrie hinweg gerechnet, trotz gegenteiliger politischer Ankündigungen, so hoch gewesen sei wie zuvor. Gesundheitlich günstigere Varianten, stellten die Forscher des Max-Rubner-Instituts fest, kämen bei der Kundschaft nicht an. So werden »von den knusprigen Schoko-Frühstücksprodukten die energiereichen Varianten häufiger gekauft als die weniger energiereichen. Auch bei den marktrelevanten Teekaltgetränken (›Eistees‹) greifen die Haushalte verstärkt zu den zuckerreichen Produkten – obwohl Varianten mit weniger Zucker zur Verfügung stehen.«[581]

Und, was für die Zukunft von Adipositas besonders ins Gewicht fällt, Produkte, die sich an Kinder richten, zählen immer noch zu den Zuckerreichsten. Für das Max-Rubner-Institut »… besteht somit weiterhin Handlungsbedarf.«[582]

Ob die freiwillige deutsche Reduktions- und Innovationsstrategie diesen Handlungsbedarf erfüllt, wird sich erst beim nächsten Monitoring herausstellen, nach der Bundestagswahl 2021 – unter anderen politischen Vorzeichen.

Dass Deutschland in Sachen Ernährung nicht weitergekommen ist, liegt nicht nur an der Nähe zwischen Regierung und Industrie, die politische Lähmung liegt auch an der Angst vor dem politischen Scheitern. Diese Angst, so der Wissenschaftliche Beirat des Landwirtschaftsministeriums, lähmt nach dem sogenannten »Veggie-Day-Desaster« der grünen Partei im Bundestagswahlkampf 2013 das politische Klima in allen Parteien.[583] Doch diese Furcht vor dem Wahlbürger erscheint dem wissenschaftlichen Beirat heute nicht mehr zeitgemäß. Die Bürger seien bereit, ihre Essgewohnheiten zu überdenken und ihre Ernährung zu verändern. Eine Tatsache, die ganz offensichtlich noch nicht bis ins politische Berlin vorgedrungen ist.

Auch die Frage, ob der Staat bis auf die Teller seiner Bürger durchregieren darf, ist politisch immer noch umstritten. Zu Unrecht, meint 2020 der Wissenschaftliche Beirat beim BMEL.[584] Im Falle der Industrienahrung gehe es um die Frage, ob und wie weit durch ihren Verkauf die Rechte Dritter verletzt werden. Diese Dritten lassen sich im Bereich Ernährung sehr genau benennen. Es sind die, die heute mit ihren Beiträgen zu Krankenkassen- und Rentenversicherungen dazu beitragen, ein leistungsfähiges Gesundheits- und Rentensystem zu erhalten. Und genau dieses Absicherungssystem könnte in Zukunft unter der Last wachsender Fehlernährung zusammenbrechen. Der Sachverständigenrat belegt diese Befürchtung mit Zahlen: Die direkte medizinische Versorgung eines Adipositaskranken kostet derzeit jährlich 300 Euro. Im schwersten Stadium kommt es zu direkten Kosten von 1800 Euro pro Jahr. Hinzu kommen die Kosten für Folgekrankheiten: Herz- und Kreislaufprobleme, Asthma, Diabetes und Krebs. Alles zusammen summiert sich zu einer Kostenlawine. Wenn auch die mit Adipositas verbundene sinkende Arbeitsproduktivität und die steigende Frühverrentung eingerechnet würden, könnten die jährlichen Kosten der Fehlernährung in Deutschland auf rund 64 Milliarden Euro steigen.[585] Wenn die Rechte zukünftiger Generationen so eklatant verletzt werden, folgert der Beirat, sei der Staat nicht mehr zum Stillschweigen verdammt, sondern geradezu zum Handeln verpflichtet.[586]

Blinder Fleck auf dem politischen Radar

Dass er dies bisher verweigert, liegt nicht zuletzt an einem blinden Fleck auf dem politischen Radar der deutschen Politiker, der das Thema Ernährung über Jahrzehnte unsichtbar gemacht hat. Ernährungspolitik gehört in Deutschland zu den Worten, die im Deutschen Bundestag kaum in den Mund genommen werden. So findet sich etwa ein Begriffspaar wie »gesunde Ernährung« in den Bundestagsreden erst in den letzten 10 Jahren in nennenswerter Häufigkeit.[587] Auch im Etat des Bundesministeriums für Ernährung und Landwirtschaft (BMEL), so die Sachverständigen, ließe sich ablesen, welche Rolle die Frage der Ernährung in der praktischen Politik spiele. »Mit Blick auf Personal und Budget ist die Ernährungspolitik im BMEL im Vergleich zur klassischen Agrarpolitik und zur Größe der gesellschaftspolitischen Herausforderung nach wie vor erheblich unterfinanziert und vorwiegend auf kognitive Appelle und Informationskampagnen ausgerichtet.«[588] »Politik für eine nachhaltigere Ernährung« brauche andere Prioritäten, auch im Umgang mit der Werbeindustrie, die mit wachsender Intensität dazu beiträgt, eine neue Generation von Übergewichtigen heranzuziehen.

Wie, das zeigen die Ergebnisse einer Studie der Universität Hamburg, die im März 2021 veröffentlicht wurde. Danach sieht ein Kind in

Deutschland »durchschnittlich pro Tag 15,48 Werbespots oder -anzeigen für ungesunde Lebensmittel. Davon entfallen 5,14 auf das Internet und 10,34 auf das Fernsehen.« 70 Prozent der untersuchten Werbung im Fernsehen zielt nach Aufmachung oder Sendeumfeld speziell auf Kinder. 89 Prozent aller TV-Spots vermarkten ungesunde Produkte. Die Zahl der TV-Spots pro Stunde ist um 29 Prozent gestiegen.[589] Für die Kinderärztin Dr. Sigrid Peter, stellvertretende Vorsitzende des Berufsverbandes der Kinder- und Jugendärzte (BVJK) ist klar: »Wir müssen endlich die Ursachen angehen für Übergewicht bei Kindern – und Werbung ist dabei ein wichtiger Faktor.«[590]

Was für die Kinderärztin ein *Muss* ist, ist für die Politik bisher noch immer ein *Könnte*. Auch Corona hat daran nichts geändert. Obwohl nach Beobachtungen von Jakob Maske, Landessprecher der Berliner Kinder- und Jugendärzte, das Gewicht seiner jugendlichen Patienten in Einzelfällen um bis zu 30 Kilo zugelegt hat, bleibt die Politik unbeeindruckt.[591]

Der wissenschaftliche Beirat für Agrarpolitik, Ernährung und gesundheitlichen Verbraucherschutz beim Bundesministerium für Ernährung und Landwirtschaft (BMEL) legt in seinem Gutachten, »Politik für eine nachhaltigere Ernährung«, einen Katalog von Empfehlungen vor, die Deutschland im Kampf gegen die Pandemie nach vorn bringen könnten.[592] Doch die bisherigen Erfahrungen zeigen, dass alle politischen Forderungen, die im Kampf gegen die um sich greifende Fehlernährung aufgestellt wurden, folgenlos blieben. Vor allem, weil es nicht gelang, die Diskussion von der Vorstellung eines individuellen Suchtverhaltens auf das Suchtpotenzial der Industrienahrung insgesamt zu lenken. Dabei gibt es durchaus Erfahrungen im politischen Kampf gegen Suchtmittel, die sich Schulen zu eigen machen könnten. Strategien, wie sie im Kampf gegen Nikotin und Tabakrauch Wirkung gezeigt haben.

Von einem, der lernte Nein zu sagen – und von anderen, die Recht bekommen wollen

Nach der Schule gehen die drei Jungen zusammen nach Hause. Schlendern in den Laden, an dem sie vorbeikommen, kaufen sich jeder einen Schokoriegel, packen ihn aus und verputzen den gesamten Riegel auf der Stelle. Zu Hause wartet dann noch das Mittagessen. Jeden Tag lief das so ab, keine große Sache für zwei von ihnen, aber für den Dritten im Bunde – nennen wir ihn Emil – bedeutete dieses gemeinsame Ritual ein Dilemma: Denn Emil war zu dick, er wollte abnehmen, um sich wieder wohlzufühlen in seinem Körper. Da war klar: Jeden Tag ein Schokoriegel – das geht nicht. Aber einfach Nein sagen ging auch nicht: Was würden die anderen sagen? Würde er noch dazugehören? Und in dem Moment, wenn die anderen beiden an ihrem Riegel kauten – was sollte Emil dann machen? Warum konnte er nicht ebenfalls das Süße genießen, das Knacken der Schokoschicht? Der 9-Jährige war verzweifelt: Wie sollte er das hinkriegen?

Nein sagen lernen

Über Wochen hinweg hat Emil gerungen, hat verschiedene Wege erprobt, um zu lernen, wie er auf den Schokoriegel verzichten kann. Im Rahmen eines Abnehmkurses beim Ernährungsinstitut KinderLeicht in München hat er mit Hilfe der Therapeutin und Ernährungsfachfrau Agnes Streber all diese Wege durchgespielt, theoretisch, in Rollenspielen und irgendwann auch dann in der Praxis: Gar nicht mit in den Laden gehen oder mit reingehen, aber keinen Riegel kaufen, oder sich einen Riegel mit einem Kumpel teilen oder etwas anderes kaufen, was weniger Kalorien hat, ... es gibt viele Möglichkeiten, aber keine ist einfach. Nicht für einen 9-Jährigen, der dazugehören will, der so oft schon mehr gegessen hat, als ihm guttat, und der so gerne schokosüße Leckereien nascht.

Natürlich geht es in den wöchentlichen Treffen im Rahmen von Emils Abnehmkurs auch um andere Dinge: Mit den anderen Kindern aus dem

Kurs spielt, rennt, springt er im Park, bewegt sich mit Freunden und Freude. Die Kinder backen selbst ein Vollkornbrot, sie entdecken, wie lecker das schmeckt und auch: dass sie das können, selbst ein gutes Brot backen. Sie sind stolz auf sich und das Brot. An einem anderen Nachmittag dann die Waage: Links in der Schale liegt ein kleiner Schokoriegel, rechts in der Waagschale liegt Obst. Die rechte Schale ist bis zum Rand gefüllt; in beiden Schalen befindet sich die gleiche Menge an Kalorien. Ein Blick, und der Begriff »Kalorienbombe« erklärt sich von selbst.

Und immer wieder heißt es für den 9-Jährigen: überlegen und ausprobieren. Wie schaffe ich es, den Schokoriegel NICHT zu essen, NEIN zu sagen, jeden Tag wieder. Manchmal klappt es gut im Kopf, aber draußen in der Realität geht es dann einfach nicht. Weil der Vormittag in der Schule blöd war, mehrere Dinge schlecht liefen – da trösten die Süße und der Schokoschmelz. Oder weil es sich grad so gut anfühlt, zusammen mit den anderen in den Laden zu gehen. Solche Tage sind frustrierend.

Am Ende hat es Emil geschafft. Da verfügt er über genug Selbstbewusstsein, genug Autonomie, um auf den Riegel zu verzichten. Auf seinen Vorschlag hin gehen die drei Jungs jetzt in einen anderen Laden – wenn es ihn dann doch einmal überwältigt, das Verlangen nach etwas Süßem, dann kann er sich hier Salbeipastillen kaufen und nascht davon ein, zwei. Kalorienmäßig eine Kleinigkeit im Vergleich zu dem Schokoriegel. Und wenn die drei Jungs zur Eisdiele rennen, dann meistert Emil auch diese Situation: Seine beiden Kumpel gönnen sich zwei Kugeln, er gönnt sich nur eine und fühlt sich trotzdem gut. Emil ist stolz, dass er gelernt hat, Nein zu sagen zu vielen süßen, fettigen oder salzigen Verlockungen – so wie die anderen Kinder, die im Abnehmkurs beim Ernährungsinstitut KinderLeicht in München neun Monate lang gebacken, gekocht, gelernt, sich bewegt und an sich gearbeitet haben.[593] Es hat nicht nur Spaß gemacht, es hat sich auch gelohnt. Die Stimmung ist gut unter den Jungen und Mädchen.

Mir geht es im Moment echt klasse und ich fühle mich pudelwohl.
Mich hat man sogar zur Klassensprecherin ernannt.
(P., Mädchen, 11 Jahre alt)

Im Sport in der Schule kann ich jetzt besser mitmachen und ich fühle mich sogar noch integrierter in der Klasse. Ich bin soooo glücklich, dass ich das geschafft habe.
(S., Junge, 9 Jahre alt)

Ich esse jetzt nicht mehr so viel zwischendurch und passe jetzt wieder in mein Dirndl.
(L., Mädchen, 11 Jahre)

Das tolle ist, dass ich es schaffe auf Geburtstagen nun weniger Süßes zu essen.
(D., Junge, 12 Jahre)

So hört es sich an, wenn Kinder mit Übergewicht nach monatelangem Training in der Lage sind, ihr Körpergewicht positiv zu verändern: Abnehmen, Gewicht halten oder auch Gewicht zunehmen, aber sehr viel langsamer als vorher. Jedes dieser Ergebnisse ist ein großer Erfolg für ein Kind, für das es Ausdauer, Willensstärke und Hilfe benötigt. »Es ist das ABC des Neinsagens, was Kinder mit Übergewicht – und auch Erwachsene mit Übergewicht – lernen müssen«, sagt Agnes Streber, die mit ihrem Institut KinderLeicht seit mehr als 20 Jahren Kindern und Erwachsenen dabei hilft, ihr Gewicht in den Griff zu bekommen. »Dazu gehört eine ordentliche Portion Selbstbewusstsein, denn überall locken die Kalorien«, betont Agnes Streber. Auf dem Weg von zu Hause zum Bus, vorbei an einem Kiosk und einem Laden. Auf dem Rückweg von der Schule nach Hause locken zwei Supermärkte mit Kalorienbomben jeder Art und wer auf die S-Bahn wartet, kann sich am Automaten Cola, Fanta, Kekse und Chips kaufen. Wer kann da schon Nein sagen, immer wieder?

Dazu kommt noch: Der Körper trennt sich ungern von überflüssigen Pfunden. Abnehmen ist so viel schwieriger als zuzunehmen. Auch weil der Körper noch Jahre, nachdem der Kopf auf »weniger« eingestimmt ist, hungrig bleibt. Norwegische Wissenschaftler zeigten 2018: Menschen mit starkem Übergewicht, die über zwei Jahre hinweg durch ein umfassendes Programm mit Sport, Ernährungsunterricht und psychologische Betreuung durchschnittlich 11 Kilo abnahmen, fühlten sich hungriger als Normalgewichtige.[594] Auch nach zwei Jahren schüttete ihr Magen deutlich erhöhte Mengen des Hunger-Hormons Ghrelin aus. Die Wissenschaftler vermuten, dass stark übergewichtige Menschen, die abgenommen haben, ihr Leben lang mehr Ghrelin produzieren – und dementsprechend ihr Leben lang häufiger mit Hungerattacken rechnen müssen als Normalgewichtige.

Was für eine Quälerei! Eine Quälerei, die vielen Menschen erspart bliebe, wenn ihnen die Kalorien nicht förmlich aufgedrängt oder in hoch verarbeiteten Produkten untergejubelt würden.

Immer mehr Ernährungsfachleute und Ärzte fordern Veränderungen in der Lebensmittel-Industrie und -Werbung, um das Ansteigen von Übergewicht und Fettleibigkeit zu stoppen, auch die Weltgesundheitsorganisation.

Vor Gericht ziehen

Aber es ist schwer, sich gegenüber den mächtigen Lebensmittelkonzernen durchzusetzen, sie einzuschränken in ihrem Streben nach mehr Gewinn. Schwer, aber nicht unmöglich. Ein Weg, um Änderungen zu bewirken, kann der Rechtsweg sein. Immer wieder versuchen Menschen – allein oder mit Gleichgesinnten –, sich gegen die Übermacht der Lebensmittelproduzenten und -verkäufer zu wehren, indem sie vor Gericht ziehen.

Einer der Ersten war ein 56 Jahre alter Mann aus New York namens Caesar Barber.[595, 596] Mit 122 Kilo auf 1,78 Meter Körpergröße war er nicht nur übergewichtig, sondern fettleibig – adipös, wie Ärzte es nennen. 2002 klagte Barber gegen McDonald's, Wendy's, Kentucky Fried Chicken und Burger King vor dem New York State Supreme Court: Sie hätten fahrlässig gehandelt. Denn obwohl es mehrere Studien gebe, die einen Zusammenhang zeigen zwischen z. B. Übergewicht, Diabetes, Herzkrankheiten, Bluthochdruck oder Schlaganfall und Lebensmitteln mit hohem Salz-, Zucker- und Fettgehalt, verkauften diese Fast-Food-Ketten solche Lebensmittel weiter. Außerdem hätten sie nicht ausreichend aufgeklärt, was in den von ihnen verkauften Burgern, Pommes frites, Shakes etcetera stecke und wie gesundheitsgefährdend es sei, ihre Produkte zu essen. Wie er selbst es getan habe, vier- bis fünfmal pro Woche, wodurch er krank wurde: Er war an Diabetes erkrankt und hatte zwei Herzinfarkte erlitten. Jetzt forderte Caesar Barber hierfür eine Entschädigung.

Die Klage wurde 2003 abgewiesen[597], doch sie war nicht umsonst: Zum ersten Mal wurde die Lebensmittelindustrie dafür angeklagt, dass sie mitverantwortlich ist an der Übergewichts-Epidemie in den USA. Und während die beklagten Fast-Food-Ketten den Vorwurf als lächerlich abtaten, zitierten amerikanische Medien damals sehr wohl auch Experten wie David Satcher[598], der zu dieser Zeit das öffentliche Gesundheitssystem der USA leitete.[599] Nur wenige Monate vor der Klage hatte David Satcher Fettleibigkeit als die zukünftige Todesursache Nummer eins bezeichnet, die ebenso viel Krankheit und Tod verursachen werde wie das Rauchen[600]. Auch finanziell sei die anwachsende Fettleibigkeit eine Belastung, sie koste die USA pro Jahr 117 Milliarden Dollar. Eine seiner Forderungen: dass Amerikanern mehr gesunde Lebensmittel angeboten werden.

Noch im gleichen Jahr klagten zwei Teenager gegen McDonald's[601]: Auch sie warfen dem Fast-Food-Giganten vor, er habe nicht ausreichend davor gewarnt, wie ungesund die Burger, Fritten, Shakes und Apfeltaschen seien, die dort über den Tresen geschoben werden. Obwohl das Unternehmen sehr wohl wisse, dass ein Kind, das öfter als einmal pro Woche bei McDonald's esse, möglicherweise Diabetes entwickle.[602] Außerdem locke der Konzern, der zu den umsatzstärksten seiner Branche gehört[603], durch Spielzeug, das mit bestimmten Menüs verschenkt werde, insbesondere Kinder an, die zu jung seien, um sich gegen solche und andere Angebote und Werbung zu behaupten. Auch diese Klage wurde vom zuständigen Richter verworfen[604, 605], bevor es zu einem Gerichtsverfahren kam – aber auch diese Klage führte zu einer lebhaften öffentlichen Diskussion über die Frage: Wie groß ist die Verantwortung der Lebensmittelindustrie an der Fettleibigkeitswelle, die über die USA rollt?

Ferrero vor Gericht

Manche Klagen gegen »Big Food« erreichten nicht nur eine gesellschaftliche Diskussion, sondern bewirkten tatsächlich eine konkrete Veränderung. 2012 brachte Athena Hohenberg aus Kalifornien erfolgreich den US-Ableger des Lebensmittelkonzerns Ferrero vor Gericht[606, 607]: Im Rahmen einer Sammelklage gegen den Hersteller von Nutella warf sie dem Unternehmen vor, die Schoko-Haselnuss-Creme gesünder darzustellen, als sie wirklich sei. Von wegen »Beispiel für ein ausgewogenes und schmackhaftes Frühstück«! Dass Nutella kaum besser als ein Schokoriegel war und einen gefährlich hohen Anteil an gesättigten Fettsäuren enthielt, schockierte die Mutter, sie klagte. Zwar kam es zu keinem Gerichtsurteil, aber in einer außergerichtlichen Einigung stellte der US-Ableger von Ferrero drei Millionen Dollar bereit für irregeführte Nutella-Kunden und versprach, bestimmte Marketing-Äußerungen zu Nutella zu ändern. Informationen über Zutaten und Nährwerte sollten in Zukunft detaillierter angegeben werden.

Auch in Deutschland musste Ferrero eine Schlappe einstecken: 2011 verlor der deutsche Ableger von Ferrero vor dem Oberlandesgericht Frankfurt am Main[608]: Der Verbraucherzentrale Bundesverband (VZBV) hatte dagegen geklagt, in welcher Form auf dem Nutellaglas Nährwert- und Vitaminangaben präsentiert wurden. In der Tabelle, die auf jedem Glas klebte, waren Zucker, Fett, Mineralstoffe und Vitamine als Prozentangaben der empfohlenen Tageszufuhr[609] angegeben. Die Angaben waren zwar nicht falsch, aber irreführend, wie die Richter entschieden: Denn während sich die Angaben für Fett und Zucker auf eine kleine Portion Nutella bezogen, auf 15 Gramm, waren die Prozentangaben für Vitamine und Mineralstoffe auf 100 Gramm berechnet. »Kein Wunder, dass der Prozentanteil gesunder Vitamine am Tagesbedarf relativ hoch, der Anteil ›kritischer‹ Nährstoffe wie Fett und Zucker dagegen relativ niedrig ausfiel«, kritisierte der Verbraucherzentrale Bundesverband. Und erreichte, dass seitdem alle Zutatenmengen bei Nutella[610], egal wie positiv oder negativ Verbraucher sie bewerten, sowohl auf 100 Gramm bezogen als auch pro Portion angegeben werden.

Ferrero ist nicht der einzige Lebensmittelproduzent, der die Angaben zu den eher unerwünschten Nährwerten wie Zucker, Salz und Fett und den eher positiv besetzten Vitaminen und Mineralstoffen irreführend präsentiert. Der Süßwarenhersteller August Storck KG druckte auf den Verpackungen seiner »nimm2«- Bonbons zwei Tabellen ab: Links eine Tabelle über die Vitamine, die in den Bonbons zu finden seien. Und rechts daneben eine Tabelle über die Nährwerte der gelben Bonbons, unter anderem ihren Zuckergehalt. Diese Darstellung sei unzulässig[611], denn sie verstoße gegen die europäische Lebensmittelinformationsverordnung, stellte 2019 das Kammergericht Berlin fest. Schließlich würden in Europa Tabellen grundsätzlich von links nach rechts und von oben nach unten gelesen. Durch die Platzierung der Tabellen auf der Verpackung gerieten so die Pflichtangaben zu den Nährwerten in den Hintergrund. Nach Ansicht der Richter habe der Hersteller genau dies beabsichtigt, kein anderer Grund sei für diese Gestaltung ersichtlich.

Der Verbraucherzentrale Bundesverband, der gegen Storck geklagt hatte, erinnerte angesichts des Urteils an seine seit Langem erhobene Forderung, eine leicht verständliche Nährwertkennzeichnung wie den Nutri-Score verpflichtend einzuführen. Bisher ist diese Nährwertampel, die bei Weitem nicht perfekt ist, aber Verbrauchern wenigstens ein wenig Orientierung liefert, wie gesund oder ungesund ein Lebensmittel ist, nur eine freiwillige Maßnahme. Wer von den Produzenten nicht will, der lässt es eben.

Obwohl die hier beschriebenen Gerichtsverfahren nur einige Beispiele sind für eine ganze Reihe von Klagen, die bisher erhoben wurden – grundlegend geändert haben sie nichts an der Irreführung und Überfütterung der Verbraucher. Zwar feuert jede Klage zumindest die Diskussion über die Verantwortung der Lebensmittelproduzenten an der epidemischen Ausbreitung von krankmachendem Übergewicht an und manchmal erreicht ein Kläger, dass ein Konzern etwas ehrlicher angeben muss, wie viel Zucker in seinem Produkt tatsächlich steckt – aber an dem Prinzip »Mehr Zucker oder Fett oder Salz bedeuten mehr Gewinn« und an dem obersten Ziel »Profit first« änderten diese Nadelstiche bisher nichts.

Ein Virus ändert vieles

Vielleicht kommt der Anstoß zu Veränderungen eher aus einer vollkommen unerwarteten Richtung: Ein kleines Virus, nicht zu sehen mit dem bloßen Auge, nicht lebensfähig ohne einen Wirt und bis Dezember 2019 selbst für Virologen ein Neuling in der Welt der Viren. Erst am 11. Februar 2020 bekam dieses Virus seinen Namen[612]: Sars-Cov2, ein Coronavirus, das seitdem die Welt in Atem hält. Es forderte Millionen von Menschenleben, machte Millionen Menschen wochen- oder monatelang krank, überforderte viele Gesundheitssysteme, selbst in reichen Ländern und bescherte kleinen und großen Firmen riesige Verluste. Die Coronapandemie, die 2020 begann und 2022 noch immer nicht zu Ende ist, zeigt wie unter einem Brennglas, welche Defizite sich in unserer Gesundheitspolitik und anderen Bereichen aufgehäuft haben.

In Deutschland zum Beispiel führte der Rückstand in der Digitalisierung dazu, dass während des ersten Lockdowns die meisten Kinder wochenlang keinen Unterricht hatten. Die fehlende Wertschätzung des Pflegeberufs, die jahrelang bekannten schlechten Arbeitsbedingungen und der daraus entstandene Mangel an Pflegepersonal waren der Grund dafür, dass im Winter 20/21 nicht die Zahl der Beatmungsgeräte und Intensivbetten knapp wurde, sondern die Zahl der Menschen, die sich um die Patienten in den Intensivbetten kümmern. Und auch die Folgen der Adipositaswelle, die schon länger Millionen Menschen weltweit bedrohte, verschärften sich unter dem Brennglas der Coronapandemie.

Schon vorher warnten Mediziner und Wissenschaftler, dass starkes Übergewicht und Fettleibigkeit krank machen und die Lebensqualität beeinträchtigen. In der Pandemie wurden überzählige Pfunde dann noch gefährlicher, denn ziemlich schnell erkannten Ärzte: Starkes Übergewicht, Fettleibigkeit und Diabetes[613] erhöhen deutlich das Risiko für einen schweren, auch tödlichen Verlauf von Covid-19. Gleichzeitig ergriffen Regierungen weltweit vorher undenkbare Maßnahmen, um die Verbreitung des Virus einzudämmen, wie zum Beispiel wochenlange Ausgangssperren, ein fast kompletter Stopp des Flugverkehrs, des Tourismus, von Kultur, Gastronomie und Kommerz. Grenzen wurden geschlossen, sogar zwischen EU-Ländern.

Verunsicherte Investoren

Es war eine Zeit, in der Regierungen Entscheidungen trafen, die vorher niemand für möglich gehalten hatte. Damit bekamen Absichtserklärungen von Politikern, sich dem Übergewichts-Tsunami entgegenzustellen, neues Gewicht. Plötzlich schien es durchaus denkbar, dass solchen Absichtserklärungen auch Taten folgen würden. Als zum Beispiel die britische Regierung vorschlug, Werbung für Junkfood einzudämmen[614] und Cafés, Restaurants und Take-away-Restaurants zu verpflichten, auf ihren Speisekarten auch den Kaloriengehalt ihrer Speisen anzugeben[615, 616], wurde dies ernster genommen als früher. Von der Lebensmittelindustrie, aber auch von Investoren wie beispielsweise David Czupryna von der globalen Vermögensverwaltung Candraim.

Wie in mehreren englischsprachigen Medien zu lesen war, hielt David Czupryna es sehr wohl für möglich, dass Covid-19 gesündere Entscheidungen und Regulierungen verstärken könne.[617] Die Behörden könnten sich durchaus dafür entscheiden, gegen Unternehmen vorzugehen, die in erster Linie für ungesundes Ernährungsverhalten verantwortlich sind, zitierten Finanzzeitschriften wie die Financial Post oder das Markets Magazine von Bloomberg den Investor. Eine Mutmaßung, die auf dem Börsenparkett nicht einfach weggesteckt wird. Wenn sich Gewinne betroffener Lebensmittelproduzenten reduzieren könnten, dann lässt das Anleger aufhorchen.

Die Unruhe der Investoren kommt nicht von ungefähr. Schon heute müssen in England, Mexiko, Portugal und weiteren mehr als 35 Ländern[618] höhere Steuern gezahlt werden für Süßgetränke mit hohem Zuckergehalt, immer wieder werden Werbe- oder auch Verkaufsbeschränkungen gefordert, insbesondere wenn es um Kinder und Jugendliche geht. Eine echte Katastrophe für Hersteller von Fast Food, Fertiggerichten oder hoch verarbeiteten Lebensmitteln wären Warnhinweise auf der Verpackung, die über das derzeit Kleingedruckte auf der Rückseite hinausgehen. Warnhinweise, wie sie auf der Vorderseite von Zigarettenschachteln mittlerweile Pflicht sind: Mit großen abstoßenden Fotos und drastischen Warnungen vor Krebs, Impotenz und Tod.

Wo die Reise hingehen könnte, zeigt der Blick auf die Geschichte der Tabakindustrie.

Schreckgespenst Tabakindustrie

Seit den 50er Jahren gab es immer wieder Prozesse gegen die Tabakindustrie von Einzelklägern und US-Bundesstaaten[619, 620]: Raucher und Passivraucher klagten auf Schadensersatz für ihre ruinierte Gesundheit, Bundesstaaten für die Kosten, die ihrem Gesundheitswesen durch die Behandlung von Krankheiten, die durch Rauchen entstanden waren. In den 1990er Jahren war die Menge der Klagen beziehungsweise die Höhe der insgesamt geforderten Summen so hoch, das es 1998 zu einer Grundsatzvereinbarung, dem *Master Settlement Agreement*[621], zwischen US-Bundesstaaten und der Tabakindustrie kam. Darin sagt die Tabakindustrie unter anderem zu, den Bundesstaaten über 25 Jahre hinweg mehr als 200 Milliarden US-Dollar Entschädigung zu zahlen und 1,5 Milliarden US-Dollar für Aufklärungskampagnen auszugeben. Außerdem wurden Werbebeschränkungen festgelegt und der Verkauf von Tabakprodukten an Minderjährige sowie bestimmte Lobby-Aktivitäten verboten. Hinter dem *Master Settlement Agreement* stand ein gesellschaftlicher Stimmungswandel, gefördert durch Studienergebnisse und gesellschaftliche Diskussionen. Weg von einer Industrie, die Rauchen als einen Akt der Freiheit und Selbstbestimmung vermarktet. Eine Industrie, die bewusst über die negativen Folgen ihrer Produkte gelogen hatte und diese durch Bestechung und Lobbyarbeit lange Zeit ohne wesentliche Beschränkungen bewerben und verkaufen konnte.[622, 623, 624]

Auch in der EU sinkt der Stern der Tabakindustrie. Es gab und gibt Klagen. Niemand zweifelt mehr daran, dass Zigaretten gesundheitsschädlich sind oder dass Rauchen süchtig macht. Selbst in Deutschland, das laut der Tabakkontrollskala von 2019 von allen europäischen Ländern am wenigsten Maßnahmen gegen die gesundheitlichen Gefahren des Rauchens ergreift, gilt seit 2022 ein Werbeverbot für Tabakprodukte (wenn auch mit Schlupflöchern).

Insgesamt gesehen wird es eng für die Zigarettenindustrie, weswegen sie jetzt auf neue Produkte setzt: E-Zigaretten und Tabakerhitzer.[625]

Langfristig hat der Verkauf des guten alten Glimmstängels keine Zukunft. Auch weil die Zigarettenindustrie ihre Glaubwürdigkeit und ihr Ansehen mit immer wieder neu aufgedeckten Skandalen selbst ruiniert. Spätestens seitdem bekannt wurde, dass sie Wissenschaftler bestochen hat, um die Gefahren des Rauchens herunterzuspielen und nach einem voll ausgearbeiteten Plan Öffentlichkeit und Politik bewusst belogen hat, haben Konzerne, die Zigaretten verkaufen, Sympathien verspielt.[626] Ein Schicksal, das auch Big Food drohen könnte. Denn auch Big Food hat wissenschaftliche Studien manipuliert.

Ähnliche Methoden, ähnliche Risiken

Aufgedeckt hat dies im November 2016 Stanton A. Glantz.[627] Er veröffentlichte seine Erkenntnisse in der angesehenen Fachzeitschrift JAMA Internal Medicine.[628] Stanton A. Glantz hatte schon in den 1990er Jahren enthüllt, wie die Tabakindustrie wissenschaftliche Forschung in ihre Richtung beeinflusst hatte. Zusammen mit anderen amerikanischen Wissenschaftlern bewies er: Zumindest in den 1960er und 1970er Jahren griff die Zuckerindustrie zu ähnlichen Methoden, um der Öffentlichkeit ein möglichst positives Bild von Zucker zu vermitteln[629]: Wie die Analyse interner Dokumente und historischer Berichte durch Glantz und seine Kollegen ergab, beauftragte und bezahlte in den 1960er Jahren die *Sugar Research Foundation*, ein Vorläufer des heutigen Industrieverbands der US-Zuckerindustrie *Sugar Association*[630], zwei angesehene Wissenschaftler, eine Übersichtsarbeit (*review*) zum Thema Kohlenhydrate und Cholesterinstoffwechsel anzufertigen.

Grob gesagt ging es um die Frage: Wer hat Schuld daran, dass in den 1950er und 1960er Jahren in den USA die Zahl der tödlichen Herzinfarkte stark anstieg? Fett oder Zucker? Auf diese Frage hatte sich die wissenschaftliche Debatte damals zugespitzt – und die Zuckerindustrie hatte verständlicherweise kein Interesse daran, dass Zucker als Bösewicht enttarnt würde. Die Übersichtsarbeit erschien 1967 in der angesehenen Fachzeitschrift New England Journal of Medicine[631] mit dem Fazit: Vor allem die Vermeidung von gesättigten Fettsäuren und cholesterinhaltigen Nahrungsmitteln könne die Herzinfarktrate senken. Über die Rolle des Zuckers ist in dem Fazit nichts zu lesen. Obwohl weiter oben in dem Artikel sehr wohl auch festgestellt wurde, dass in den USA der Konsum von Zucker parallel zur Zahl von Herzinfarkten anstieg. Am Ende stand aber Cholesterin allein als Bösewicht im Rampenlicht – so wie von den Geldgebern der *Sugar Research Foundation* gewünscht.

Zwar gaben die Autoren der Übersichtsarbeit an, dass sie neben öffentlichen Geldern auch Zuschüsse aus der Industrie erhalten hatten. Aber die *Sugar Research Foundation* wird nicht erwähnt.[632] In einer Stellungnahme zu dem Artikel von Glantz und seinem Team verweist die *Sugar Association* darauf, dass 1967 andere, deutlich laxere Regeln zur Transparenz gegolten hätten. Es sei außerdem nicht korrekt, jegliche Forschung, die durch die Industrie finanziell gefördert wird, als schlechte Forschung zu bewerten. Doch was bleibt, ist die Tatsache, was die Zuckerindustrie in den 1960er Jahren geplant und ausgeführt hat: wissenschaftliche Forschung in ihrem Sinne zu beeinflussen. Wahrscheinlich nicht nur in Bezug auf das Herzinfarktrisiko. Stanton A. Glantz vermutet, dass die Zuckerindustrie in den 1960er Jahren auch Forschung zum Zusammenhang von Zucker und Zahngesundheit beeinflusste.[633]

Im Jahr 2015 beschreibt er in der Fachzeitschrift PLOS Medicine, wie die Zuckerindustrie in den 1960er Jahren versuchte, das Forschungsprogramm des Nationalen Instituts für Zahnforschung[634] in eine zuckerfreundliche Richtung zu lenken: Weg von der Erkenntnis, dass weniger Zucker weniger Karies bedeutet, hin zu anderer Forschung mit ungewissem Ausgang[635], etwa über Enzyme, die Zahnbelag auflösen, oder über eine Impfung gegen Karies.

Bedeutende Fachzeitschriften haben heutzutage deutlich höhere Ansprüche an wissenschaftliche Fachartikel und ihre Transparenz. Auch auf Kongressen und Seminaren wird erwartet, dass Forscher darlegen, von wem ihre Arbeit finanziell unterstützt wurde oder ob sie Honorare erhielten, die ihre Arbeit beeinflussen könnten. Trotzdem ist es nicht ausgeschlossen, dass die Industrie auch heute noch versucht, Forschung dorthin zu dirigieren, wo sie ihr gelegen kommt. Einzelne Fachartikel lassen ahnen, dass dies sehr wohl heute noch geschieht.[636, 637] Sollte dies der Fall sein, dann ist die Gefahr groß, dass der Zuckerindustrie widerfährt, was die Tabaklobby erlebt hat: Entzug von Vertrauen bis hin zur Ablehnung.

Money makes …

Finanzielle Verluste durch Klagen, Beschränkungen bei Vermarktung, Werbung und ein stark gesunkenes Ansehen in der Bevölkerung – eine solche Entwicklung möchte die Lebensmittelindustrie unbedingt vermeiden. Denn all diese Dinge machen es schwieriger, Gewinne zu erzielen. Und sind Gift für Investoren. Auch Großinvestoren haben registriert, dass die Risiken für die Lebensmittelindustrie durchaus real und durch die Pandemie noch realer geworden sind. Nervös beobachten sie die Konzerne – ihre Portfolios, deren Produkte, deren Zusammensetzung – und gleichen diese Informationen mit medizinischen Erkenntnissen ab: Je gesundheitsschädlicher das Produkt, desto größer das Risiko, dass es in der nahen Zukunft durch Politik und öffentliche Meinung zum Ladenhüter wird. In vielen der rund 40 Länder, in denen eine erhöhte Steuer auf besonders stark gezuckerte Lebensmittel eingeführt wurde, haben Produzenten ihre Rezeptur geändert, wenn auch keineswegs alle. Aber auch solche Änderungen sind stets ein großes Risiko für den Produzenten, dass sich Konsumenten abwenden. Dass ihnen das Produkt der Konkurrenz besser schmeckt, weil der charakteristische Geschmack verloren geht oder weil weniger Zucker auch weniger Volumen bedeutet oder eine anderes *mouthfeeling*. Egal ob fest oder flüssig: In den meisten Rezepturen für *Convenience Food* oder *Ultra-Processed Food* spielt Zucker eine zentrale Rolle, die nur mit großem Aufwand reduziert werden kann, selten zum gleichen Preis.

Alles in allem: Für jemanden, der Aktien eines Lebensmittelproduzenten kaufen will, ist ein Produkt, das so viel Zucker enthält, dass damit zu rechnen ist, dass es in der nahen Zukunft entweder unattraktiv wird oder verändert werden muss, ein großer Minuspunkt. Das setzt zwangsläufig eine Kapitaldrift in Gang. Firmen mit Produkten, die gesünder und nahrhafter sind, werden plötzlich attraktiver für Investoren. Manchmal, weil die Investoren tatsächlich etwas gegen den Fettleibigkeits-Tsunami tun wollen. So wie die Investorengruppe *ShareAction*, die zusammen mit anderen Investoren versucht, die globale große Supermarktkette Tesco dazu zu bringen, gesündere Lebensmittel zu verkaufen.[638] Öfter, weil Unternehmen mit einem gesunden Angebot einfach weniger gefährdet sind durch neue Gesetze, neue Steuern und neue Studienergebnisse. Egal, welche Motive Investoren und Aktienbesitzer haben: Vielleicht liegt in ihrem NEIN die stärkste Kraft, um Änderungen zu bewirken, im NEIN der Macht des Geldes.

Vom Umgang mit Tabak lernen – das Fast-Food-Kartell in die Knie zwingen

Was haben Fast Food und Tabak gemeinsam? Sie sind nicht lebensnotwendig, erklärt Professor William Dietz, Direktor der *STOP Obesity Alliance*[639] und Chef des *Sumner Redstone Global Center on Prevention and Wellness* an der George Washington University in Washington DC.[640] Er hat als Mitglied der renommierten *Lancet Commission on Obesity* gemeinsam mit 43 Experten aus 14 Ländern den Kampf gegen die chronische Fettsucht aufgenommen. Ein Kampf gegen eine Industrie, die, so sieht es William Dietz, genauso wie die Tabakindustrie Produkte herstellt, die man zwar nicht braucht, die aber ungeachtet der Schäden, die sie anrichten, verkauft werden, um damit Profite zu machen. Das sei nicht länger hinzunehmen, so der Professor, und er bläst zum Sturm auf die Bastionen der Junkfood-Industrie. Er sieht sich dabei in der Tradition eines Krieges, wie er 1964 in den USA gegen die Tabakkonzerne erklärt wurde.

Krieg gegen die Tabakindustrie

Dem Krieg gegen die Tabakindustrie lag ein Bericht über die verheerenden Auswirkungen des Zigarettenkonsums zugrunde. Krebs war der Begriff, der 1964 in den USA die Öffentlichkeit aufrüttelte und die Politik alarmierte. Es war die Zeit, in der die Tabakkonzerne noch uneingeschränkt mitregierten, in der ein Kampf gegen die Großen der Zigarettenindustrie, gegen Big Tobacco, als aussichtslos galt.[641] Der Bericht, der die Gemüter bewegte, trug das Siegel des obersten Gesundheitsaufsehers der Vereinigten Staaten und enthielt bittere Wahrheiten über die Folgen des Rauchens in den USA.[642] Seine Zahlen und Tabellen listeten die Todesraten bei Rauchern in den USA auf. Und die lagen um 70 Prozent höher als bei Nichtrauchern. Bei Menschen mit chronischer Bronchitis um 500 Prozent und bei Lungenkrebspatienten gar um 1000 Prozent höher.[643]

Die Zahlen führten zu blankem Entsetzen. Die Politik konnte nicht mehr zum »Business as usual« zurück. Einschränkungen und Verbote wurden gefordert, doch die Tabaklobby leistete erbitterten Widerstand. Dass sie mit einem einfachen Abstreiten nicht weiterkommen würde, war den Bossen der Tabakkonzerne bald klar, und so engagierten sie einen Werbefachmann, der ihre Gewinne retten sollte. Der Auftrag ging an die Werbeagentur Hill & Knowlton. Sie arbeitete eine raffinierte Strategie aus, die auch heute noch erfolgreich ist.[644]

Es ging darum, auf die erdrückenden wissenschaftlichen Erkenntnisse so zu reagieren, dass man selbst nicht in die Schusslinie geriet. Und so einigte man sich darauf, den Zusammenhang zwischen Lungenkrebs und Rauchen nicht zu leugnen, sondern sich als mitfühlender Streiter und Aufklärer auf dem Weg zur ganzen Wahrheit zu präsentieren. So, dass die Reputation als verantwortungsbewusste Unternehmen nicht angekratzt werden konnte. Das Drehbuch für diese Farce sah vor, Wissenschaft als Mittel der Propaganda einzusetzen.

Engineering of Science nannte Allan M. Brandt das Verfahren, das er in seinem Aufsatz über die Taktiken der Tabakindustrie so beschrieb: Ziel dieses *Engineering of Science* war es, die These »Rauchen macht Krebs« mit Hilfe von Zweifeln an den wissenschaftlichen Nachweisen zu untergraben. Wichtig war, diese Zweifel nicht selbst in die Öffentlichkeit zu bringen, sondern durch ein Gremium von wissenschaftlichen Experten. Der Plan ging auf.

Wissenschaftler, die der These »Tabakqualm verursacht Krebs« kritisch gegenüberstanden, waren bald gefunden. Sie wurden im Tobacco Industry Research Committee (TIRC) zusammengeführt. Ein Verein, der vorgab, der Frage nach dem Zusammenhang von Tabak und Krebs wissenschaftlich auf den Grund zu gehen. Allerdings, bei seiner Arbeit ging es weniger darum, wissenschaftliches Licht in das Dunkel des Tabakkonsums zu bringen, als vielmehr die Gefährlichkeit des Rauchens herunterzuspielen. Die Grundsätze des Tobacco Industry Research Committee hießen:

1. Es gibt keine wissenschaftlich gesicherte Beziehung zwischen Rauchen und Krebs.
2. Die medizinische Forschung deutet darauf hin, dass es viele Ursachen für Krebs gibt.

3. Die vielen Millionen Menschen, die Gefallen und Befriedigung im Rauchen finden, können sich darauf verlassen, dass alle wissenschaftlichen Mittel genutzt werden, um alle Fakten so bald als möglich zu klären.[645]

Während die Klärung auf sich warten ließ, tat die Verunsicherung schon mal ihre Wirkung. Sie verhinderte nicht nur restriktive Maßnahmen, sie bescherte der Industrie auch noch einen weiteren Erfolg. Mit ihrer Hilfe ließ sich die Schuldfrage, die sich angesichts der immer länger werdenden Todeslisten stellte, im Sinne der Industrie beantworten. Die Argumentation lag auf der Hand. Wenn es nicht geklärt ist, ob Rauchen Krebs verursacht, dann kann die Industrie auch nicht als Verursacher in Haftung genommen werden. Wenn aber jemand, obwohl das gesundheitliche Risiko von Tabakqualm noch nicht geklärt ist, dennoch zur Zigarette greift, dann ist er selbst verantwortlich für sein Tun und die Folgen, aber nicht die Industrie. So wurden die Opfer zu Tätern gestempelt und die Industrie freigesprochen.

»Smoking and Health«

Die Trendwende kam nicht direkt nach dem oben erwähnten ersten Report 1964, dafür hat die Tabaklobby gesorgt, sondern erst 24 Jahre später, als die Politik sich schließlich 1988 nicht mehr darüber hinwegsetzen konnte, dass vom Zigarettenrauch akute Gefahr für die Bevölkerung ausging.

Dennoch blieb der Streit um Krebs und Rauchen nicht völlig wirkungslos. Nach Veröffentlichung des Reports »Smoking and Health« sank die Zahl der Raucher in den Vereinigten Staaten von 43 auf 18 Prozent (zwischen 1964 und 2012).[646] Wie die American Medical Association feststellte, rettete der Verzicht zahlreiche Lebensjahre vieler Amerikaner. Männliche Amerikaner lebten 2,3 Jahre länger und Amerikanerinnen 1,6 Jahre.[647] Was die genauen Gründe für diese Erfolgsbilanz waren, versuchten Helene M. Cole und Michael C. Fiore vom *Center for Tobacco Research and Intervention* an der Universität von Wisconsin herauszufinden. In ihrer Studie »The War Against Tobacco:

50 Years and Counting« klärten sie, was zuletzt die eigentliche Wende herbeigeführt hatte.

Am wichtigsten war die Erkenntnis des Reports, dass Tabakrauch nicht nur Rauchern schadet, sondern auch eine Gefahr für Nichtraucher darstellt. In der Folge verboten 28 US-Bundesstaaten das Rauchen in öffentlichen Räumen. Eine zweite starke Reaktion löste ein weiterer Report der Gesundheitsbehörde aus, der 1988 erschien. Er belegte, dass Rauchen süchtig macht und dass Nikotin der Wirkstoff ist, der die Sucht fördert. Das veränderte die öffentliche Debatte grundsätzlich. Rauchen wurde als Suchtverhalten markiert und galt nicht länger als Folge einer freien Entscheidung.

Die Gewissheit über die Gefahren erzeugte erheblichen politischen Druck. Nichtraucherschutz in Innenräumen und Programme, mit denen Jugendliche vom Rauchen abgehalten werden sollten, wurden verabschiedet. Raucherentwöhnung wurde zum Thema einer nationalen Hotline für Ausstiegswillige. Steuern sollten den Kauf von Zigaretten bremsen. Auch die Justiz kam ins Spiel. Es kam zu Prozessen auf Schadensersatz, die von Einzelpersonen und dem amerikanischen Justizministerium angestrengt wurden. 1998 setzte die US-Regierung im *Master Settlement Agreement* eine Entschädigung von 240 Milliarden US-Dollar gegen Big Tobacco durch. Eine Forderung, die über 25 Jahre hinweg die medizinische Versorgung der Raucheropfer absichern sollte. Die Krönung der juristischen Abrechnung aber bestand aus einem Schuldspruch wegen Erpressung und Schwarzhandel, der 2006 gegen die Industrie verhängt wurde.

Dieser abrupte Klimawandel führte dazu – so stellt Nicholas Freudenberg, Professor für Public Health an der City University of New York und Autor des Buches »Lethal but Legal: Corporations, Consumption and Protecting Public Health« fest –, dass sich das Bewusstsein vieler Amerikaner gegenüber Tabak veränderte.[648] Immer mehr erkannten, dass das Recht auf saubere Atemluft und persönliche Gesundheit mehr Gewicht haben sollte als das Recht der Tabakkonzerne, ihre krankmachenden Produkte zu vermarkten und damit große Gewinne zu machen.[649]

Ist die Antiraucherstrategie der USA übertragbar auf das Junkfood-Problem heute? Nicholas Freudenberg hält es für aussichtsreich, die Sucht, die mit Junkfood und überzuckerten Limonaden entfacht wird, mit ähnlichen Strategien anzugehen wie die Sucht, die Zigaretten verursachen. Vor allem Eltern müssten gewonnen werden und stärker für die körperliche Unversehrtheit ihrer Kinder kämpfen. Sie müssten erkennen, dass die Gesundheit ihrer Kinder ein höher Wert sei, als die Freiheit der Industrie ihre Geschäfte zu machen. Und sich gegen die Werbung der Junkfood-Industrie stellen, die ihre Kinder als Zielscheibe missbraucht. Big Food müsste genauso wie die Tabakindustrie in den USA, für die Gesundheitsfolgen ihrer Produkte zur Verantwortung gezogen und zur Kasse gebeten werden.[650] Die wichtigste Erkenntnis für ihn aber ist, dass das Narrativ von einer übermächtigen Industrie, die nicht unter Kontrolle zu bringen sei, in sich zusammenfällt, wenn die Politik sich besinnt und das Wohl ihrer Bürger und nicht die Profite der Industrie ins Zentrum ihrer Arbeit stellt.

WHO Framework Convention on Tobacco Control (FCTC)

Wie stark Politik die Weichen in eine neue Richtung stellen kann, zeigte sich auch auf internationaler Ebene, als die Staatengemeinschaft zur Jahrtausendwende damit begann, eine Konvention gegen die Tabakindustrie aufzustellen: Die *WHO Framework Convention on Tobacco Control* (FCTC). Sie wurde am 21. Mai 2003 beschlossen und gilt als beispielhaft für das, was die Staatengemeinschaft erreichen kann.[651] Zum ersten Mal in der Geschichte der UN wurde dem Schutz der Gesundheit gegenüber den Gewinninteressen einer mächtigen Industrie Vorrang eingeräumt.

Die Convention on Tobacco Control verzichtet dabei auf jede diplomatische Zurückhaltung. Was auf der hohen Ebene der internationalen Politik, insbesondere wenn es um wirtschaftliche Interessen multinationaler Konzerne geht, selten der Fall und deshalb erwähnenswert ist. Die Konvention trat am 27. Februar 2005 in Kraft. Unterzeichnet wurde sie von 168 Staaten, von Deutschland ebenso wie von der Europäischen Union. Sie ist die Antwort der Weltgemeinschaft auf die Toten und Verletzten, die dem Tabakkonsum zum Opfer gefallen sind. Sie ist als Schutzschirm gedacht, den die Internationale Gemeinschaft über ihre Mitglieder spannt, um einen sonst aussichtlosen Kampf gegen Big Tobacco bestehen zu können.

Die Convention on Tobacco Control demonstriert vor allem eins: Selbstbewusstsein. Es ist kein Dokument von Bittstellern, sondern von Regierungen, die die Tabak-Konzerne ins Fadenkreuz nehmen, sie als Täter brandmarken, die es durch die Liberalisierung des Welthandels, globales Marketing, transnationale Werbekampagnen, Promotion und Sponsoring und nicht zuletzt durch internationalen Zigarettenschmuggel zu einer explosionsartigen Ausweitung des Tabakkonsums gebracht hatten.[652] Die Convention on Tobacco Control zeigt Zähne gegenüber der Industrie und fordert von den Unterzeichnerstaaten sehr konkrete Maßnahmen im Kampf gegen die Nikotinabhängigkeit.

So sollen sie

— Preise und Steuern nutzen, um die Nachfrage zu reduzieren,
— die Nichtraucher schützen,
— die Inhaltsstoffe von Tabakprodukten regulieren,
— die Tabakindustrie zur Offenlegung ihrer Dokumente zwingen,
— Verpackung und Labelling gesundheitskonform regeln,
— das öffentliche Bewusstsein über die Risiken des Rauchens wecken,
— Werbung und Sponsoring durch die Tabakindustrie reglementieren,
— Entwöhnungskampagnen fördern,
— den Verkauf an Minderjährige verbieten und schließlich
— Verantwortung übernehmen und öffentlich Rechenschaft ablegen.

Der Industrie Fesseln anlegen

Die USA haben die Konvention zwar unterzeichnet, bisher aber nicht in Kraft gesetzt. Ein erneuter Sieg der Tabaklobby? Die Vermutung liegt nahe. Denn die musste ihre Geschäfte durch die Konvention in ernster Gefahr sehen. Und auch der Umgangston, den die Konvention anschlägt, mag Washington nicht gefallen haben. Denn entgegen bisherigen Gepflogenheiten wurde der Tabaklobby kein Sonderstatus bei den Beratungen eingeräumt. Im Gegenteil. Der Kontakt mit ihr als wirt-

schaftlich interessierter Partei wurde auf allen Ebenen als Interessen-
konflikt und damit als unerwünscht eingestuft. Entsprechend wurden
die Mitgliedsstaaten aufgefordert,

- die Versuche der Tabakindustrie, Einfluss auf die Politik zu nehmen,
  zu problematisieren,
- Interessenkonflikte für Regierungen und ihre Angestellten zu vermeiden,
- Maßnahmen zu ergreifen, um für Transparenz bei den Lobbykon-
  takten zu sorgen und die Beziehungen mit der Tabakindustrie zu
  begrenzen,
- der Tabakindustrie keine bevorzugte Behandlung einzuräumen,
- keine Unterschiede in der Behandlung von staatlichen und privat-
  wirtschaftlichen Tabakunternehmen zu machen,
- unverbindliche Vereinbarungen mit der Tabakindustrie zurückzu-
  weisen,
- akkurate Informationen und Transparenz von der Tabakindustrie
  zu verlangen sowie
- soziale Verantwortlichkeit einzufordern und
- das Wissen um den Suchteffekt und die Schädlichkeit von Tabakprodukten zu fördern.[653]

Damit unterwerfen sich die Unterzeichner der Konvention einem strengen Regime, über dessen Erfolge sie regelmäßige Fortschrittsberichte
erstellen sollen, die dann von der WHO veröffentlicht werden.

Diese Veröffentlichungen sind schon vom Design her ein Novum und
mit der amtlichen Farblosigkeit, wie sie WHO-Druckschriften sonst
auszeichnet, nicht zu vergleichen. Der erste Bericht erregte viel Aufsehen. Mit knappen und flotten Texten, bebildert mit jungen, lebensfro-
hen Menschen wurde er am 7. Februar 2008 von der WHO-Direktorin
Margaret Chan und dem damaligen New Yorker Bürgermeister Michael Bloomberg der Öffentlichkeit übergeben.[654] Das Wall Street Journal
lobte die brillante Aufmachung, die Bilder von lebenssprühenden jungen Menschen und den erfrischenden Slogan *fresh and alive*. Sein Titel
»The MPOWER Package« stellte klar, was erreicht werden sollte: die

Menschen ermächtigen. Und das tat er mit sechs klaren Forderungen an die Regierungen:

1. Überwacht den Tabakkonsum und die Maßnahmen, ihn einzuschränken!
2. Schützt Menschen vor Tabakrauch!
3. Bietet Hilfe an, mit dem Rauchen aufzuhören!
4. Warnt vor den Gefahren des Rauchens!
5. Verstärkt Verbote gegenüber Tabakwerbung, Werbeaktionen und Sponsoring!
6. Erhebt Steuern auf Tabak!

Der strikte Katalog hatte Erfolg. Seit die Convention on Tobacco Control am 27. Februar 2005 in Kraft trat, so die Bilanz der WHO zwei Jahre später, kamen fünf Milliarden Menschen, etwa zwei Drittel der Weltbevölkerung, in den Genuss mindestens einer Maßnahme im Kampf gegen den Tabakkonsum. Dreimal so viele wie 2007.[655] 23 Staaten hatten seit 2007 nationale Schutzmaßnahmen umgesetzt. 2,4 Milliarden Menschen erhielten Zugang zu Entzugsmaßnahmen, was vor allem Brasilien und Indien mit vorbildlichen Programmen zu verdanken war.[656] 62 Länder beschlossen Gesetze, die Nichtrauchern Schutz garantierten. 171 Länder meldeten Ausstiegsprogramme für Nikotinsüchtige, wenn auch nicht immer kostenlos. 91 Staaten druckten Warnhinweise auf die Zigarettenpackungen. Ein Werbeverbot setzten 48 Länder durch. 38 Regierungen verlangten Steuern auf Zigaretten in Höhe von 75 Prozent des Verkaufspreises, 62 gaben sich mit weniger als 75, aber mindestens 50 Prozent zufrieden, in weiterer 61 Staaten lagen die Abgaben zwischen 50 und 25 Prozent.[657]

»Foundation for a Smoke-Free World«

Doch trotz dieser massiven politischen Gegenwehr – kapituliert hat die Industrie noch nicht. Im Gegenteil, sie versucht neue Kräfte zu sammeln, neue Strukturen unter falscher Flagge aufzubauen, darunter die »Foundation for a Smoke-Free World«. Diese Stiftung wurde im September 2017 gegründet und beschreibt sich selbst als unabhängige

Non-Profit-Organisation, die dem Tabakqualm noch in dieser Generation ein Ende setzen wolle.[658] Recherchen des Netzwerks Tobaccotactics ergaben jedoch, dass die »Foundation for a Smoke-Free World« ausschließlich von Philip Morris International (PMI) finanziert wird. Und dass ihre Ausgaben nicht wie angekündigt der Wissenschaft dienten, sondern meist Zwecken, die im Interesse der Tabakindustrie lagen.[659]

Schon die genauere Betrachtung des Namens der »Foundation for a Smoke-Free World« sollte stutzig machen. Es geht um Rauchfreiheit und nicht um Tabakfreiheit. Und wie Recherchen von Andrew Rowell von der Universität in Bath ergaben, geht es um die Reputation der Tabakindustrie. Die plant, sich ihren alten Einfluss zurückzuholen. Dies mit Hilfe von Politikern, die einer rauchfreien Tabakindustrie wieder die Türen zum Dialog über die Gefahr des Rauchens öffnen könnten. Wie sich aus geleakten Dokumenten der Industrie entnehmen lässt, geht es vor allem darum: »Das Recht der Konsumenten zu sichern, weiterhin Tabakprodukte zu kaufen«.[660] Und damit das Geschäft mit Tabak und Nikotin weiter zu betreiben.

Türöffner sind dabei Geräte, die beim Nikotingenuss keinen Rauch, sondern nur noch Dampf ausstoßen. Wie die ZEIT im August 2021 berichtet, sollen mit diesen rauchfreien Produkten 95 Prozent weniger Schadstoffe in die Umgebung gelangen.[661] Ob damit auch ein weniger an Schadenspotenzial einhergeht, bezweifelt Karin Schuller vom Deutschen Krebsforschungszentrum gegenüber der ZEIT. Was auf jeden Fall erhalten bleibe, so Schaller, sei die Abhängigkeit der Kundschaft, denn der Suchtstoff Nikotin sei auch in den »schadstofffreien« Produkten weiter enthalten.

Für den Übergang ins rauchfreie Zeitalter hat das Unternehmen vorgesorgt und sich in die Bereiche eingekauft, in denen in Zukunft ein Teil seiner Kundschaft Entlastung suchen wird. Die mit Lungenproblemen werden dankbar zu Inhalationstherapien gegen Lungenerkrankungen greifen, und die sich von ihrer Sucht trennen wollen, nach Nikotinkaugummis. Beides Geschäftsfelder, die sich Philip Morris durch Zukauf der britischen Firma Vectura und der dänischen Fertin Pharma gesichert haben soll.[662]

Auch wenn die Wendigkeit der Industrie immer wieder erstaunt, so kann der Kampf gegen ihr Geschäftsmodell doch als Lehrstück für den Kampf gegen Big Food betrachtet werden. Allerdings nur, was die Strategie der Industrie anbetrifft. Was die Regierungen anbetrifft, fehlt bisher der Wille, sich den Konzernen entschlossen entgegenzustellen.

Dann herrscht Krieg

Als einer der entschiedensten Vorkämpfer hat sich die *Lancet Commission on Obesity* profiliert, ein internationales Expertengremium, das mit einer Streitschrift gegen die weltweite Fettwelle aufgefallen ist. Die Wissenschaftler nehmen die Gleichgültigkeit gegenüber der grassierenden Fehl- und Überernährung zum Anlass, ganz entgegen ihrer sonst geübten Zurückhaltung, Klartext zu reden. Sie fordern, die diplomatische Rücksicht gegenüber der Food-Industrie und gegenüber den Regierungen, die sie durch ihr Nichtstun schützen und stützen, fallen zu lassen. Ihr Appell wurde 2019 veröffentlicht unter dem Titel »The global syndemic of obesity, undernutrition, and climate change«.[663]

Er ist zunächst einmal eine Abrechnung mit der Gleichgültigkeit, mit der die Regierungen bisher dem Problem der globalen Fehlernährung begegnen. Vor dem Hintergrund, dass die Fettleibigkeit zwischen 1990 und 2017 weltweit um rund 127 Prozent gestiegen ist, gebe es angesichts der Opfer keine Rechtfertigung für weiteres Zögern. Wenn Übergewicht die wichtigste Ursache für Krankheiten und vorzeitige Todesfälle weltweit geworden ist und wenn die Prognosen einen weiteren rasanten Anstieg auf mehr als die Hälfte der Weltbevölkerung bis zum Ende des Jahrhunderts vorhersagen, dann, so die Lancet-Kommission, herrsche mehr als dringender Handlungsbedarf, dann herrsche Krieg.[664]

Regierungen, so die Kommission, hätten sich überwiegend aus ihrer Verantwortung für Adipositas verabschiedet und sie stattdessen den Einzelnen zugeschoben.[665] Die Herausgeberin von The Lancet, Sabine Kleinert, diagnostiziert schwerwiegendes Systemversagen. Ein System, das Überkonsum fördere, hohe private Profite ermögliche, die Welt aber mit inhaltslosen Kalorien und einer krankhaft übergewichtigen Bevölkerung allein lasse zum Schaden der Gesundheit von Menschen und des Planeten, sei unerträglich.[666]

Derartige Gleichgültigkeit könne nicht länger hingenommen werden. Insbesondere deshalb, weil es sich bei dieser Pandemie um eine viel größere Katastrophe handele, als bisher zur Kenntnis genommen wurde. Bei genauerem Hinsehen seien es nicht eine, sondern drei Krisen, die sich überlagerten und gegenseitig verstärkten. Die Adipositaspandemie, da sind sich die Wissenschaftler einig, müsse als Teil globaler Fehlernährung gesehen werden. Die wiederum hänge aufs engste mit der drohenden Klimakrise zusammen, die dann ihrerseits der Welternährung endgültig den Boden entziehen und in einer Hungerkrise enden könne.

Die Lancet-Kommission warnt vor einer desaströsen Kostenlawine. Eine Summe, die die Kosten des Rauchens oder bewaffneter Konflikte und Kriege in den Schatten stellt.[667] Diese »Global Syndemic«, das steht für Boyd Swinburn, Mitglied der Lancet-Kommission, außer Zweifel, ist für die Menschen, die Umwelt und den Planeten die größte Herausforderung des 21 Jahrhunderts.[668] Was nötig sei, sei nicht Korrektur und Reparatur des Bestehenden, sondern ein Systemwechsel. Um ungesunde Ernährung aus den Regalen zu verbannen, müsse das Geschäftsmodell der Ernährungsindustrie grundsätzlich neu justiert werden. Nicht Profit, sondern Nachhaltigkeit müsste im 21. Jahrhundert ihr unternehmerisches Ziel werden.[669]

Systemwechsel

Müsste. Doch die Wirklichkeit im Jahr 2021 ist davon noch weit entfernt. Emmanuel Faber, bis 2021 Chef von Danone, hat dies am eigenen Leib zu spüren bekommen. Er hatte gewagt, die Geschäftspolitik von Danone auf soziale und ökologische Verantwortung hin zu trimmen. Von seinem Gehalt spendete er nach Zeitungsberichten große Teile an soziale Einrichtungen. Im Dezember 2020 lässt er sich noch mit dem Satz zitieren: »Ich strebe nach einer radikalen Veränderung der Wirtschaft.« Im März 2021 wurde Emmanuel Faber, der Visionär, von seinen Aktionären entmachtet. Zwei Fondsgesellschaften, Artisan und Bluebell Capital, stellten sich quer, die Geschäftsergebnisse seien zu mager und der Aktienkurs zu schwach. Worauf sie aber eigentlich abzielten, war die Firmenkultur von Danone. Seit den 1970er Jahren verfolgte das Unternehmen »wirtschaftliche und soziale Doppelprojekte«. Was dann aber wohl das Fass zum Überlaufen brachte, war die Idee, den Firmenzweck ganz offiziell mit ökologischen und sozialen Zielen zu verbinden.[670] »Nach wochenlangem Druck sogenannter aktivistischer Investoren tritt Faber als Vorstandschef des weltweit größten Herstellers frischer Milchprodukte zurück«[671], vermerkten die Chronisten der Tagespresse. Die Causa Faber lehrt, dass ein »Systemwechsel«, wie von der Lancet-Kommission gefordert, wohl kaum mit, sondern eher gegen die Investoren, die den Kurs der Nahrungsindustrie bestimmen, durchgesetzt werden muss. Solange deren Hauptinteresse in Quartalszahlen und kurzfristigem Gewinn liegt, solange wird sich an der Ausrichtung der Industrie wohl auch nichts ändern. Es sei denn, der politische Wind schlägt um. Und die Zivilgesellschaft lässt sich von den Kapitalinteressen nicht mehr einschüchtern und nimmt selbst den notwendigen Wandel in die Hand.

Und genau auf diese Kraft von unten setzt die *Lancet Commission on Obesity*. Sie hofft, über ein globales Netzwerk der Zivilgesellschaft genügend Druck aufbauen zu können, um die Politik anzutreiben, einen völkerrechtlich bindenden Rahmenvertrag, eine *Framework Convention on Food Systems* bei der WHO durchzusetzen, ähnlich der *Framework Convention on Tobacco*. Allerdings wurde damals der Kampf gegen Big Tobacco auch von den Regierungen, allen voran von der US-Regierung geführt. Darauf, und das ist der zentrale Unterschied, scheint die Zivilgesellschaft in der Auseinandersetzung mit der Food-Industrie derzeit kaum rechnen zu können.

Auch der Wissenschaftliche Beirat für Agrarpolitik, Ernährung und gesundheitlichen Verbraucherschutz beim BMEL, der im Sommer 2020 sein Gutachten »Politik für eine nachhaltige Ernährung« vorlegte, scheint kein Vertrauen mehr in die Politik zu setzen. Auch er sieht die entscheidenden Anstrengungen um die Zukunft der Ernährung in den Händen der Zivilgesellschaft. Und befürwortet einen Systemwechsel, der unterhalb des Radars von Big Food ansetzt und radikal sozusagen von den Wurzeln her eine Ernährungswende beginnt, die vor allem eins verändern muss: die Ernährungsumwelt der Kinder.

Machtvolle Graswurzeln

Wie machtvoll Graswurzelbewegungen agieren können, wenn sie sich zusammenschließen, zeigen sie in Deutschland schon seit Jahren in Berlin zu Zeiten der »Grünen Woche«, der traditionellen Messe der Agrar- und Ernährungsindustrie. Unter dem Banner »Wir haben es satt« demonstrieren seit 2011 Zehntausende in der Bundeshauptstadt. Bauern mit ihren Traktoren, Imker in ihrer Maskerade, Schäfer mit Stock und Hund, Müller, Senner, Bäcker und Metzger, SlowFood und Greenpeace, die Arbeitsgemeinschaft bäuerliche Landwirtschaft neben Naturschutzbund und kirchlichen Entwicklungsorganisationen. Ein breites Bündnis von mehr als 50 Organisationen der Zivilgesellschaft. Es brachte schon 50 000 Menschen auf die Straßen der Hauptstadt, die wissen, dass eine andere Politik möglich wäre.[672] Doch bisher scheiterte ihr Protest an der Unwilligkeit der Regierenden. Das könnte sich mit der Regierung der Rot-Gelb-Grünen Koalition ab 2022 ändern.

Allerdings heißt das nicht, dass sich bisher nichts getan hätte in Deutschland. Die wirkliche Bewegung findet in der Region statt. In mehr als 40 Städten hat die Zivilgesellschaft bereits begonnen, ihre Ernährung selbst in die Hand zu nehmen. Nach dem Vorbild amerikanischer *Food Policy Councils*, entstehen hier seit 2016 sogenannte Ernährungsräte, engagierte Bürgerinnen und Bürger, die die Stadtregierungen darin beraten, wie ökologische und regionale Ernährungskonzepte in Kitas, Schulen, Mensen und Kantinen umgesetzt werden können. In Berlin legte der Senat 2020 das Programm »Kantine Zukunft Berlin« auf, mit dem die Berliner Großküchen bis 2025 auf einen nachhaltigen Kurs gebracht werden sollen.[673] In Köln unterstützt die Stadtpolitik ihren Ernährungsrat mit Planstellen und Geld und versucht über Kindergärten und Schulen die Idee von gesunden Lebensmitteln, vom Gärtnern und Kochen für die Kinder der Stadt wieder lebendig zu machen. In Niedersachsen vertritt ein landesweiter Ernährungsrat die Interessen der Bürgergesellschaft gegenüber der Landesregierung. Ein Netzwerk auf Bundesebene wächst heran und übernimmt die Lobbyarbeit gegenüber Parlament und Regierung.

Hinzu kommen Einzelkonzepte wie das der »Solidarischen Landwirtschaft«. Eine Vereinigung, in der Bauern mit und für ihre Mitbürger für den täglichen Bedarf an Kartoffeln, Salat, Milch, Käse, Eier, Wurst und Schinken sorgen. Und im Voraus die Kosten der Produktion in Form von familiengerechten Monatsabos abrechnen.

Aus dem ländlichen Boden wachsen Bürgeraktiengesellschaften wie die Regionalwert AG, die erstmals im Jahr 2006 in Eichstetten am Kaiserstuhl von dem Gärtner und Landwirt Christian Hiß gegründet wurde. Sie stellt seit 2006 das Kapital für die Ökologisierung der regionalen Landwirtschaft zur Verfügung und damit auch den Erhalt der Kulturlandschaft. Eine Idee mit Strahlkraft in andere Regionen: Berlin, Hamburg, Bremen, Münsterland und Rheinland, wo 2021 für mehr als eine Million Euro Bürgeraktien gezeichnet wurden. Unter dem Namen Foodsharing e. V. formierte sich im Dezember 2012 in Köln eine Initiative, die sich zum Ziel gesetzt hat, dem Wegwerfen von Lebensmitteln ein Ende zu setzen. Mittlerweile ist das Projekt nicht nur in vielen Städten Deutschlands, sondern auch in anderen Ländern wie Österreich und der Schweiz aktiv. Der Verein Slowfood ist eine weltweit agierende Bewegung, die sich für ein sozial und ökologisch verantwortliches Lebensmittelsystem einsetzt. Mit seiner SlowFood Youth Akademie hat er ein interaktives Weiterbildungsprogramm aufgelegt, das eine neue Generation von Köchinnen und Köchen befähigen soll, zu einer nachhaltigeren Ernährung beizutragen.

Es ist diese Vielfalt der Zivilgesellschaft, die dabei ist, die Ernährungslandschaft in Deutschland umzubauen. Und auch wenn es zunächst noch Nischen sind, so sind sie für den Beirat für Agrarpolitik, Ernährung und gesundheitlichen Verbraucherschutz Hoffnungsträger, »um produktionsseitig Branchenblockaden und Pfadabhängigkeiten aufzubrechen« und – bei den Konsumenten – »nachhaltigere Lebensstile zu befördern.«[674] Was aufs Ganze gesehen, so der Beirat für Agrarpolitik, durchaus ein Gegengewicht zu den Interessenverbänden der Ernährungs- und Agrarindustrie schaffen könnte.[675] Wie sich in Mexiko zeigte, wo nur durch die Proteste der Bürger eine zehnprozentige Steuer auf Süßgetränke erfolgreich durchgesetzt werden konnte und der Konsum innerhalb von zwei Jahren um rund acht Prozent sank.[676]

Verlässlichkeit

Eine starke Zivilgesellschaft, so argumentiert die Lancet-Kommission, sei auch aus anderen Gründen von unschätzbarem Wert. Sie garantiert Verlässlichkeit in politisch unsicheren Zeiten. Was sich zuletzt 2020 nach dem Austritt der Regierung Trump aus dem Pariser Klimaabkommen zeigte. Da übernahmen rund 2700 Bürgermeister amerikanischer Städte, die 159 Millionen Menschen repräsentierten, die Verpflichtungen, die von der vorherigen US-Regierung in Paris mit beschlossen worden waren.

Dennoch: Es wäre blauäugig zu meinen, dass allein eine starke Zivilgesellschaft ausreichen könnte, um eine gesunde Ernährungsumwelt zu schaffen. Am Ende wird es ohne Ordnungspolitik nicht gehen. Gesetze lassen sich ohne den Willen der Politik nicht beschließen, Kontrollen nicht einfordern und Sanktionen nicht durchsetzen. Aber solange dieser Wille bei den Regierenden nicht besteht, ist die Tatkraft engagierter Bürger gefragt. Sie werden auf absehbare Zeit die Vorreiter stellen müssen. Und unter ihnen kommt einer Gruppe eine Schlüsselposition zu: den Eltern.

Eltern werden zu den stärksten Treibern auf dem Weg zu gesunden Ernährungsumwelten für ihre Kinder. Durch sie können Kitas und Schulen zu Orten werden, an denen gesunde Ernährung wieder ihren Wert bekommt. Kinder in Kindergärten und Schulen dürften nicht länger mit Billigprodukten aus Massenkantinen abgespeist werden. Dabei geht es der Kommission nicht nur um das, was gekocht wird, sondern auch darum, wie es angebaut wird und wo es herkommt. Und ob die Portion als angemessen erlebt wird. Darüber entscheidet am Ende die Größe der Teller. Kleinere Teller, kleinere Portionen, Wasser statt überzuckerte Kaltgetränke, all dies sind Schritte, über die man das Ernährungssystem vor Ort und von unten verändern kann. Nachhaltige

Ernährung könnte von Kindheit an das *New Normal* werden, davon ist der Wissenschaftliche Beirat für Agrarpolitik, Ernährung und gesundheitlichen Verbraucherschutz beim BMEL überzeugt, wenn alle Schrauben, die vor Ort bewegt werden könnten, auch tatsächlich in Bewegung kommen.[677]

Der Boden dafür scheint grundsätzlich bereit. Der Wert guten Essens ist nach wissenschaftlichen Erkenntnissen in der Zivilgesellschaft angekommen. Darin stimmt der deutsche Beirat mit der britischen Lancet-Kommission überein. Die Zivilgesellschaft könnte so über ihre Schulen zum Vorreiter in der Transformation unseres Ernährungssystems werden. Und den Boden bereiten, auf dem dann eine nachhaltige Ernährungspolitik Wurzeln schlagen kann. Wenn der Kampf gegen Big Tobacco eine Lehre hinterlassen hat, dann diese: Er muss von unten und von oben geführt werden, wenn er langfristigen Erfolg haben soll. Eine Lehre, die auch für den Kampf um eine gesunde Ernährung gilt.[678]

Roadmap in gesunde Ernährungswelten

Schon heute lässt sich die Roadmap für den Weg in eine faire und gesunde Ernährungsumwelt erkennen. Meilensteine dafür finden sich in den Vorschlägen der Lancet-Kommission, des Wissenschaftlichen Beirats für Agrarpolitik, Ernährung und gesundheitlichen Verbraucherschutz ebenso wie im Kampf gegen Big Tobacco.

Die Grundlage dieser Roadmap ist das Recht von Kindern und Jugendlichen auf körperliche Unversehrtheit und gesunde Ernährung. Diese Grundrechte müssen die öffentliche Debatte bestimmen und schwerer wiegen als das Recht der Ernährungsindustrie, ihre Profite mit fragwürdigen Produkten zu mehren.

Menschenrecht auf gesunde Ernährung einfordern

Die Lancet-Kommission geht noch weiter. Sie schlägt vor, die Internationalen Menschenrechte generell zum Angelpunkt zu machen: das Recht auf Gesundheit, angemessene Ernährung und gesunde Lebensumwelt. Alle drei als Maßstab der politischen und im Streitfalle auch der juristischen Auseinandersetzung.[679] Damit wäre viel gewonnen. Die internationale Gerichtsbarkeit wie der Europäische Gerichtshof für Menschenrechte würden Beteiligte des Verfahrens.[680] Klagen vor diesen Instanzen setzen politische Diskussionen in Gang, und sie können im Fall von Entscheidungen die Politik zwingen, ihren Kurs zu ändern.

Das ist nicht länger graue Theorie. Seit das deutsche Bundesverfassungsgericht im April 2021 vier Klimaklagen stattgegeben hat, hat sich die Rechtslage grundsätzlich verändert. Das Gericht erkannte an, dass die Interessen zukünftiger Generationen politisch angemessen berücksichtigt werden müssen. Dass die Lasten der heutigen nicht zu Lasten kommender Generationen verschoben werden dürfen.[681] Und es zwang die Bundesregierung in seinem Urteil, ihre Klimapolitik entsprechend nachzuschärfen. Dieses Prinzip der Generationengerechtigkeit muss auch für die Ernährungspolitik gelten, die zukünftigen Generationen durch ihr Nichthandeln eine gewaltige Bürde auferlegt und damit ihre Freiheitsrechte verletzt. Bisher hat noch kein von Übergewicht und

Adipositas Betroffener Klage eingereicht. Aber unwahrscheinlich ist es nicht mehr, dass sich ein Kläger oder eine Klägerin findet. Den Rechtsweg als politische Daumenschraube schließt auch der wissenschaftliche Beirat für Agrarpolitik, Ernährung und gesundheitlichen Verbraucherschutz nicht mehr aus, wenn es darum geht, Politik zum Einlenken zu bewegen.[682]

Erst Zivilgesellschaft, dann Politik – das ist die Reihenfolge, die diese Roadmap verfolgt. Es ist keine zwangsläufige Ordnung, sondern eine angesichts des bisher demonstrierten politischen Unwillens zweckmäßige. Sie beginnt damit, was die Bürgergesellschaft von unten und von sich aus einleiten kann. Allerdings muss sie dafür ihre Kräfte erst einmal bündeln, nur dann wird sie politisch ernst genommen werden.

Zivilgesellschaft stärken

Der erste und wichtigste Schritt liegt darin, ein möglichst breites und festes Netz innerhalb der Zivilgesellschaft zu knüpfen. Wenn es darum geht, in der öffentlichen Debatte zu punkten, gehört Vielfalt zu den wichtigsten Prinzipien. Die *Lancet Commision on Obesity* empfiehlt, den Bogen weit zu spannen und auch jene einzubeziehen, die sich nicht direkt um Ernährung kümmern. Organisationen, die Kinderrechte in den Mittelpunkt stellen, ebenso wie die, die sich der Kindergesundheit annehmen. Patientenorganisationen ebenso wie Gesundheits- und Krankenkassen.[683] Auch Entwicklungsorganisationen und akademische Gesellschaften aus dem Bereich Ernährung sollten dabei sein. Einzelpersonen als Galionsfiguren, Forschende ebenso wie Parlamentarier und nicht zuletzt die Organisationen, die jene repräsentieren, die von Ernährungsdefiziten am stärksten getroffen werden: Arme und Benachteiligte. Diese Vielfalt könnte die Widerstandsfähigkeit stärken, denn der Kampf um eine gesunde Ernährung wird mit harten Bandagen geführt werden, es wird Verlierer geben und einige müssen fürchten, alles zu verlieren, was ihnen heute Macht und Profite garantiert.

Umsonst wird dieses Bündnis nicht zu haben sein. Bisher schränkt der Mangel an Mitteln die Teilhabe am politischen Prozess unangemessen ein. Um diese Ungleichheit der Waffen zumindest im Ansatz auszugleichen, fordern die Lancet-Wissenschaftler einen Fonds für zivilgesellschaftliches Engagement. Mindestens eine Milliarde US-Dollar pro Jahr sollen die Staaten bereitstellen, um das Engagement ihrer Bürger zu stärken. Das scheint zunächst kühn, doch spätestens seit Corona-Zeiten wissen wir, dass eine Milliarde US-Dollar wenig sind, wenn es darum geht, das Menschenrecht auf Gesundheit durchzusetzen. Und nichts, wenn man die eine Milliarde ins Verhältnis zu den 50 Milliarden Euro setzt, die bisher Jahr für Jahr als Subventionen in das industrielle Ernährungssystem in Europa fließen.[684]

Junkfoodfreie Zonen schaffen

Einer der wichtigsten Aktionsbereiche der Zivilgesellschaft liegt dort, wo sich die Menschen ernähren, in ihren Ernährungswelten. Wo sie erleben sollten, wie gesundes Essen aussehen muss. Wo der Grundstein für ihre zukünftige Esskultur gelegt wird, die nicht nur für die Esser gesund sein soll, sondern auch für unseren Planeten als Ganzes. Ökologisch, regional und fair sind die Prinzipen, um die es dabei geht. Sie gilt es vor dem Einfluss der Junkfood-Industrie zu schützen. Das trifft besonders für Kitas und Schulen zu. Ihr Essen muss nicht nur vorbildlich und gesund sein, sondern auch für alle zugänglich – und das heißt kostenfrei. Darauf drängt sowohl der Beirat für Agrarpolitik, Ernährung und gesundheitlichen Verbraucherschutz als auch die Zukunftskommission Landwirtschaft.[685] Dies nicht zuletzt, weil Gemeinschaftsverpflegung ganz besonders bei Kindern und Jugendlichen Maßstäbe setzt für ihre zukünftige Esskultur und ob sie im Kampf gegen Übergewicht und Adipositas zu den Gewinnern oder zu den Verlierern gehören werden.[686]

Zu einer gesunden Ernährungsumwelt gehört auch ein gesundes Trinkangebot. Es geht hier um Wasser, so wie es aus der Leitung kommt. Trinkwasserspender dort, wo Durst gelöscht werden muss. In Kitas und Schulen, in Mensen und Kantinen, in Turnhallen und auf Sportplätzen, überall dort, wo sich vorzugsweise Kinder und Jugendliche treffen. Und dies ebenfalls kostenlos als Alternative zu Limonaden und anderen Süßgetränken, die zu den Haupttreibern der Fettwelle gehören.

Diese neue Ernährungsumwelt ist heute noch weitgehend besetzt durch das Junkfood-Angebot von Kiosks und Läden in und um Kitas und Schulen herum. Um gesunde Ernährung durchzusetzen, müssen hier gefährdungsfreie Räume geschaffen werden. Und sie könnten auch über die Schulen hinausgehen. Junkfoodfreie Zonen in allen öffentlichen Bereichen, in Kulturbetrieben, Sportstätten, Krankenhäusern, Altersheimen und im öffentlichen Nahverkehr, ähnlich wie beim Rauchverbot im Interesse der Volksgesundheit. Diese Freiräume ließen sich zum Teil im Rahmen des Hausrechts der Kommunen, der Kita- und Schulträger schaffen, also auf der Ebene der Zivilgesellschaft, ohne dafür Bundesgesetze zu bemühen.

Was bisher vorgeschlagen wurde, gehört zu den Maßnahmen, die von Bürgerinnen und Bürgern unmittelbar angegangen werden können. Das erübrigt keineswegs politische Entscheidungen auf Landes-, Bundes- und europäischer Ebene. Der Staat muss seine Verantwortung für die Gesundheit seiner Bürger ernst nehmen, er muss seine Richtlinienkompetenz durchsetzen und notfalls auch durchgreifen. Dies fordert auch der Wissenschaftliche Beirat für Agrarpolitik, Ernährung und gesundheitlichen Verbraucherschutz. Das wäre dann eine neue Politik. In der es auch um eine klare Kante gegenüber der einschlägigen Industrie geht, um verbindliche Ziele, um ernst zu nehmende Strafen, um harte Kontrollen, um nachträgliche Entschädigung der Opfer und Eingrenzung von Lobbyinteressen.

Unabhängige Ernährungspolitik sichern

»Eine umfassende Transformation des Ernährungssystems ist sinnvoll, sie ist möglich und sie sollte umgehend begonnen werden.« Damit beschließt der Wissenschaftliche Beirat für Agrarpolitik, Ernährung und gesundheitlichen Verbraucherschutz sein Gutachten »Politik für eine nachhaltigere Ernährung«, das er 2020 vorlegte.[687] Die Frage ist jedoch, wo, wie und von wem sollte damit begonnen werden?

Eine unabhängige Ernährungspolitik braucht eine unabhängige Administration. Die Erfahrungen aus Chile, Brasilien und Mexiko, die die am weitesten entwickelten Politiken gegen Fehlernährung besitzen, legen nahe, dass die notwendige Unabhängigkeit von Industrieinteressen nicht im Agrarressort zu finden ist, sondern wenn überhaupt, dann dort, wo es um Gesundheit und Verbraucherschutz geht. Auch in Deutschland wird eine gesunde und eigenständige Ernährungspolitik nicht in der direkten Nähe zur Agrarindustrie gedeihen können. Schon 2015 sprach sich die Deutsche Diabetes Gesellschaft (DDG) dafür aus, wegen der allgegenwärtigen Interessenkollisionen die Zuständigkeit für Ernährung vom Landwirtschaftsministerium in das Gesundheitsministerium zu verlagern.[688] Dies wäre dann auch der Ort, an dem eine »Politik für eine nachhaltige Ernährung« fruchtbaren Boden finden könnte, der ihr im derzeit federführenden Bundesministerium für Ernährung und Landwirtschaft bisher verwehrt blieb.

Flankiert werden muss dieser Schritt zur politischen Unabhängigkeit durch eine klare Abgrenzung von Lobbyinteressen der Agrar- und Ernährungsindustrie. Diese Abgrenzung und die Frage von Interessenkollisionen (*Conflicting Interests*) wurde über lange Zeit in der deutschen Politik ignoriert. Lobbyisten hatten freien Zugang zu Abgeordneten und Ministerien und konnten so auf wichtige Entscheidungen Einfluss nehmen. Das gilt auch und besonders beim Ausschuss für Ernährung und Landwirtschaft des deutschen Bundestages. Ein Lobbyregister, das hier hätte Transparenz schaffen können, wurde lange verhindert. Erst 2021 lenkte die Koalition ein, vermied es aber, volle Transparenz zu verordnen. Nun wird zwar registriert, wer in welchem Abgeordnetenhaus oder Ministerium ein- und ausgeht, auch welcher Auftraggeber dahintersteckt und wie viel Geld dafür fließt. Was allerdings weiterhin im Dunkeln bleibt, ist das, worüber gesprochen wird und auf welche Gesetze die Lobbyinteressen gerichtet sind. Hier liegt eine politische Grauzone, die im Interesse einer Politik für eine nachhaltig Ernährung dringend ausgeleuchtet werden muss. Wie so etwas aussieht, zeigt das *WHO Framework for Engagement with Non-State Actors*.[689]

Auch bei ihren Prinzipien muss sich eine neue Ernährungspolitik anders aufstellen. Freiwilligkeit bei den Maßnahmen wie bisher darf keinen Platz mehr in Vereinbarungen mit der Ernährungsindustrie haben. Verzögern, Verwässern und Verhindern, dem alten Spiel der Lobbyisten muss ein Riegel vorgeschoben werden.[690] Denn es hat zu nichts anderem als zu erbärmlichen Standards geführt. Dies sowohl bei der Deutschen Reduktions- und Innovationsstrategie als auch beim deutschen Nutri-Score.[691] Beide müssen anspruchsvoller werden, wenn sie denn im Kampf gegen Adipositas wirken sollen. Der deutsche Nutri-Score enthält wesentliche Informationen nicht, wie etwa den Grad der Verarbeitung eines Nahrungsmittels, so wie er beispielsweise durch das brasilianische *NOVA Food Classification System* erfasst wird. Hier muss eine neue Politik nachbessern. Die gilt auch für ein wirkungsvolles Kontrollsystem, wie es im *Healthy Food Environment Policy Index* (Food-EPI) der WHO angelegt ist.

Gesunde Ernährung, so die bisherige Erfahrung, lässt sich nur dort durchsetzen, wo Verbindlichkeit, Kontrollen und Sanktionen existieren.[692] Dies gilt auch in der wissenschaftlichen Debatte, wo die Lobby über *Engineering of Science* alternative Fakten schafft, um durch strategisch geschürten Zweifel die politische Landschaft zu verunsichern. Diese bisher noch gängige Praxis muss von einer starken Politik zurückgewiesen werden.

Auch Steuern dürfen in einer neuen Ernährungspolitik kein Tabu mehr sein, wenn es darum geht, den Konsum zuckerhaltiger Getränke auszubremsen. Sie sind für das System Adipositas »systemrelevant«, denn in ihnen steckt ein Drittel des Kalorienverbrauchs in Deutschland. Der wissenschaftliche Beirat schlägt eine Strafsteuer vor. Sie sollte sich am Zuckergehalt orientieren, mit 20 Cent pro 100 Gramm einsetzen und schrittweise erhöht werden. Dem Bund könnte dies Mehreinnahmen von rund 1,9 Milliarden Euro bringen. Geld, mit dem auf der anderen Seite Obst und Gemüse verbilligt werden könnte, indem dort die Mehrwertsteuer auf Null gesetzt und damit eine gesunde Ernährung gefördert wird.[693] Dass derartige Strafsteuern ihre Wirkung nicht verfehlen, zeigen die Beispiele von Mexiko und Chile, wo der Konsum von überzuckerten Getränken deutlich verringert werden konnte.[694]

Auch der Entzug von Finanzen gehört zum politischen Werkzeugkasten einer neuen Ernährungspolitik. Ansatzpunkt müssen die Brüsseler Agrar-Subventionen sein, die landläufig als Einkommenshilfen für die Bauern verstanden werden. Tatsächlich aber sind die Konten der Bauern nur eine Art Durchlauferhitzer. Der wirklich warme Geldregen geht bei der vor- und nachgelagerten Industrie nieder. In Europa 50 Milliarden Euro jährlich. Subventionen, die bei Lichte besehen die Rohstoffeinkäufe der Industrie verbilligen und mit dafür verantwortlich sind, dass Junkfood zu Junkfood-Preisen auf den Markt gebracht werden kann. Dieses System der europäischen Agrarsubventionen zementiert den ungesunden Status Quo der Ernährungswirtschaft. Unhaltbar im Sinn einer »Politik für eine nachhaltigere Ernährung«.

Das finanzielle Potenzial zur Veränderung ist damit noch nicht ausgereizt. Bisher ist das Thema Entschädigung für die Opfer der Junkfood-Industrie noch nicht angesprochen worden, aber der Druck könnte mit der rasant zunehmenden Zahl der Betroffenen steigen. Das Vorbild dafür liefert die Entschädigung der Opfer der Tabakindustrie in den USA. Sie wurde im *Master Settlement Agreement* von 1998 durchgesetzt. Mehr als 240 Milliarden US-Dollar musste die Industrie am Ende zahlen, um die Kosten für die medizinische Behandlung der Rauchopfer zu decken.[695] Dabei ging es nicht nur um Wiedergutmachung, sondern auch um Anerkennung der Tatsache, dass die Industrie als Täter zu betrachten ist.[696] Warum sollte diese Art der Opferentschädigung nicht auch vor deutschen Gerichten eingeklagt werden können?

UN Framework Convention on Food verabschieden

Die neue nationale Unabhängigkeit der Ernährungspolitik muss auch international ihren Niederschlag finden. Deutschland müsste in der Völkergemeinschaft der Vereinten Nationen diplomatisch Druck aufbauen, um ähnlich wie bei Tabak eine *UN Framework Convention* für Ernährung zu verabschieden.[697] Auch wenn sich UN-Konventionen nur langsam durchsetzen, so sind sie doch die stärksten Instrumente der Völkergemeinschaft, um Veränderungen durchzusetzen.

Die aktuelle Diskussion in den Gremien der Ernährungs- und Landwirtschaftsorganisation der Vereinten Nationen (FAO) deutet darauf hin, dass die Zeit für ein nachhaltiges und gesundes Welternährungssystem und eine *Framework Convention on Food* reif ist. Im März 2021 fand sich die Zivilgesellschaft gleich zu zwei richtungsweisenden Tagungen zusammen. Einmal zum »UN Food Systems Summit Civil Society Public Forum«, das die zivilgesellschaftliche Diskussion auf UN-Ebene voranbringen wird.[698] Und zum »NEuropa – Food System Change Online-Kongress«, der die Graswurzelinitiativen in Europa und ihren Beitrag für die Transformation des Ernährungssystems herausstellte.[699] Beide deuten darauf hin, dass eine *Framework Convention on Food* keine Utopie mehr ist. Und so könnte die Mahnung des geheimen Medizinalrats und Arztes Rudolf Virchow von 1848, dass der Staatsmann von »grossem Styl« an den Epidemien erkennen kann, »dass in dem Entwicklungsgange seines Volkes eine Störung eingetreten ist, welche selbst eine sorglose Politik nicht länger übersehen darf«, doch noch Gehör finden. Allerdings nur, wenn die Zivilgesellschaft sich entsprechend ins Zeug legt. Einer, der dies verstanden hat, ist Eckart von Hirschhausen, Arzt, Fernsehmoderator, Wissenschaftsjournalist und Kabarettist. Er erklärt im letzten Kapitel dieses Buches, wie und warum wir keine Wahl haben. Unsere Ernährung ist der Schlüssel zur planetaren Gesundheit – und ohne die ist alles nichts.

Ernährung als Schlüssel zu planetarer Gesundheit

Christina Sartori im Gespräch mit Eckart von Hirschhausen

Als ich den Arzt, Wissenschaftsjournalisten und Gründer der Stiftung »Gesunde Erde – Gesunde Menschen« Eckart von Hirschhausen in Berlin treffe, ist es einer dieser extrem heißen Junitage, über die 2021 viel geredet und geklagt wurde. Der Beton der Häuser und Straßen verstärkt die Hitze, nur im Schatten ist es erträglich. Klimawandel. Ich habe Eckart von Hirschhausen schon öfter interviewt, immer ging es um Gesundheit. Und diesmal soll es um Ernährung gehen, wie die unsere Gesundheit beeinflusst. Eckart von Hirschhausen sagt: »Ernährung ist nicht nur wichtig für unsere Gesundheit, Ernährung ist auch der Schlüssel zu planetarer Gesundheit.« Und schlägt damit ein neues Kapitel in der Gesundheitsdebatte auf: das Planetare. Die globale Fehlernährung schadet nicht nur jetzigen Generationen, sondern überschreitet die planetaren Grenzen, die eingehalten werden müssten, um zukünftigen Generationen ein Leben in Sicherheit zu ermöglichen.

▬ **Christina Sartori: Wie und warum sind Klima und das Wohlergehen des Planeten so sehr von unserer Wahl im Supermarkt abhängig?**

▬ Eckart von Hirschhausen: Weil ungefähr ein Drittel bis die Hälfte aller Treibhausgase aus der Landwirtschaft kommt, wenn man alle Effekte zusammenzählt. Angefangen von der Fläche Regenwald, die plötzlich zu einer Monokultur deformiert wird, wo Futtermittel angebaut werden, die nur unter Dünger wachsen. Die Futtermittel werden dann in ein anderes Land transportiert, dort werden sie in ein anderes Tier reingedrückt, damit neben Pupsen, Kacke und Rülpsern auch ein bisschen Fleisch entsteht, und am Ende landet die Gülle auf den Feldern. Das macht die Böden tot, mit dem nächsten Regen auch die Gewässer und wir denken: »Fleisch ist ein Stück Lebenskraft.« In Wirklichkeit ist Fleisch in diesen Mengen ein Stück Todesstoß für diesen Planeten.

- Das mag ja sein, aber die meisten Menschen wollen einfach nicht auf Fleisch verzichten und noch weniger können sich vorstellen sich vegan zu ernähren. Da reagieren viele fast schon allergisch drauf, wenn man den Zeigefinger hebt und sagt: Fleisch essen schadet dem Klima. Und erst recht ungehalten werden sie, wenn man ihnen Biofleisch als Alternative anbietet. Denn der Kritikpunkt an Bio-Produkten ist ja: Dass sie teurer sind als die üblichen Supermarkt- und Discounterlebensmittel. Da heißt es oft: »Ist ja schön mit dem ganzen Bio – aber Biofleisch oder Bioprodukte zu kaufen, das kann sich gar nicht jeder leisten.« Ist »Bio« wirklich zu teuer?

- Nee – das andere ist zu billig. Bio-Rinder pupsen und kacken auch, aber wenigstens schadet ihre Haltung weniger der Erde als diese Massenzucht von Rindern in konventioneller Haltung, denn dafür werden viel weniger Pestizide, Dünger und Futtermittel aus Monokulturen aus fremden Ländern verwendet. Aber weil der Bio-Landbau mit vielen Dingen nicht arbeiten möchte, ist die Fläche, die man für denselben Ertrag braucht, für Bio-Fleisch höher. Die Antwort muss einfach sein: In der Summe viel, viel weniger Fleischproduktion. Und wenn Fleischproduktion, dann wenigstens nicht so wie jetzt, unter bestialischen Bedingungen, für Tiere und für die Menschen, die dort arbeiten.

- Meiner Meinung nach ist das ganze System extrem krank. Ich bin ein großer Fan von den Konzepten »One Health« und von »Planetary Health«, deswegen habe ich meine Stiftung auch »Gesunde Erde, gesunde Menschen« genannt: Weil wir vergessen haben, dass wir nicht andere Arten töten und krank machen können, ohne dass wir selber krank werden. Der »One Health«-Ansatz[700] ist durch Veterinäre entstanden, die sich mit dem Erstarken von antibiotikaresistenten Keimen[701] beschäftigt haben. Die kommen zum Teil aus der Tierzucht, weil dort viele Antibiotika eingesetzt werden. Da werden selbst Reserveantibiotika[702], die man eigentlich im Krankenhaus bräuchte für resistente Keime, wie Smarties verteilt.

- Es ist aber auch klar, das Problem kannst du nicht nur an der Stelle lösen, wo es aufgetaucht ist, bei den Tieren. Sondern du brauchst die Krankenhäuser dazu, du brauchst die Böden und Gewässer dazu, wo solche Keime leben. Und das ist eben etwas, was aus den klassischen

Sektorengrenzen ausbricht: Menschen, Tiere, Umwelt – das gehört alles zusammen, greift ineinander.

■ Genau darum geht es ja jetzt: Dass wir verstehen: Wir Menschen sind vulnerabel, wir sind viel abhängiger von der Biosphäre um uns herum, als wir denken.

■ Es hört sich so einleuchtend an, einerseits. Andererseits: Das ist doch weit weg, wenn ich im Supermarkt mein Abendessen einkaufe. Ich kann da auch nicht immer dran denken und all diese Zusammenhänge im Kopf haben.

■ Ich mache keinem einen Vorwurf, ich will das auch nicht moralisch verbrämen. Sondern der Punkt ist der, dass wir das nicht sehen. Dass wir auch gezielt vor dieser Erkenntnis geschützt werden. Zum Beispiel, wenn du im Supermarkt so eine Tiefkühltruhe hast mit schön abgepacktem Fleisch auf minus 10 Grad, dann erinnert dich gar nichts daran, dass das mal warm war, Augen hatte und eine Mutter. Und wenn man bei einer Zigarettenpackung das Bild von einer kaputten Lunge draufklebt, warum kleben wir nicht auf jedes Fleischstück ein Foto, wie das eben nicht von glücklichen Hühnern kommt, sondern aus einer Massenfabrik. Ich glaube, das wäre wirklich wichtig. Ich habe im Bühnenprogramm so einen Scherz, der das auf den Punkt bringt: Sofort würden weniger Leute Fleisch essen, wenn sie mit jedem Kilo Fleisch an der Supermarktkasse einen 20-Liter-Eimer Gülle mit nach Hause nehmen müssten. Dann sagt die Kassiererin: »Das haben Sie mit verursacht, das gehört dazu, das gibt es nur im Doppelpack. Brauchen Sie einen Deckel oder geht das so mit? Viel Spaß beim Grillen.«

■ Das wäre nicht sehr appetitlich, aber dafür umso anschaulicher: »Dein Würstchen macht Mist« – aber deswegen kein oder weniger Fleisch essen?

■ Ich würde mir wünschen, dass wir einfach kapieren: Wir haben planetar die Mengenverhältnisse auf den Kopf gestellt.

■ Ackerbau und Viehzucht war ja der Game-Changer in der menschlichen Evolution, hin zu viel größeren Gruppen, die man besser ernähren kann. Das war ungefähr vor 10 000 Jahren und davor gab es ein Prozent Menschen, wenn man jetzt die Biomasse von Wirbeltieren an Land auf einer fiktiven Waage misst: Ein Prozent Menschen, 99 Prozent der Tiere liefen wild rum. Wir haben in dieser sehr kurzen Zeit, in ein paar Generationen, das Verhältnis komplett auf den Kopf gestellt. Wir haben jetzt nur noch ein Prozent Wildtiere, und weil wir die so krank machen und ihnen keinen Platz mehr lassen, machen die uns krank. Das ist der Grund für Zoonosen und Pandemien.

▬   Ein Prozent Wildtiere heißt: was sind denn dann die 99 Prozent? Das sind Menschen – ein Drittel – und zwei Drittel Nutztiere von Menschen. Diese Mengenverhältnisse, die haben wir nicht auf dem Schirm. Weil wir auch alles dafür tun, dass diese Massentierhaltung nicht in den Städten stattfindet. Früher gab es noch diese großen Schlachthöfe in den Städten, da hattest du so eine Idee, was da so durchgeht am Tag – das haben wir alles nicht mehr. Wir sehen es nicht, das passiert irgendwie hinter hohen Mauern.

▬   Was du eben erzählt hast, dass das Essen in der Tiefkühltruhe liegt, abgepackt, man sieht gar nicht so richtig, was es ist, das gilt ja auch für andere Lebensmittel: Das Essen ist schon fertig, damit es möglichst schnell gegessen werden kann, dann steht vielleicht noch drauf, dass irgendwelche Vitamine da drin sind – auch das macht uns ja krank. Was hältst du denn davon, von diesem *Convenience Food*?

▬   Das Perverse ist, dass das noch als Fortschritt gilt und andere Länder, die aus der Armut sich befreien, einen Mittelstand, einen gewissen Wohlstand aufbauen, gerade genau die gleichen Fehler machen wie wir.

▬   Weil es auch so stark beworben wird.

▬   Ja, als modern, praktisch und so. Ich würde mir wünschen, dass es wieder Kochkurse gibt – ich kann selber nicht gut kochen, ich würde da auch mitmachen –, wo die Generation der heute 70- bis 90-Jährigen der Generation der 10- bis 20-Jährigen beibringt, wie man Essen macht, aus wenigen Zutaten, das lecker ist, und dass man auch nichts wegschmeißt. Was mir auch als wirklicher Fehler im System vorkommt, ist die Tatsache, dass wir ein Drittel der gesamten Lebensmittelproduktion wegwerfen. In einer Welt, in der zwei Milliarden Menschen übergewichtig sind und eine Milliarde hungrig oder mangelernährt ins Bett geht. Warum regt sich da keiner drüber auf? Jeder dritte Acker ist für den Arsch, welche Ressourcenverschwendung, wo es doch eigentlich reicht, auch 10 Milliarden Menschen satt zu bekommen.

- Dazu kommt ja noch, dass vieles von dem, was beworben und verkauft wird, nicht satt macht. Stichwort: Leere Kalorien. Ganz extrem ist das bei gesüßten Softdrinks: Voll mit Zucker, aber der Körper merkt gar nicht, wie viel Kalorien er da gerade aufgenommen hat.

- Ich habe foodwatch[703] und den Kinderärztebund unterstützt bei ihrer Forderung nach einer Zuckersteuer und die hatte aber in Deutschland keine Chance, da wurde gesagt »Dann können sich nur noch die Reichen Coca-Cola leisten«. Wo ich auch denke: Kinder von Reichen trinken schon lange keine Cola mehr, wenn, dann Bionade. Aber diese mästende Funktion von Limonade, die haben andere Länder längst erkannt: Mexiko und England haben da auch etwas sehr Schlaues gemacht: einen differenzierten Mehrwertsteuersatz für einen bestimmten Zuckergehalt. Und zack ändern die Hersteller ihren Zuckergehalt. Zu sagen, »das darf man nicht«, ist totaler Irrsinn, weil die ganzen Folgekosten, die landen ja auch wieder beim Steuerzahler, bei den Krankenversicherungen usw. Und die Folgen selber sieht man ja überall, da muss man nur mal ins Schwimmbad gehen, da weiß man, wie Menschen aussehen: Wie Gott sie schuf und wie Mc Donald's sie formte.

- Also, sehr ärgerlich, dass andere Länder eine Zuckersteuer einführen, aber in Deutschland das verweigert wird. Aber: Das kann ja nicht alles sein, was man tun könnte?

- Ich finde interessant, was dieses *Nudging*[704] für Möglichkeiten hat. Die Grundidee der Gesundheitsförderung der Weltgesundheitsorganisation: »Make the healthy choice the easier choice.« Also: Es leichter machen, gesund zu essen und zu leben als ungesund. Das hat zum Beispiel was mit Packungsgrößen zu tun, damit: Was empfinden wir als normale

Portion. Es gab einen Versuch, wo man jeden siebenten Chip, Pringle Chips in so einer Stapeldose, eingefärbt hat. So merkst du, wie viel du gegessen hast. Und die Leute essen automatisch weniger, weil sie, wenn sie plötzlich den roten Chip sehen, der mit roter Bete oder so eingefärbt ist, kapieren: Oh! Ich habe jetzt schon wieder eine ganze Handvoll gegessen. Dagegen: Wenn die Chips alle gleich aussehen, dann ist es so, als hättest du gerade erst angefangen.

— Diese Grundidee, dass ja alles, was wir essen, bewusst oder unbewusst durch unseren Mund muss, das ist ja der Moment, wo man kurz einen Moment des Reflektierens einschieben könnte. Und ich bin da selber nicht besonders gut drin, aber ich finde die Idee gut zu sagen: Was haben wir eigentlich für ein Bild davon, was in unserem Körper passiert?

— Viele denken ja, ihr Darm ist so eine Art Maschine, da schmeißt Du irgendwas rein und unten kommt irgendwas raus und dazwischen wird Energie rausgesogen. Aber: Wenn du dich mal damit beschäftigst, wie genial Millionen von Bakterien in unserem Darm leben, ein ganzes Netzwerk aus Bakterien da drin ist, wie das unsere seelische Gesundheit mitbestimmt, unsere körperliche, ob wir da Entzündungsvorgänge haben oder ob die Bakterien mit uns halbwegs im Reinen sind, ob die vielfältig sind.

— Ob die Bakterien in unserem Darm vielfältig sind, ob es da genügend verschiedene Bakterien gibt, meinst du?

— Ja, genau diese Vielfalt in unserem Mikrobiom meine ich. Man kann gar nicht sagen, es gibt ein Bakterium, das uns gesund macht, sondern es ist genau diese Mischung von Bakterien.

— Artenschutz, da geht es nicht nur um den Pandabär, weil der süß aussieht. Artenschutz heißt, dass jede Art auf diesem Planeten eine Rolle hat, in diesem *web of life*, in diesem Netzwerk des Lebens, die wir oft gar nicht verstanden haben. Und jede Art enthält die Weisheit von Millionen Jahren Evolution. Deswegen liebe ich diesen Satz, der heißt: »Wenn die Erderwärmung, die Klimakrise, das Fieber von Mutter Erde ist, dann ist das Artensterben ihre Demenz.« Mit jeder Art geht Wissen verloren. Und diese Artenreduktion, die findet auch massiv in uns statt. Da gibt es inzwischen sehr gute Studien, wo man durch Stuhlproben das Mikrobiom im Darm analysiert hat. Die zeigen, dass noch vor wenigen Generationen in Deutschland, aber auch in indigenen Völkern die Menschen ganz andere Besiedlungen haben, eine ganz andere Vielfalt. Und wenn die durch Antibiotika, durch Industriefood und durch einseitige Ernährung reduziert wird, dann leiden wir.

▬ Im Mai verurteilte ein niederländisches Bezirksgericht den Ölkonzern Shell dazu, mehr für den Klimaschutz zu tun und seine Kohlendioxid-Emissionen deutlich zu senken. Meinst du, es wäre wichtig, dass auch »Big Food« – die großen Lebensmittelproduzenten wie Nestlé, Unilever, Kellogg's, Mars usw. zur Verantwortung gezogen werden für das, was sie da teilweise an Schrott verkaufen?

▬ Unbedingt. Weder Umweltverschmutzung noch die Folgen von Fehlernährung und Übergewicht regelt irgendeine »unsichtbare Hand des Marktes«.

▬ In der Amtszeit von Julia Klöckner, Bundesministerin für Ernährung und Landwirtschaft, wurde immerhin der Nutri-Score eingeführt. Nur auf freiwilliger Basis, aber: doch ein kleiner Schritt in die richtige Richtung?

▬ Der Sicherheitsgurt, das Rauchen in Kneipen, die Rettung der Ozonschicht durch die Vermeidung von FCKW – ich kann mich nicht erinnern, dass irgendetwas wirklich Erfolgreiches und Lebensrettendes jemals auf »Freiwilligkeit« funktioniert hätte. Wir brauchen Ordnungspolitik, im Kleinen wie im Großen. Was ich eigentlich viel spannender finde, ist ein Klima-Score auf den Lebensmitteln.

▬ Was schätzt du, ist der Unterschied zwischen einer Gemüsesuppe und einer Fleischsuppe? Vom CO_2-Rucksack her?

▬ Fünfmal so viel.

▬ Es ist zehnmal so viel. Wenn man das weiß, dann kann man fragen: Schmeckt dir eine Gemüsesuppe wirklich zehnmal so schlecht wie eine Fleischsuppe? Dann wechsel mal ab. Aber diese Information gibt es nirgendwo. Da muss man sich tief in die Materie einbuddeln, und wichtiger als die Kalorien fände ich, tatsächlich mal zu fragen: Wie viel Wasser hängt denn an den Lebensmitteln, die wir kaufen? Die Leute denken immer, wenn der Wasserhahn tropft, dann verbrauchen sie viel Wasser – nee, die verbrauchen das meiste Wasser durch die Klamotten, Baumwolle und durch Kaffee, Tee, durch Avocados, die wir durch die Gegend fliegen und und und. Alles Dinge, die aus Regionen kommen, wo das Wasser eh schon knapp ist. Und das sind so Sachen, wo ich denke: Warum gibt es nicht am Supermarktregal eine Pflichtauszeichnung: Wasserverbrauch, CO_2, Transportweg.

■ Würdest du sagen, das ist etwas, was der Staat auch regeln sollte, wo er eingreifen sollte?

▬ Auf alle Fälle, ja. Da ist ja kein Eingriff im Sinne von Verbot, sondern es ist erstmal ein Ehrlichmachen von Preisen. Wenn wir uns aufregen, warum ist »bio« so teuer und ist das ein Elitenphänomen, »bio« einzukaufen: Nee, »bio« ist einfach viel aufwendiger in der Herstellung, da steckt viel mehr »men und women power« drin und die muss bezahlt werden. Und der Preis ist künstlich viel zu billig, weil wir Milliarden EU-Gelder weiter in die Irrwege pumpen und die Folgeschäden nicht einpreisen. Für die Tiere, für die Menschen mit der antibiotikaresistenten Infektion im Krankenhaus, für die Böden, die Gewässer, für die Atmosphäre, und und und …

■ Und für das Übergewicht.

▬ Ja!

▬ Das finde ich den entscheidenden Schlüssel: Der Markt kann nur Dinge regeln, die einen Preis haben, und solange wir die Leute künstlich doof halten über den eigentlichen Preis von ihrem Konsum, können wir nicht erwarten, dass es geregelt wird. Und das genau ist eine Aufgabe: Sichtbar machen, steuern im Sinne von: Man steuert eine Fehlentwicklung in die andere Richtung. Da kommen wir nicht nur durch Aufklärungsarbeit hin. Alles was das erreicht hat, auch die letzten 30 Jahre, ist, dass die Leute das Gleiche machen wie früher, nur mit schlechtem

Gewissen. Die meisten Menschen sind nicht so radikal wie einige und deswegen braucht es ein Umsteuern, was mehrheitstauglich ist.

■ Was mich ja besonders ärgert, ist die Werbung die sich speziell an Kinder richtet.

▬ Werbung für Zuckerscheiße gehört verboten. In Deutschland, weltweit – die Werbung, die an Kinder gerichtet ist – das ist ein blinder Fleck. Das ist ja nicht meine private Meinung, das fordert die WHO schon lange, und in Großbritannien wird es zum Beispiel ab 2022 keine Werbespots vor 21 Uhr mehr für Junkfood geben, auch nicht online. Wir haben Riesenprobleme mit Übergewicht bei Kindern und Fehlernährung und diese Verpackungen! Wir hatten bei »Frag doch mal die Maus«[705] ein tolles Experiment, wo wir Kinder in den Supermarkt geschickt haben mit einem leeren Einkaufswagen. Sie sollten nur einpacken, was sie glaubten, was für Kinder ist. Und nachher hatten wir da einen knallbunten Korb und der Preis an der Kasse war über 100 Euro und der Materialwert war so bei 2 Euro oder so: Zucker war da drin, Fructose, Malzsirup … Lauter billiges Zeug eben, was es da so gibt, um Zeug zu strecken.

▬ Natürlich kann man da viel Geld verdienen, weil die Grundzutaten nicht die Welt kosten und man kann es bunt machen und verkaufen. Ich esse auch gerne Süßigkeiten, deswegen bin ich der Letzte, der sagt, das darf es nicht geben, aber es muss klar sein: Es ist ein »add on«, das ist kein Grundnahrungsmittel. Und es hat vor allen Dingen nichts mit Gesundheit zu tun, egal ob du da ein paar Vitamine reinpackst oder nicht. Kein Mensch, der das hier liest, leidet unter Vitamin-C-Mangel, keiner hat Zahnausfall wegen Skorbut. Deswegen gibt es keinen Grund irgendwo Vitamin C reinzutun. Das ist einfach Ascorbinsäure, das ist billig und macht sich marketingtechnisch gut.

■ Es gibt in Schulen »rauchfreie Zonen«. Wäre es auch gut, wenn es Fast-Food-freie Zonen gäbe?

▬ Ja, da gibt es auch Vorschläge, rund um Schulen eine Bannmeile von zwei Kilometer einzurichten, wo kein Schrott verkauft werden darf.

Bei uns in der Schule gab es noch einen Cola-Automaten. Dann habe ich in der Schülervertretung ein Milchprogramm eingeführt, mit Kakao und Milch in der Pause, das war so mäßig erfolgreich. Dann hatten wir ein Alu-Recycling-Programm, weil es energetisch nicht sinnvoll ist, die Aludeckel vom Joghurt alle wegzuschmeißen. Weil die aber keiner vorher sauber gemacht hat, stank es im Sommer erbärmlich durchs Treppenhaus … also das Richtige zu tun, ist nicht immer einfach. Aber es geht, wenn wir es sozial verträglich machen und wenn wir uns klarmachen: Was ist der Preis, den wir zahlen, wenn wir es nicht tun.

━ Wir vergleichen immer den Zustand jetzt mit dem, was wir tun müssten. Und denken: Oh, das ist aber unbequem. Die Welt wird sehr viel unbequemer und zwar so, dass es unerträglich wird für viele Menschen im globalen Süden – die werden migrieren, die werden um Wasser, Land und Lebensraum kämpfen müssen, die werden alle nach Europa wollen. Ganz viel von dem, was wir für selbstverständlich halten, ist es gar nicht, daran hat Corona uns erinnert. Und dass wir alle genug zu essen haben seit 1950, ist auch eine sehr trügerische Sicherheit. Die ganze Welternährung beruht auf sehr wenigen Pflanzen, auf Monokulturen.

━ Der Preis, den wir zahlen, wenn wir weitermachen wie jetzt, ist wirklich Hunger. Und das hat mit der Klimakrise zu tun, mit vielen Landstrichen, die gar nicht zu bewirtschaften sind. Wir steuern auch in Deutschland auf Extremwetter zu, einerseits dramatische und tödliche Regenfälle wie im Sommer 2021 in der Eifel, andererseits Wassermangel, weil es monatelang weniger regnet durch die Klimakrise, weil Wälder wegfallen – und Wälder kühlen, Wälder machen ihren eigenen Regen. Da gibt es so viele Kreisläufe, von denen wir noch keinen Schimmer haben, was wir da gerade anrichten. Deswegen ist das Bisschen, was wir jetzt verstanden haben und tun könnten, extrem wichtig, dass wir das wirklich mit dem Bewusstsein tun: Wir tun uns damit etwas Gutes und der Erde. Das sind diese Co-Benefits: der *Lancet Climate Count Down* hat ausgerechnet, dass wir nur durch die *planetary health diet*, also mehr Gemüse, mehr Nüsse, weniger Fisch und Fleisch, jedes Jahr in Deutschland 150 000 Menschenleben retten könnten, das ist ein ungeheurer positiver Hebel.

■ Wenn ich weniger Fleisch esse, »verzichte« ich auf Schlaganfall, Herzinfarkt und Übergewicht. Das ist doch kein Verzicht, das ist doch ein Gewinn an Lebensqualität, Sinn und Freude. Darum geht's!

Anmerkungen

VORWORT

1   J. Bleker und M. Stöffler-Meilicke: Seuchen, Plagen, Infektionen. FU Berlin 2020, https://www.fu-berlin.de/presse/publikationen/fundiert/archiv/2002_01/02_01_ble-ker_stoeffler_meilicke/index.html

2   https://de.wikipedia.org/wiki/Rudolf_Virchow#Virchow_als_Sozialhygieniker

3   Wolfgang U. Eckart: Die Medizin ist eine soziale Wissenschaft. Hunger, Seuchen, Politik und die Begründung der Sozialmedizin durch den Pathologen und Politiker Rudolf Virchow. Universitätsbibliothek Universität Heidelberg 2012

4   Meera Shekar und Barry Popkin (Hg.): Obesity – Health and Economic, Consequences of an Impending GlobalChallenge. World Bank 2020

5   Boyd A. Swinburn et al.: The Global Syndemic of Obesity, Undernutrition, and Climate Change. The Lancet Commission Report 2019, S. 827

6   https://www.who.int/news-room/fact-sheets/detail/obesity-and-overweight

7   Carlos A. Monteiro et al.: The role of the transnational ultra-processed food industry in the pandemic of obesity and its associated diseases: problems and solutions. World Nutrition Vol. 10 (1) 2019, S. 89–99

8   Ebenda

9   https://www.ifb-adipositas.de/adipositas/entwicklungen

10 https://www.who.int/news-room/fact-sheets/detail/obesity-and-overweight

11 Ebenda

12 http://www.healthdata.org/news-release/new-study-finds-poor-diet-kills-more-people-globally-tobacco-and-high-blood-pressure

13 https://www.ifb-adipositas.de/adipositas/entwicklungen

14 Carlos A. Monteiro et al.: The role of the transnational ultra-processed food industry in the pandemic of obesity and its associated diseases: problems and solutions. World Nutrition Vol. 10 (1) 2019, S. 93

15 Robert H. Lustig (2020): Ultraprocessed Food: Addictive, Toxic, and Ready for Regulation. Nutrients Vol. 12 (11) 2020, S. 3401. Online veröffentlicht am 5.11.2020, https://www.ncbi.nlm.nih.gov/pmc/articles/PMC7694501/

VOM ÜBERGEWICHT ERDRÜCKT

16 https://www.stiftung-gesundheitswissen.de/wissen/adipositas/leben-mit-adipositas

17 https://www.stiftung-gesundheitswissen.de/wissen/adipositas/leben-mit-adipositas

18 https://www.stiftung-gesundheitswissen.de/wissen/adipositas/leben-mit-adipositas

19 https://onlinelibrary.wiley.com/doi/10.1002/oby.20561

20 https://onlinelibrary.wiley.com/doi/abs/10.1111/pere.12050
    https://www.wissenschaft-aktuell.de/artikel/Zu_viel_Kritik_und_gute_Ratschlaege_helfen_nicht_beim_Abnehmen1771015589717.html

21 https://pubmed.ncbi.nlm.nih.gov/28394727/

22 Öffentlich-rechtlicher Radiosender: https://www1.wdr.de/radio/cosmo/index.html

23 https://www1.wdr.de/radio/cosmo/magazin/specials/meine-narbe-102.html

WIE DIE FETTSUCHT IN DIE WELT KAM

24   https://www.who.int/news-room/facts-in-pictures/detail/6-facts-on-obesity
25   Gemessen in Nahrungskalorien
26   https://www.foodpolitics.com/2019/05/obesity-explained-ultra-proces-sed-foods-calories-weight-gain/
27   https://www.huffpost.com/entry/big-food-big-tobacco_b_7486934
28   Marion Nestle (2007): Food Politics: How the Food Industry Influences Nutrition and Health, S. 25
29   Martien van Nieuwkoop et al.: Do the costs of the global food system outweigh its monetary value? Weltbank 2019
30   https://www.nestle.de/marken/a-z, zuletzt aufgerufen am 12.12.2020
31   https://crp-infotec.de/uno-mitgliedstaaten-alphabetisch/
32   https://fortune.com/global500/2020/search/?fg500_industry=Food%20Consumer%20Products&sector=Food%2C%20Beverages%20%26%20Tobacco
33   https://www.stern.de/wirtschaft/news/nestlé-die-skandale-der-vergangenen-jah-re-6475346.html
34   https://www.capital.de/wirtschaft-politik/die-wahrheit-ueber-einen-der-groess-ten-lebensmittelskandale
35   https://www.stern.de/wirtschaft/news/nestlé-die-skandale-der-vergangenen-jah-re-6475346.html
36   https://www.nzz.ch/wirtschaft/ein-apothekergehilfe-schreibt-markengeschich-te-1.18356462
37   Ebenda
38   https://www.nestle.de/unternehmen/geschichte/200-jahre-heinrich-nestle
39   https://de.wikipedia.org/wiki/Henri_Nestlé
40   Ebenda
41   https://www.nestle.com/aboutus/history/nestle-company-history
42   https://hls-dhs-dss.ch/de/articles/041777/2008-09-11
43   https://www.nestle.com/aboutus/history/nestle-company-history
44   https://www.nestle.de/marken/alle-marken/nescafe
45   https://instantsuppen.com/hersteller/maggi/
46   https://www.nestle.com/aboutus/history/nestle-company-history
47   https://www.original-wagner.de/ueber-uns/geschichte
48   https://www.nestle.com/aboutus/history/nestle-company-history
49   https://www.nestle.com/media/news/e-commerce-nestle-china-alibaba-partnership
50   https://de.wikipedia.org/wiki/Osem_Investments
51   https://www.nestle.de/medien/medieninformationen/welcome-home-starbucks-nestlé-bringt-die-kult-marke-den-deutschen-handel
52   https://www.nestle.de/media/pressreleases/allpressreleases/nestle-usa-acquires-freshly
53   https://www.listenchampion.de/produkt/top-lebensmittelhersteller-deutschland-groesste-nahrungsmittel-unternehmen/
54   https://www.nestle.de/marken
55   https://medicalnutritionindustry.com/files/user_upload/documents/evidence/MNI_infographic_1.16.pdf
56   https://www.nestle.com/investors/annual-report
57   https://www.nestle.com/investors/annual-report/facts-figures

58   https://www.nestle.com/investors/annual-report/facts-figures
59   https://zertifikate.vontobel.com/DE/blog/Artikel/nestl-seit-jahren-im-aufw-rtstrend
60   https://www.boerse.de/historische-kurse/Nestle-Aktie/CH0038863350
61   https://www.nestle.de/medien/medieninformationen/nestle-jahreszahlen
62   https://de.statista.com/statistik/daten/studie/265723/umfrage/erfolgreichste-fm-cg-unternehmen-nach-leh-umsatz-weltweit/
63   Carlos A. Monteiro et al.: The role of the transnational ultra-processed food industry in the pandemic of obesity and its associated diseases: problems and solutions. World Nutrition Vol 10 (1) 2019, S. 89–99
64   https://fortune.com/global500/2020/search/?fg500_industry=Food%20Consumer%20Products&sector=Food%2C%20Beverages%20%26%20Tobacco
65   https://www.mondelezinternational.com/Snacking-Made-Right
66   https://www.theguardian.com/environment/ng-interactive/2021/jul/14/food-mono-poly-meals-profits-data-investigation
67   http://www.fao.org/3/ca5644en/ca5644en.pdf
68   Link: https://www.self.com/story/what-are-ultra-processed-foods
69   Richard D. deShazo, Steven Bigler und Leigh Baldwin Skipworth: The autopsy of chicken nuggets reads "chicken little". The American Journal of Medicine Vol. 126 (11) 2013, S. 1018–1019
70   Carlos A. Monteiro et al. (2019): The role of the transnational ultra-processed food industry in the pandemic of obesity and its associated diseases: problems and solu-tions. World Nutrition Vol 10 (1) 2019, S. 89–99
71   Ebenda
72   https://www.dietaryguidelines.gov/resources/2020–2025-dietary-guidelines-on-line-materials
73   https://www.self.com/story/americans-eating-habits-since-1970
74   https://www.self.com/story/what-are-ultra-processed-foods
75   Anahad O'Connor: Can Home Cooking Reverse the Obesity Epidemic? The New York Times, 12.06.2019
76   https://de.statista.com/statistik/daten/studie/198921/umfrage/erwerbstaetigenquo-te-in-deutschland-und-eu-nach-geschlecht/
77   https://de.statista.com/statistik/daten/studie/156951/umfrage/anzahl-der-einperso-nenhaushalte-in-deutschland-seit-1991/
78   Deutschland, wie es isst. Der BMEL-Ernährungsreport 2019
79   Kathrin Burger: Wie ungesund sind industrielle Lebensmittel wirklich? Spektrum.de, Hintergrund 01.11.2017
80   https://www.sueddeutsche.de/stil/ernaehrung-mehr-als-dosenravioli-1.3322155
81   Ebenda
82   WBAE – Wissenschaftlicher Beirat für Agrarpolitik, Ernährung und gesundheitlichen Ver-braucherschutz beim BMEL: Politik für eine nachhaltigerenachhaltigere Ernährung: Eine integrierte Ernährungspolitik entwickeln und faire Ernährungsumgebungen gestalten. Berlin 2020, S. 57 ff.
83   Ebenda, S. 57 ff.
84   Ebenda, S.58
85   WBAE – Wissenschaftlicher Beirat für Agrarpolitik, Ernährung und gesundheitlichen Verbraucherschutz beim BMEL: Politik für eine nachhaltigere Ernährung: Eine integ-

rierte Ernährungspolitik entwickeln und faire Ernährungsumgebungen gestalten. Berlin 2020, S. 54 ff.

86 Ebenda

87 https://www.pospulse.com/togoprodukte

88 https://www.foodwatch.org/de/pressemitteilungen/2021/foodwatch-report-coca-cola-McDonald's-haribo-co-koedern-kinder-auf-sozialen-medien/

89 WBAE – Wissenschaftlicher Beirat für Agrarpolitik, Ernährung und gesundheitlichen Verbraucherschutz beim BMEL: Politik für eine nachhaltigere Ernährung: Eine integrierte Ernährungspolitik entwickeln und faire Ernährungsumgebungen gestalten. Berlin 2020, S. 52

90 https://de.statista.com/statistik/daten/studie/298344/umfrage/inlands-und-auslandumsatz-der-hersteller-von-fertiggerichten-in-deutschland/

91 https://adage.com/help/about-us

92 https://rotterdampages.com/architecture-mcdonalds-coolsingel-rotterdam/

93 https://www.manager-magazin.de/unternehmen/handel/fastfood-mcdonald-s-spielzeug-burger-brater-a-952690-5.html

94 Bradley Johnson: World's Largest Advertisers: Spending is Growing, 05.12.2017

95 https://fortune.com/global500/2016/search/?industry=Food%20Consumer%20Products&sector=Food%2C%20Beverages%20%26%20Tobacco

96 Bradley Johnson: World's Largest Advertisers: Spending is Growing, 05.12.2017

97 Der Umsatz der Branche übersteigt den Wert von einer Milliarde Euro pro Tag (in den Jahren 2017/2018).

98 Walter Willett, Johan Rockström, Brent Loken et al.: Food in the Anthropocene: the EAT-Lancet Commission on healthy diets from sustainable food systems, www.thelancet.com Vol 393, 2. Februar 2019, S. 447. Originalzitat: »Unhealthy diet pose a greater risk to morbidity and mortality than does unsafe sex, and alcohol, drug, and tobacco use combined.«

99 Judith Evans: Nestlé document says majority of its food portfolio is unhealthy. Financial Times, 31.05.2021, https://www.ft.com/content/4c98d410-38b1-4be8-95b2-d029e054f492

100 Zitat: »The world's largest food company, Nestlé, has acknowledged that more than 60 per cent of its mainstream food and drinks products do not meet a ›recognised definition of health‹ and that ›some of our categories and products will never be 'healthy' no matter how much we renovate‹.

101 https://www.ft.com/content/4c98d410-38b1-4be8-95b2-d029e054f492

102 https://www.foodnavigator.com/Article/2021/06/02/Nestle-confirms-new-health-and-nutrition-strategy-after-leaked-documents-dent-its-image

FETTE LÜGEN

103 Bee Wilson: How ultra-processed food took over your shopping basket. The Guardian, 13.02.2020, https://www.theguardian.com/food/2020/feb/13/how-ultra-processed-food-took-over-your-shopping-basket-brazil-carlos-monteiro

104 Ebenda

105 Ebenda

106 https://agenciabrasil.ebc.com.br/en/geral/noticia/2019-07/obesity-brazil-198-2006-2018

107 https://worldpopulationreview.com/country-rankings/obesity-rates-by-country

108   https://www.borgenmagazine.com/obesity-and-nutrition-insecurity/
109   http://www.fao.org/3/ca5644en/ca5644en.pdf
110   Ebenda
111   https://www.cookinglight.com/eating-smart/what-are-hot-dog-ingredients
112   Marion Nestle: Food Politics: How the Food Industry Influences Nutrition and Health,
      London, 2007, S. 25
113   Ebenda
114   Francis S. Collins: Ultra-Processed Diet Leads to Extra Calories, Weight Gain. https://direc-
      torsblog.nih.gov/2019/05/21/ultra-processed-diet-leads-to-extra-calories-weight-gain
115   https://www.ers.usda.gov/topics/crops/sugar-sweeteners/background.aspx
116   https://www.aerzteblatt.de/nachrichten/52894/Adipositas-Warum-Fruktose-
      weniger-satt-macht-als-Glukose
117   Sugar-Sweetened Beverages, Weight Gain, and Incidence of Type 2 Diabetes in Young
      and Middle-Aged Women, https://jamanetwork.com/journals/jama/fullarticle/199317
      Sugar-Sweetened Beverages and Incidence of Type 2 Diabetes Mellitus in African Ameri-
      can Women, https://pubmed.ncbi.nlm.nih.gov/18663160/
      Soft Drink and Juice Consumption and Risk of Physician-diagnosed Incident Type 2 Dia-
      betes, https://pubmed.ncbi.nlm.nih.gov/20160170/
118   https://nurseshealthstudy.org/sites/default/files/2019%20newsletter.pdf
      https://www.nature.com/articles/s41574-021-00627-6
      https://www.nejm.org/doi/full/10.1056/NEJMoa1203039
119   https://www.diabetologie-online.de/a/zuckermarkt-zuckersirup-schwemme-erwar-
      tet-1844205, letzter Zugriff 20.12.2020
120   https://www.journal-of-hepatology.eu/article/S0168-8278(21)00161-6/fulltext#sec-
      sectitle0065
121   Ebenda
122   https://www.jci.org/articles/view/37385
123   R. D. Mattes: Dietary compensation by humans for supplemental energy provided as
      ethanol or carbohydrate in fluids. Physiol Behav. Vol. 59 (1) 1996, S. 179–187
      R. D. Mattes: Beverages and positive energy balance: the menace is the medium. Int J
      Obes. Vol. 30 2006, S. 60–65
      D. S. Ludwig, K. E. Peterson und S. L. Gortmaker: Relation between consumption of
      sugar-sweetened drinks and childhood obesity: a prospective, observational analysis.
      Lancet Vol. 357 2001, S. 505–508
124   M. Alonso-Alonso, S. C. Woods, M. Pelchat et al.: Food reward system: current perspec-
      tives and future research needs. Nutr Rev. Vol. 73 2015, S. 296–307
      M. Hopkins, J. Blundell, J. Halford et al.: The regulation of food intake in humans. In
      Endotext [Internet]; MDText.com, Inc., South Dartmouth (MA) 2016
125   E. Schettler: Darmflora: Die Macht des Mikrobioms. PTA-Forum (pharmazeutische-zei-
      tung.de) 18.09.2019
126   Daily bingeing on sugar repeatedly releases dopamine in the accumbens shell. PubMed
      (nih.gov). Siehe auch: https://www.nejm.org/doi/full/10.1056/NEJMoa1215740 sowie:
      Clara R. Freeman et al.: Impact of sugar on the body, brain, and behaviour. Frontiers In
      Bioscience, Landmark, 23, 2255–2266, 01.06.2018
127   https://pubmed.ncbi.nlm.nih.gov/17183312/
128   https://pubmed.ncbi.nlm.nih.gov/32475524/
129   https://www.ncbi.nlm.nih.gov/pmc/articles/PMC5428886/

130   https://www.ncbi.nlm.nih.gov/pmc/articles/PMC5609573/

131   https://www.ncbi.nlm.nih.gov/pmc/articles/PMC4259177/

132   https://pubmed.ncbi.nlm.nih.gov/30023410/

133   https://link.springer.com/chapter/10.1007%2F7854_2011_169.
Siehe auch: https://link.springer.com/article/10.1007%2Fs11920-015-0634-5;
https://pubmed.ncbi.nlm.nih.gov/20042860/; https://www.sciencedirect.com/science/
article/abs/pii/S1471015315001026?via%3Dihub;
https://www.sciencedirect.com/science/article/abs/pii/S0149763407000589?via%3Dihub;
https://www.nejm.org/doi/full/10.1056/NEJMoa1203039;
https://www.sciencedirect.com/science/article/abs/pii/S0149763407000589?via%3Dihub

134   https://europepmc.org/article/PMC/PMC2880539; siehe auch:
https://link.springer.com/article/10.1007%2Fs00213-007-0868-y sowie:
N. M. Avena, K. A. Long, B. G. H. T: Sugar-dependent rats show enhanced responding for
sugar after abstinence: Evidence of a sugar deprivation effect. Physiol Behav. Vol 84
2005, S. 359–362. doi: 10.1016/j.physbeh.2004.12.016

135   Daily bingeing on sugar repeatedly releases dopamine in the accumbens
shell – ScienceDirect, https://www.sciencedirect.com/science/article/abs/pii/
S0306452205004288?via%3Dihub

136   https://www.sciencedirect.com/science/article/abs/pii/S0149763407000589

137   https://pubmed.ncbi.nlm.nih.gov/18325546/

138   https://www.sciencedirect.com/science/article/abs/pii/S0028390817305798

139   https://www.cambridge.org/core/journals/proceedings-of-the-nutrition-society/
article/food-addiction-eating-addiction-and-eating-disorders/
DCAD8EAD3E3491EF4FD6F44561DA3920

140   Food for Thought: Reward Mechanisms and Hedonic Overeating in Obesity.
https://pubmed.ncbi.nlm.nih.gov/29052153/

141   Clara R. Freeman et al.: Impact of sugar on the body, brain, and behaviour. Frontiers In
Bioscience, Landmark, 23, 2255–2266, 01.06.2018

142   David A. Wiss, Nicole Avena, Pedro Rada: Sugar Addiction: From Evolution to Revolution.
REVIEW article; Front. Psychiatry, 07.11.2018

143   Overlap of food addiction and substance use disorders definitions: analysis of animal
and human studies. https://pubmed.ncbi.nlm.nih.gov/24863044/

144   https://www.verbraucherzentrale.nrw/wissen/lebensmittel/gesund-ernaehren/
tiefkuehlpizza-reichlich-kalorien-30702

145   Ebenda

146   https://www.fastfoodpreise.de/

147   https://www.tk.de/techniker/magazin/ernaehrung/uebergewicht-und-diaet/wie-vie-
le-kalorien-pro-tag-2006758

148   https://www.who.int/news-room/fact-sheets/detail/healthy-diet

149   https://www.who.int/news-room/q-a-detail/nutrition-trans-fat

150   https://pubmed.ncbi.nlm.nih.gov/8094827/
https://pubmed.ncbi.nlm.nih.gov/9322581/
Q. Wang, A. Afshin, M. Y. Yakoob et al.: Impact of nonoptimal intakes of saturated,
polyunsaturated, and trans fat on global burdens of coronary heart disease. Journal of
the American Heart Association, Vol. 5 (1) 2016,
R. J. De Souza, A. Mente, A. Maroleanu et al.: Intake of saturated and trans unsaturated
fatty acids and risk of all cause mortality, cardiovascular disease, and type 2 diabe-

tes: systematic review and meta-analysis of observational studies. BMJ Vol. 351 2015, https://www.ncbi.nlm.nih.gov/pmc/articles/PMC4532752/

151 https://apps.who.int/iris/bitstream/handle/10665/331301/WHO-NMH-NHD-18.4-eng.pdf

152 Ebenda

153 https://www.who.int/news-room/feature-stories/detail/denmark-trans-fat-ban-pioneer-lessons-for-other-countries

154 https://www.dge.de/wissenschaft/weitere-publikationen/fachinformationen/trans-fettsaeueren/

155 https://www.ncbi.nlm.nih.gov/pmc/articles/PMC5579633/

156 https://apps.who.int/iris/bitstream/handle/10665/331301/WHO-NMH-NHD-18.4-eng.pdf

157 https://de.statista.com/statistik/daten/studie/448048/umfrage/fast-food-speisen-nach-kaloriengehalt/

158 https://www.ncbi.nlm.nih.gov/pmc/articles/PMC7955455/

159 https://www.cambridge.org/core/journals/public-health-nutrition/article/television-on-food-advertising-and-the-prevalence-of-childhood-overweight-and-obesity-a-multicountry-comparison/63EB08C93D239AE99000371692BF4742

160 https://pubmed.ncbi.nlm.nih.gov/21439918/

161 https://pubmed.ncbi.nlm.nih.gov/16045635/

162 https://www.dank-allianz.de/files/content/dokumente/Kurzfassung Kinderwerbestudie.pdf
https://www.bwl.uni-hamburg.de/irdw/forschung.html

163 Die Zahlen sind abgerundet, daher »ca«.

164 92 Prozent

165 Silvia Liebrich: Immer auf die Kleinen. Süddeutschen Zeitung Nr. 40 vom 18.02.2021, S. 17

166 https://www.foodwatch.org/de/pressemitteilungen/2021/foodwatch-report-coca-cola-McDonald's-haribo-co-koedern-kinder-auf-sozialen-medien/

167 Zum Beispiel: https://www.youtube.com/watch?v=rdVyEgOprrw

168 https://www.euro.who.int/en/health-topics/disease-prevention/nutrition/news/news/2011/01/reducing-food-marketing-pressure-on-children

169 http://apps.who.int/iris/bitstream/handle/10665/94384/9789241506236_eng.pdf;jsessionid=D7D9A62B66B7701722CBB512EF96889F?sequence=1

170 https://www.rnd.de/politik/so-argumentiert-die-industrie-gegen-ein-werbeverbot-fur-junkfood-7FSL3LFSNBD3NOM7LLILEAXHTI.html

171 https://www.stuttgarter-zeitung.de/inhalt.junkfood-werbung-werbewirtschaft-will-kinder-besser-schuetzen.8948086c-f839-499e-b0e8-27e840526514.html

172 FOCUS Online, Studie: Übergewichtige sind selbst schuld an ihrer Situation. 15.04.2019, https://showcase.teleschau.de/artikel/5cb48d499692aa250ec4ba8d.
Anna Eube: Alle denken, Dicke sind unglücklich, weil sie dick sind. Veröffentlicht am 13.04.2018

173 https://www.welt.de/icon/partnerschaft/article175366091/Missbilligung-von-Ueber-gewicht-Alle-denken-Dicke-sind-ungluecklich-weil-sie-dick-sind.html

174 Jutta Mata, Ralph Hertwig: Public Beliefs About Obesity Relative to Other Major Health Risks: Representative Cross-Sectional Surveys in the USA, the UK, and Germany. Society of Behavioral Medicine 2018, online veröffentlicht 25.01.2018

175 The Global Syndemic of Obesity, Undernutrition, and Climate Change: The Lancet Commission report, https://www.thelancet.com/journals/lancet/article/PIIS0140-6736(18)32822-8/fulltext?hss_channel=tw-1006920535
176 WBAE – Wissenschaftlicher Beirat für Agrarpolitik, Ernährung und gesundheitlichen Verbraucherschutz beim BMEL: Politik für eine nachhaltigere Ernährung: Eine integrierte Ernährungspolitik entwickeln und faire Ernährungsumgebungen gestalten. Berlin 2020
177 Ebenda, S. VII
178 Ebenda, S. 493 ff.

WO DIE SUCHT IHREN ANFANG NIMMT

179 https://www.iowacorn.org/
180 Name wurde aus Datenschutzgründen geändert
181 https://www.nationalgeographic.com/science/article/partner-content-americas-looming-water-crisis
182 FAOSTAT 2006: FAO Yearbooks 1950–2000
183 https://www.bauernverband.de/themendossiers/ackerbau/themendossier/ackerbau-in-deutschland
184 https://www.spektrum.de/lexikon/biologie/ackerbau/681
185 Ebenda; und FAO 1997: The State of the World's Plant Genetic Resources for Food and Agriculture
186 FAO, Plant Genetic Resources and Food Security. 2011, http://www.fao.org/3/a-bb143e.pdf
187 Jo Robinson: Eating on the Wild Side. New York 2013
188 Scientific America: Dirt Poor: Have Fruits and Vegetables Become Less Nutritious? April 2011, https://www.scientificamerican.com/article/soil-depletion-and-nutrition-loss/
189 Worldwatch Institute: Crop Yields Expand, but Nutrition Is Left Behind, 10.09.2007
190 https://www.agrarforschungschweiz.ch/wp-content/uploads/2019/12/2004_01_841.pdf
191 Ebenda
192 Patrizia Marani: Gluten, der Feind in deinem Brot. Dokumentation ARTE 2020, Zitate Stephanie Seneff, Minute 1,01
193 Pauline F. D. Scheelbeek, Frances A. Bird et al.: Effect of environmental changes on vegetable and legume yields and nutritional quality. Arizona State University, Tempe, AZ, 02.05.2018
194 https://www.dw.com/en/climate-change-strips-nutrients-from-food-crops/a-44161873
195 University Of Texas At Austin: Study Suggests Nutrient Decline In Garden Crops Over Past 50 Years. ScienceDaily, 03.12.2004
196 Jo Robinson: Breeding the Nutrition Out of Our Food. The New York Times, 25.05.2013
197 Ebenda
198 https://www.ernaehrungsberatung.rlp.de/Internet/global/themen.nsf/d0e5087e9e1e8b-79c1257abf0060c5df/7cdd051741fbd55ac125826c0056f7c4?OpenDocument
199 https://corn.org/about-cra/
200 https://www.theguardian.com/business/2010/sep/15/high-fructose-corn-syrup-rename
201 Michael F. Jacobson: Corn Refiners' Ad Campaign Called Deceptive. Center for Science in the Public Interest 2008, https://www.cspinet.org/new/200806231.html

202 https://corn.org/corn-refiners-association-submits-letter-fda-disclosing-new-consumer-perception-survey-findings-rulemaking-recommendations/
203 Deutscher Bundestag: Sachstand Zucker und Fette in Lebensmitteln, w D 5 - 3000 - 218/14, 2015
204 https://www.ndr.de/ratgeber/verbraucher/Fertigprodukte-So-ungesund-ist-Frucht-zucker,isoglukose100.html
205 https://www.europarl.europa.eu/cmsdata/121894/12%20-%20ENVI%20News%20 21-22%20June%202017.pdf
206 Zion Market Research: High Fructose Corn Syrup (HFCS) Market To Report Impressive Growth, Revenue To Touch Nearly US$ 5,317.7 Million By 2024, 28.05.2018
207 Walter Willett, Johan Rockström, Brent Loken et al.: Food in the Anthropocene: the EAT-Lancet Commission on healthy diets from sustainable food systems, www.thelancet.com Vol. 393, 02.02.2019, S. 457
208 Ebenda
209 Worldwatch Institute: Crop Yields Expand, but Nutrition Is Left Behind. 10.09.2007
210 Boston Consulting Group (BCG): Die Zukunft der deutschen Landwirtschaft nachhaltig sichern. 11/2019 und Wilfried Bommert, Manfred Linz: Die wahren Kosten der industriellen Landwirtschaft. Berlin 2019
211 Wilfried Bommert, Manfred Linz: 100 Milliarden, die wahren Kosten der deutschen Landwirtschaft. Institut für Welternährung 2019
212 https://www.bmel.de/DE/themen/landwirtschaft/eu-agrarpolitik-und-foerderung/direktzahlung/veroeffentlichung-eu-zahlungen.html
213 https://www.bmel.de/DE/themen/landwirtschaft/agrarsozialpolitik/agrarsozialpolitik_node.html
214 https://www.bve-online.de/themen/rohstoffe
215 Federal farm subsidies: What the data says, 2019
216 Mike Russo: Appels to Twinkies, Comparing federal Subsidies of fresh Produce and Junk Food. 2011; https://mopirg.org/reports/mop/apples-twinkies-comparing-federal-subsidies-fresh-produce-and-junk-food
217 Mike Russo: Appels to Twinkies, Comparing federal Subsidies of fresh Produce and Junk Food. 2011, S. 6
218 https://www.thebalance.com/government-subsidies-definition-farm-oil-export-etc-3305788
219 Mike Russo: Appels to Twinkies, Comparing federal Subsidies of fresh Produce and Junk Food. 2011, S. 8

DIE GEBURT EINES KASSENSCHLAGERS

220 https://www.verbraucherzentrale.nrw/wissen/lebensmittel/gesund-ernaehren/zu-viel-zucker-in-fruchtjoghurts-13039
221 https://en.wikipedia.org/wiki/Howard_Moskowitz
222 Michael Moss: Salt, Sugar, Fat. Random House 2013
223 Addressing the sugar, salt, and fat issue the science of food way, https://www.nature.com/articles/s41538-018-0020-x
224 https://www.verbraucherzentrale.nrw/wissen/lebensmittel/gesund-ernaehren/tiefkuehlpizza-reichlich-kalorien-30702

225 Die Weltgesundheitsorganisation empfiehlt pro Tag nicht mehr als ca. 50 Gramm Zucker zu sich zu nehmen, noch besser wäre eine Reduzierung auf 25 Gramm pro Tag.

226 Michael Moss: Salt, Sugar, Fat. Random House 2013

227 Endorphine – Lexikon der Neurowissenschaft (spektrum.de)

228 https://www.tandfonline.com/doi/abs/10.1080/02791072.2010.10400687

229 https://en.wikipedia.org/wiki/David_A._Kessler

230 https://www.fda.gov/about-fda/fda-leadership-1907-today/david-kessler

231 https://www.washingtonpost.com/wp-dyn/content/article/2009/04/26/AR2009042602711.html?utm_source=reddit.com

232 David A. Kessler: The End of Overeating: Taking Control of the Insatiable American Appetite. Rodale Books 2009

233 https://www.washingtonpost.com/wp-dyn/content/article/2009/04/26/AR2009042602711.html?utm_source=reddit.com

234 Clara R. Freeman et al.: Impact of sugar on the body, brain, and behavior. Frontiers in Bioscience 23, Juni 2018, S. 2255–2266;
https://www.sciencedirect.com/science/article/abs/pii/S0306452205004288?via%3Dihub;
https://www.tandfonline.com/doi/abs/10.1080/10284150500485221?src=recsys;
Tobias Hoch, Monika Pischetsrieder, Andreas Hess: Snack food intake in ad libitum fed rats is triggered by the combination of fat and carbohydrates. Frontiers in Psychology (frontiersin.org) 2014;
https://pubmed.ncbi.nlm.nih.gov/17617461/;
https://journals.plos.org/plosone/article?id=10.1371/journal.pone.0000698;
Carlo Colantuoni et al.: Evidence That Intermittent, Excessive Sugar Intake Causes Endogenous Opioid Dependence. Wiley Online Library, Obesity Research 2002

235 https://journals.plos.org/plosone/article?id=10.1371/journal.pone.0117959

236 Clara R. Freeman et al.: Impact of sugar on the body, brain, and behavior. Frontiers in Bioscience 23, Juni 2018, S. 2255–2266

237 https://royalsocietypublishing.org/doi/full/10.1098/rsos.191338

238 https://link.springer.com/chapter/10.1007%2F7854_2011_169
https://link.springer.com/article/10.1007%2Fs11920-015-0634-5;
https://pubmed.ncbi.nlm.nih.gov/20042860/;
https://www.sciencedirect.com/science/article/abs/pii/S1471015315001026?via%3Dihub;
https://pubmed.ncbi.nlm.nih.gov/24863044/;
https://pubmed.ncbi.nlm.nih.gov/20042860/

239 https://de.wikipedia.org/wiki/Surimi#:~:text=Surimi-Sticks%20und%20Shrimps-Imitat%20Surimi-Masse%20vor%20der%20Weiterverarbeitung%20Surimi,Fisch%2C%20mit%20Zucker%20gegart%20und%20geliert%2C%20haltbarer%20wird.

240 http://news.bbc.co.uk/2/hi/uk_news/england/west_yorkshire/6538643.stm

241 T. Knight: Bacon: the Slice of Life. In: C. Vega, J. Ubbink und E. van der Linden (Hg): The Kitchen as Laboratory: Reflections on the Science of Food and Cooking. New York, Columbia University Press 2012, S. 73–82. The Kitchen as Laboratory: Reflections on the Science of Food and cooking. Google Books

242 Bild: https://i.pinimg.com/originals/c4/a5/4f/c4a54fcab4e2e62d094920243c6d515d.jpg

243 https://flavourjournal.biomedcentral.com/articles/10.1186/2044-7248-4-3

244 Aber mit viel Zucker: rund 8 Stück Würfelzucker stecken in einem Magnum. Siehe: Magnum und Co.: So viel Zucker steckt in Langnese-Eis. ÖKO-TEST 13.06.2019 (oekotest.de)

245 https://www.sciencedirect.com/topics/agricultural-and-biological-sciences/mouthfeel

246 www.sciencedirect.com/sdfe/pdf/download/eid/3-s2.0-B9781845690304500150015X/first-page-pdf

247 https://www.geo.de/natur/oekologie/3340-rtkl-lebensmittelproduktion-chemie-der-nahrung

248 Ebenda

249 Ketchup im Test: Mehr als die Hälfte ist empfehlenswert. ÖKO-TEST 15.10.2020 (oekotest.de)

250 https://www.galileo.tv/life/ketchup-alles-bloss-tomate-das-steckt-wirklich-drin/

251 https://www.nestle.ch/de/nestleschweiz/forschung

252 https://www.unilever.de/ueberuns/innovationen/forschungs-und-entwicklungszentren/

253 http://ajun-test.at/danonerel14/unsere-ueberzeugung/forschnung-und-wissenschaft/

254 https://lebensmittel-warenkunde.de/lebensmittelzusatzstoffe/farbstoffe/e100-curcumin.html

255 Schmelzkäse: So gefährlich sind Phosphate. Uwe Leiterer. NDR.de Ratgeber. 2018

IM FADENKREUZ DER MARKETINGSTRATEGEN

256 https://www.rundschau-online.de/ratgeber/reise/hohe-mordraten-das-sind-die-gefaehrlichsten-staedte-der-welt-29863454?cb=1610126206835

257 https://www.nytimes.com/interactive/2017/09/16/health/brazil-obesity-nestle.html

258 https://www.nestle.com/ask-nestle/health-nutrition/answers/addressing-new-york-times-obesity-junk-food-brazil

259 Alexander Busch: Unilever, Nestlé und Co.: In Brasilien immer am Ball. Handelsblatt 2008

260 David Stuckler, Martin McKee, Shah Ebrahim et al.: Manufacturing Epidemics: The Role of Global Producers in Increased Consumption of Unhealthy Commodities Including Processed Foods, Alcohol, and Tobacco. Veröffentlicht am 26.06.2012, S. 3

261 UNFPA, State of World Population 2007: Urbanization's Second Wave – a Difference of Scale

262 David Stuckler, Martin McKee, Shah Ebrahim et al.: Manufacturing Epidemics: The Role of Global Producers in Increased Consumption of Unhealthy Commodities Including Processed Foods, Alcohol, and Tobacco. Veröffentlicht am 26.06.2012, S. 3

263 Ebenda

264 Ebenda

265 Marion Nestle: Food Politics. University of California Press London 2007, S. 11

266 Corinna Hawkes et al.: The role of foreign direct investment in the nutrition transition. Public Health Nutrition Vol. 8 (4), S. 357–365

267 https://www.plantandfood.co.nz/growingfutures/food/

268 https://www.foodexport.org/who-we-are/

269 https://www.foodexport.org/blog/blog/2019/03/27/food-export---country-market-highlight-mexico

270 https://www.statista.com/statistics/748883/processed-food-products-market-sha-re-distribution-channel-mexico/

271 Regine Rehaag et al., Büro für Technikfolgen-Abschätzung beim Deutschen Bundestag (TAB), Studie: Veränderungen der globalen Ernährungsgewohnheiten. 2011, S. 11

272 Corinna Hawkes: Uneven dietary development: linking the policies and processes of globalization with the nutrition transition, obesity and diet-related chronic diseases. Globalization and Health, BioMed Central, 28.03.2006

273 Ebenda

274 Ebenda

275 Meera Shekar und Barry Popkin (Hg): Obesity – Health and Economic, Consequences of an Impending Global Challenge. World Bank 2020, S. 47

276 David Stuckler, Martin McKee, Shah Ebrahim et al.: Manufacturing Epidemics: The Role of Global Producers in Increased Consumption of Unhealthy Commodities Including Processed Foods, Alcohol, and Tobacco. Veröffentlicht am 26.06.2012, S. 3

277 Astrid Viciano: Ein Staat macht Diät. Süddeutsche Zeitung, 15. Januar 2017

278 Ebenda

279 https://www.unicef.org/stories/what-are-we-waiting-for-obesity-mexico https://pubmed.ncbi.nlm.nih.gov/26787421/

280 Meera Shekar und Barry Popkin (Hg): Obesity – Health and Economic Consequences of an Impending Global Challenge. Worldbank 2020, S. 55

281 https://www.unicef.org/stories/what-are-we-waiting-for-obesity-mexico

282 Kristina Johnson and Samuel Fromartz: NAFTA's ‹Broken Promises›: These Farmers Say They Got The Raw End Of Trade Deal. The Salt, Food for Thought, 07.08.2017

283 Ebenda

284 David Stuckler, Martin McKee, Shah Ebrahim et al.: Manufacturing Epidemics: The Role of Global Producers in Increased Consumption of Unhealthy Commodities Including Processed Foods, Alcohol, and Tobacco. Veröffentlicht am 26.06.2012, S. 3

285 https://www.unesco.de/bildung/agenda-bildung-2030/unesco-weltbildungsbericht

286 https://www.fdbusiness.com/nestle-drives-nutrition-with-%E2%80%98cook-ing-caravans%E2%80%99-in-africa/

287 Ebenda

288 https://www.youtube.com/channel/UCSMLxz9Eqbs2_KXoQzQumIA

289 https://www.tagesspiegel.de/themen/genuss/maggi-in-afrika-der-madame-verbesserer/11653630-2.html

290 https://www.tagesspiegel.de/themen/genuss/maggi-in-afrika-zusammengewuerfelt/11653630.html

291 https://www.business-standard.com/article/international/nestle-secret-maggi-bouillon-recipe-adds-show-to-win-in-emerging-markets-120032101249_1.html

292 https://www.tagesspiegel.de/themen/genuss/maggi-in-afrika-zusammengewuer-felt/11653630.html

293 https://www.youtube.com/watch?v=A-7ck38FPjk

294 http://www.wphna.org/htdocs/downloadsdec2012/2011_Nestle_PPPs.pdf

295 Alexander Busch: Unilever, Nestlé und Co.: In Brasilien immer am Ball. Handelsblatt 2008

296 Debanjan Nag: How Nestle's innovation around its «Popularly Positioned Products» has created a win-win situation for BoP consumers and the organization? Re-Emerging World, 2020

297   Debanjan Nag: How Nestle's innovation around its «Popularly Positioned Products»
      has created a win-win situation for BoP consumers and the organization? Re-Emerging
      World, 2020
298   Ebenda
299   Nestlé Research 2011, POPULARLY POSITIONED PRODUCTSAFFORDABLE AND NUTRITIOUS,
      Broschüre, Nestec S. A., CH 2011, S. 7
300   https://www.wphna.org/htdocs/downloadsdec2012/2011_Nestle_PPPs.pdf
301   http://www.wphna.org/htdocs/downloadsdec2012/2011_Nestle_PPPs.pdf
302   Fikiru Dasa: Health Risks from Long-term Consumption of Micronutrient Fortified
      Foods. Global Journal of Nutrition & Food Science, 22.02.2019
303   Sharad Tandon et al.: The Expansion of Modern Grocery Retailing and Trade in Develo-
      ping Countries. United States Department of Agriculture, Economic, Research Report
      Number 122, Juli 2011
304   REPORT FOOD SOVEREIGNTY FOR SALE – Supermarkets are undermining people's control
      over food. GRAIN, September 2013, S. 4
305   https://www.grain.org/article/entries/5010-food-sovereignty-for-sale-supermarkets-
      are-undermining-people-s-control-over-food-and-farming-in-asia
306   Ebenda
307   REPORT FOOD SOVEREIGNTY FOR SALE – Supermarkets are undermining people's control
      over food, S. 18, GRAIN, September 2013, S. 4
308   Ebenda, S. 6
309   Jen Viegas: Top 10 countries with the most obese people named. Discovery News,
      28.05.2014; https://www.seeker.com/top-10-countries-with-the-most-obese-
      people-named-1768608251.html
310   Ebenda, S. 11
311   Meera Shekar und Barry Popkin (Hg): Obesity – Health and Economic, Consequences of
      an Impending GlobalChallenge. World Bank 2020, S. 100 ff.
312   David Stuckler, Martin McKee, Shah Ebrahim et al.: Manufacturing Epidemics: The Role
      of Global Producers in Increased Consumption of Unhealthy Commodities Including
      Processed Foods, Alcohol, and Tobacco. Veröffentlicht am 26.06.2012, S. 3
313   Regine Rehaag et al.: Büro für Technikfolgen-Abschätzung beim Deutschen Bundestag
      (TAB), Studie: Veränderungen der globalen Ernährungsgewohnheiten, 2011, S. 12
314   Meera Shekar und Barry Popkin (Hg): Obesity – Health and Economic, Consequences of
      an Impending GlobalChallenge. World Bank 2020, S. 100 ff.
315   R. Sanguansak, R. Lakkana: Prevalence of Overweight and Obesity Among School Child-
      ren in Suburb Thailand Defined by the International Obesity Task Force standard. J Med
      Assoc, Thai 2010, Vol 93 (2), S. 27–31
316   https://www.bangkokpost.com/thailand/general/897276/almost-half-monkhood-
      overweight
317   Thomas Kruchem: Junkfood in Entwicklungsländern. SWR Wissen 2016
318   https://www.b2bcentral.co.za/yo-jelly-is-now-even-tastier/
319   https://www.youtube.com/watch?v=5dcDwizXomU
320   Meera Shekar und Barry Popkin (Hg): Obesity – Health and Economic, Consequences of
      an Impending GlobalChallenge. World Bank 2020, S. 806
321   http://www.wphna.org/htdocs/downloadsdec2012/2011_Nestle_PPPs.pdf
322   https://www.thestar.com.my/business/business-news/2017/10/25/most-malaysians-
      cannot-afford-to-retire/

323 https://www.nestle.com.my/media/pressreleases/chance-lifetime-win-salary-life
324 Marielle A. Payaud: Marketing Strategies at the Bottom of the Pyramid. 2015
325 Meera Shekar und Barry Popkin (Hg): Obesity – Health and Economic, Consequences of anImpending GlobalChallenge. World Bank 2020, S. 39
326 Ebenda, S. xiii
327 Ebenda, S. 41
328 Ebenda, S. 43
329 David Stuckler, Martin McKee, Shah Ebrahim et al.: Manufacturing Epidemics: The Role of Global Producers in Increased Consumption of Unhealthy Commodities Including Processed Foods, Alcohol, and Tobacco. Veröffentlicht am 26.06.2012
330 Meera Shekar und Barry Popkin (Hg): Obesity – Health and Economic, Consequences of an Impending GlobalChallenge. World Bank 2020, S. 47

IN DER ZWEITEN REIHE DER PROFITEURE

331 https://www.iutv.de/format/iron-calli
     https://www.stern.de/kultur/tv/juhshow/doku-soap--iron-calli--abspecken-in-der-kocharena-3532492.html
     https://kress.de/news/detail/beitrag/98815-iron-calli-vox-zeigt-abspeckdoku-mit-calmund.html
332 https://www.stern.de/sport/fussball/reiner-calmund-hat-sich-den-magen-verkleinern-lassen-9107180.html
333 https://www.hsph.harvard.edu/nutritionsource/healthy-weight/best-diet-quality-counts/#ref24
334 https://pubmed.ncbi.nlm.nih.gov/19246357/
335 https://onlinelibrary.wiley.com/doi/full/10.1038/oby.2001.113
336 https://jamanetwork.com/journals/jama/fullarticle/1900510
337 https://jamanetwork.com/journals/jama/article-abstract/1730520
338 Changes in diet and lifestyle and long-term weight gain in women and men, https://www.nejm.org/doi/10.1056/NEJMoa1014296
339 https://academic.oup.com/ajcn/article/83/2/436S/4650208
340 https://www.pnas.org/content/102/31/11070
341 https://www.aerzteblatt.de/archiv/177992/Das-Mikrobiom-Einfluss-auf-Adipositas-und-Diabetes
342 Fettzellen werden zwar alle paar Jahre abgebaut, aber dann durch neue Fettzellen ersetzt: Daher bleibt die Anzahl gleich.
343 https://www.nature.com/articles/nature06902
344 https://www.tagesspiegel.de/wissen/ernaehrung-anzahl-der-fettzellen-bleibt-im-erwachsenenalter-konstant/1229014.html
345 https://www.nejm.org/doi/10.1056/NEJMoa1105816
346 https://www.who.int/news-room/fact-sheets/detail/healthy-diet#:~:text=%20A%20healthy%20diet%20includes%20the%20following:%20,7),%20which%20is%20equivalent%20to%2050...%20More
347 https://www.researchandmarkets.com/reports/5313560/the-u-s-weight-loss-and-diet-control-market
348 https://www.transparencymarketresearch.com/weight-loss-services-market.html
349 https://www.theguardian.com/lifeandstyle/2013/aug/07/fat-profits-food-industry-obesity

350 https://de.wikipedia.org/wiki/H._J._Heinz_Company

351 https://www.juve.de/deals/di-tprodukte-nestl-health-science-kauft-mit-linklaters-zu/

352 https://pubmed.ncbi.nlm.nih.gov/29159583/

353 https://pubmed.ncbi.nlm.nih.gov/28594855/

354 https://www.ncbi.nlm.nih.gov/pmc/articles/PMC5385025/

355 https://www.tagesspiegel.de/gesellschaft/panorama/studie-suessstoff-und-light-produkte-machen-dick-und-krank/10892340.html

356 https://pubmed.ncbi.nlm.nih.gov/25828597/

357 https://www.vdaepc.de/wp-content/uploads/2020/03/vdaepc-statistik-2020.pdf

358 https://www.gesundheit.de/medizin/behandlungen/operationen/fettabsaugung-liposuktion

359 https://www.netdoktor.de/therapien/liposuktion/

360 https://pubmed.ncbi.nlm.nih.gov/21475140/

361 https://pubmed.ncbi.nlm.nih.gov/28604169/

362 https://www.cambridge.org/core/journals/proceedings-of-the-nutrition-society/article/obesity-inflammation-and-the-immune-system/BBA951027B413AEE76E3DA11A81173F1

363 Ebenda

364 https://www.sciencedirect.com/science/article/abs/pii/S0378512206001423

365 https://pubmed.ncbi.nlm.nih.gov/32100901/

366 https://www.cell.com/cell-metabolism/fulltext/S1550-4131(18)30118-9

367 Ebenda

368 https://www.frontiersin.org/articles/10.3389/fendo.2015.00055/full

369 Kleine Fettzellen produzieren ein Hormon, das die Insulin-Sensitivität fördert. Dicke Fettzellen produzieren weniger Hormone. Dadurch und durch andere Signalstoffe wirkt Insulin weniger gut und es entwickelt sich eine Insulinresistenz, die zu Diabetes führt. https://www.frontiersin.org/articles/10.3389/fphys.2015.00304/full

370 https://www.spiegel.de/gesundheit/diagnose/magenverkleinerung-wird-in-deutschland-zu-wenig-operiert-a-1120922.html

371 https://www.helios-gesundheit.de/magazin/adipositas/news/roux-y-magenbypass-oder-mini-bypass/

372 https://www.ndr.de/ratgeber/gesundheit/Beschwerden-nach-einer-Magenverkleinerung-behandeln,magenverkleinerung120.html

373 Henry Buchwald, Yoav Avidor, Eugene Braunwald et al.: Bariatric surgery: a systematic review and meta-analysis. JAMA 292(14) 13.10. 2004, S. 1724–1737. https://pubmed.ncbi.nlm.nih.gov/15479938/

374 https://www.cochranelibrary.com/cdsr/doi/10.1002/14651858.CD003641.pub4/full

375 https://www.ndr.de/ratgeber/gesundheit/Beschwerden-nach-einer-Magenverkleinerung-behandeln,magenverkleinerung120.html
Siehe auch: https://www.pharmazeutische-zeitung.de/was-bedeutet-das-fuer-die-medikation/

376 https://www.spiegel.de/spiegel/nach-einer-magenverkleinerung-werden-viele-patienten-suechtig-a-1153581.html

377 https://link.springer.com/article/10.1007%2Fs13679-019-0325-3

378 https://link.springer.com/article/10.1007%2Fs11920-019-1069-1

379 https://www.soard.org/article/S1550-7289(17)30152-1/fulltext

380 https://journals.lww.com/psychosomaticmedicine/Abstract/2016/04000/Psychiatric_
Disorders_and_Weight_Change_in_a.15.aspx

381 https://www.swp.de/suedwesten/staedte/schwaebisch-hall/Diak-Adipositas-Be-
handlung-Arzt-31343804.html

382 https://www.arte.tv/de/videos/085450-000-A/die-risiken-einer-magenverkleine-
rung/

383 https://www.gesundheitsinformation.de/operationen-zur-behandlung-von-
adipositas.html

384 https://www.aerzteblatt.de/nachrichten/69769/Adipositas-Zahl-bariatrischer-Ein-
griffe-steigt

385 http://www.dgav.de/zertifizierung/zertifizierte-zentren/adipositas-und-
metabolische-chirurgie.html

386 https://kostencheck.de/magenverkleinerung-kosten

387 https://www.pta-professional.de/globaler-markt-fuer-adipositas-
behandlungsgeraete-2021-2028-johnson-johnson-cr-bard-cousin-biotech-gi-
windows/

388 https://www.uni-leipzig.de/newsdetail/artikel/adipositas-ist-ein-tsunami-fuer-die-
bevoelkerungsgesundheit-wir-muessen-konzertiert-handeln-2018-09

FETTES WACHSTUM DURCH INFLUENCER UND LOBBYISTEN

389 Gary Sacks et al.: How food companies influence evidence and opinion – straight from
the horse's mouth. Critical Public Health Vol. 28 (2) 2018, S. 253–256
https://www.tandfonline.com/doi/full/10.1080/09581596.2017.1371844

390 https://usrtk.org/wp-content/uploads/2017/08/Knowles-email.pdf

391 Was dem deutschen Recht auf Aktenauskunft durch das Informationsfreiheitsgesetz
entspricht.

392 Gary Sacks et al.: How food companies influence evidence and opinion – straight from
the horse's mouth. Critical Public Health Vol. 28 (2) 2018, S. 255

393 Naomi Oreskes, Erik M. Conway: Merchants of Doubt: How a Handful of Scientists Obscured the Truth on Issues from Tobacco Smoke to Global Warming. Bloomsbury Press 2010
https://www.supersummary.com/merchants-of-doubt/summary/

394 Ebenda

395 Anahad O'Connor: Coca-Cola Funds Scientists Who Shift Blame for Obesity Away From
Bad Diets. New York Times, 09.08.2015

396 https://www.sueddeutsche.de/wirtschaft/coca-cola-coca-cola-zahlte-millionen-an-
deutsche-gesundheitsforscher-1.2845460-2

397 https://well.blogs.nytimes.com/2015/08/09/coca-cola-funds-scientists-who-shift-
blame-for-obesity-away-from-bad-diets/

398 https://www.sueddeutsche.de/wirtschaft/coca-cola-coca-cola-zahlte-millionen-an-
deutsche-gesundheitsforscher-1.2845460

399 WBAE – Wissenschaftlicher Beirat für Agrarpolitik, Ernährung und gesundheitlichen
Verbraucherschutz beim BMEL: Politik für eine nachhaltigerenachhaltigere Ernährung: Eine integrierte Ernährungspolitik entwickeln und faire Ernährungsumgebungen
gestalten. Berlin 2020, S. 436

400 M. J. Soares et al.: Conflict of interest in nutrition research: an editorial perspective.
European Journal of clinical nutrition Vol. 73, 2019, S. 1213–1215 (»the authors conclu-
ded that industry sponsorship was five times more likely not to show an association«)

401 Ebenda

402 https://cordis.europa.eu/programme/id/FP7-KBBE

403 https://cordis.europa.eu/project/id/245009/reporting

404 https://cordis.europa.eu/project/id/245009/reporting

405 Zitat: A key dissemination activity has been the NeuroFAST consensus article on the topic »food addiction« in which we highlight the lack of evidence that foods/ingredients cause addiction in a manner similar to drugs of addiction, including our own work exploring this. We suggest rather that the term »Food Addiction« is a misnomer and would be better described by the term »Eating addiction«, a behavior disorder, in which individuals have an addiction-like behavior entailing excessive intake of food. (https://cordis.europa.eu/project/id/245009/reporting)

406 Johannes Hebebrand et al.: «Eating addiction» rather than «food addiction» better captures addictive like eating behavior. NeuroscienceandBiobehavioralReviews Vol. 47, 2014, S. 295–306, https://reader.elsevier.com/reader/sd/pii/S0149763414002140?token=F444F46DB4D341604E2A218AF53C2D52544E7DC511FD269C5DA111609C1F-2256CEC3B486ECE11586CC1FD0A8585DA513

407 https://cordis.europa.eu/docs/results/245/245009/final1-neurofast-impact-report.pdf

408 https://www.absatzwirtschaft.de/zucker-und-salz-verbaende-ueben-scharfe-kritik-an-discounter-nach-koks-vergleich-136123. Zitat: »Lebensmittel sind keine Drogen und machen auch nicht abhängig. Das hat der im Auftrag der EU tätige Forschungsverbund NeuroFAST in seinem ›Consensus Statement‹ zum Thema Lebensmittelabhängigkeit bestätigt«, erläutert Günter Tissen von der Zucker-Vereinigung.«

409 https://ec.europa.eu/programmes/horizon2020/en/experts

410 https://ec.europa.eu/transparency/regexpert/index.cfm?do=groupDetail.groupDetail&groupID=2939

411 Dietrich Knorr, Heribert Watzke: Food Processing at a Crossroad. Frontiers in Nutrition, online veröffentlicht am 25.06.2019. doi: 10.3389/fnut.2019.00085

412 https://www.frontiersin.org/articles/10.3389/fnut.2019.00085/full

413 Zitat: However, terms like »ultra-processed food« are more misleading than explanatory.

414 Zitat: Conflict of Interest Statement: The authors declare no conflict of interest. HW is owner of the Dr. Phil. Watzke Heribert consulting company. (Quelle: Dietrich Knorr, Heribert Watzke, Food Processing at a Crossroad)

415 https://www.hfwu.de/aktuelles/nachrichten-veranstaltungen/veranstaltungen-detail/?tx_gbevents_main%5Baction%5D=show&tx_gbevents_main%5Bcontroller%5D=Event&tx_gbevents_main%5Bevent%5D=723&cHash=9bd787d40a8f6a1ad-c90dbeaf9564495

416 https://www.mcgill.ca/desautels/channels/event/ci-webinar-series-heribert-watzke-phd-284504

417 https://www.frontiersin.org/journals/nutrition#editorial-board

418 https://people.epfl.ch/johannes.lecoutre

419 https://www.foodtech.tu-berlin.de/lebenslauf/dietrich_knorr/

420 M. Gibney, C. G. Forde, D. Mullally et al.: Ultra-processed foods in human health: a critical appraisal. AmJ clinNutr. Vol. 106, 2017, S. 717–724

421 https://pubmed.ncbi.nlm.nih.gov/28793996/

422 https://www.nature.com/articles/s43016-020-0073-2

423 Untertitel: Given the important role that nutritional science plays in global food and health policy, some of the key uncertainties in nutrition research that policy makers should take into consideration are outlined here.

424 https://www.nature.com/articles/s43016-020-0091-0

425 Was aber bei seriösen wissenschaftlichen Publikationen Standard ist.

426 https://www.theguardian.com/food/2020/feb/13/how-ultra-processed-food-took-over-your-shopping-basket-brazil-carlos-monteiro

427 https://de.wikipedia.org/wiki/O_Trigo_e_o_Joio

428 João Peres: Australian Researcher breaks Contract with Nestlé after Attack against Brazilian Professor. o joio e o trigo, 20.02.2018, https://ojoioeotrigo.com.br/2018/02/australian-researcher-breaks-contract-with-nestle-after-attack-against-brazilian-teacher/

429 Ebenda: »Researchers who remain entrenched in defending ultra-processed foods are finding themselves on the wrong side of history.«

430 https://www.nytimes.com/2021/06/30/climate/exxon-greenpeace-lobbyist-video.html

431 Ebenda

432 https://www.channel4.com/news/revealed-exxonmobils-lobbying-war-on-climate-change-legislation

433 Ebenda

434 https://www.zeit.de/wirtschaft/2016-10/zuckerlobby-tarnverein-zahngesundheit

435 https://www.imeonline.de/wir-ueber-uns/

436 https://www.foodwatch.org/de/pressemitteilungen/2020/zuckerlobby-muss-desinformationskampagne-stoppen/

437 Wissenschaftlicher Beirat für Agrarpolitik, Ernährung und gesundheitlichen Verbraucherschutz, Politik für eine nachhaltigere Ernährung – Eine integrierte Ernährungspolitik entwickeln und faire Ernährungsumgebungen gestalten. Gutachten Juni 2020

438 »Der Verzehr von Zucker hat jedoch per se keinen Einfluss auf die Entstehung der Krankheit.« https://www.ernaehrungs-umschau.de/fileadmin/Ernaehrungs-Umschau/Branchenverzeichnis/MitZucker/WVZ-Broschure_Zucker__Lebensstil_und__Diabetes.pdf

439 https://www.zuckerverbaende.de/schmeckt-richtig/

440 https://www.lebensmittelverband.de/de/lebensmittel/inhaltsstoffe/kohlenhydrate-zucker/fragen-und-antworten-zu-zucker

441 https://www.in-form.de/fileadmin/Dokumente/PDF/NationaleReduktionsInnovationsstrategie-Layout.pdf

442 https://www.ernaehrungs-umschau.de/print-news/15-01-2019-dag-und-dank-stellungnahmen-zur-nationalen-reduktions-und-innovationsstrategie/

443 https://twitter.com/bmel/status/1135553266476040192

444 https://www.youtube.com/watch?v=iKkQmlm174k

445 https://www.faz.net/aktuell/politik/inland/marketing-professor-zum-nestle-video-von-julia-kloeckner-16225980.html

446 https://www.sueddeutsche.de/politik/streit-um-unkrautvernichter-minister-schmidt-hat-glyphosat-alleingang-monatelang-geplant-1.3769947

447 https://www.dhm.de/lemo/kapitel/ns-regime/ns-organisationen/reichsnaehrstand.html

448 Heinrich-Böll-Stiftung, Konzernatlas, Daten und Fakten über die Agrar- und Ernährungsindustrie 2017

449 Wissenschaftlicher Beirat für Agrarpolitik, Ernährung und gesundheitlichen Verbrau-
     cherschutz, Politik für eine nachhaltigere Ernährung – Eine integrierte Ernährungspoli-
     tik entwickeln und faire Ernährungsumgebungen gestalten. Gutachten Juni 2020
450 https://www.handelsblatt.com/dpa/wirtschaft-handel-und-finanzen-regierungsbe-
     rater-fuer-gratis-schulessen-und-hoehere-steuer-auf-fleisch/26116744.html?ti-
     cket=ST-1841257-bJjeBJI9J4K6BdEinOfq-ap1
451 https://www.lebensmittelverband.de/de/verband/historie
452 https://www.lebensmittelverband.de/de/mitglieder/unsere-mitglieder/industriel-
     le-unternehmen/_IN
453 https://www.lebensmittelverband.de/de/mitglieder/unsere-mitglieder/verbaende/_ID
454 https://www.kritischer-agrarbericht.de/fileadmin/Daten-KAB/KAB-2015/
     KAB2015_53_58_Ostendorff_Heintz.pdf
455 Wilfried Bommert, Manfred Linz: Landwirtschaft am Scheideweg: Berlin 2018
456 Guido Nischwitz et al.: Verflechtungen und Interessen des Deutschen Bauernverban-
     des. Berlin/Bremen 2019, S. 40
457 https://www1.wdr.de/daserste/monitor/videos/video-kaeufliche-eu-poli-
     tik-wie-konzerne-die-eu-ratspraesidentschaft-sponsern-102.html
458 https://www.independent.co.uk/news/world/europe/eu-presidency-spon-
     sor-coca-cola-romania-finland-bmw-europe-a9008096.html
459 https://europeanfoodforum.eu/about-eff/
460 https://corporateeurope.org/en/what-we-do
461 https://corporateeurope.org/fr/node/1686
462 https://lobbyfacts.eu/representative/2ce40bcb54ae4983845f85f7e30310c9/
     2thepoint-consulting
463 https://www.euractiv.de/tag/european-food-forum/
464 https://europeanfoodforum.eu/about-eff/
465 https://corporateeurope.org/fr/node/1686
466 https://www.specialtyfoodingredients.eu/european-food-forum-exchange-of-
     views-with-usa-secretary-of-agriculture/
467 https://europeanfoodforum.eu/
468 WBAE – Wissenschaftlicher Beirat für Agrarpolitik, Ernährung und gesundheitlichen Ver-
     braucherschutz beim BMEL: Politik für eine nachhaltigere Ernährung: Eine integrierte
     Ernährungspolitik entwickeln und faire Ernährungsumgebungen gestalten. Berlin 2020,
     S. 434
469 Ebenda, S. 427
470 Ebenda, S. 436
471 https://fipra.com/about-us/
472 https://corporateeurope.org/fr/node/1686
473 https://fipra.com/about-us/
474 https://corporateeurope.org/fr/node/1686
475 https://www.linkedin.com/in/luisella-ciani-98b9a01/?originalSubdomain=be
476 https://lobbypedia.de/wiki/FoodDrinkEurope
477 https://ec.europa.eu/info/about-european-commission/service-standards-and-prin-
     ciples/transparency/transparency-register_en
478 https://www.fooddrinkeurope.eu/about-us/members/#tab3
479 https://www.fooddrinkevent.com/speaker/mella-frewen-director-general-food-
     drink-europe/

480 https://lobbypedia.de/wiki/FoodDrinkEurope
481 Katharine Ainger und Kasia Klein: A spoonful of sugar: How the food lobby fights sugar regulation in the EU. Published by Corporate Europe Observatory (CEO), Juli 2016
482 Ebenda
483 https://www.bundesregierung.de/breg-de/service/jetzt-durchstaaten-de/zahlen-da-ten-fakten-317042
484 https://www.lobbycontrol.de/wp-content/uploads/EU-Lobbyreport2019.pdf
485 FAO: Trade Reforms and Food Security. Rom 2003, S.119
486 https://scalingupnutrition.org/sun-countries/about-sun-countries/
487 https://sunbusinessnetwork.org/network/global-members/
488 https://scalingupnutrition.org/sun-supporters/sun-business-network/
489 https://www.gainhealth.org/financials/donors
490 https://www.gainhealth.org/
491 https://www.gainhealth.org/financials/donors
492 https://www.gainhealth.org/index.php/partnerships/business-platform-nutriti-on-research-bpnr
493 Juliette Jowit: UN Warns Corporate Lobbying Blocking Food Reforms. The Observer, 24.09.2010
494 Ebenda
495 https://newalliance.travelvisabookings.com/about
496 Ebenda
497 https://www.who.int/healthpromotion/conferences/9gchp/shanghai-internatio-nal-food-and-beverage-alliance.pdf
498 »... that share a common goal of helping people around the world achieve balanced diets, and healthy lifestyles.«
499 https://www.swr.de/-/id=17857046/property=download/nid=660374/u16jpa/swr2-wissen-20160905.pdf
500 https://taz.de/Junkfood-fuer-die-Hungrigen/!5419892/
501 https://www.tandfonline.com/doi/full/10.1080/09581596.2017.1371844

WEN KÜMMERT DIE VOLKSGESUNDHEIT

502 Benjamin Leon Bodirsky et al.: The ongoing nutrition transition thwarts long-term targets for food security, public health and environmental protection. Nature Scientific Reports Vol. 10, Artikelnummer 19778, 2020, Link: https://www.nature.com/articles/s41598-020-75213-3
503 Martien van Nieuwkoop et al.: Do the costs of the global food system outweigh its monetary value? Weltbank 2019
504 Das entspricht 10 Prozent des globalen Wirtschaftswerts von rund 80 Trillionen US-Dollar.
505 Meera Shekar und Barry Popkin (Hg): Obesity – Health and Economic, Consequences of an Impending Global Challenge. World Bank 2020, S. 84
506 Martien van Nieuwkoop et al.: Do the costs of the global food system outweigh its monetary value? Weltbank 2019
507 WBAE – Wissenschaftlicher Beirat für Agrarpolitik, Ernährung und gesundheitlichen Verbraucherschutz beim BMEL: Politik für eine nachhaltigere Ernährung: Eine integrierte Ernährungspolitik entwickeln und faire Ernährungsumgebungen gestalten. Berlin 2020, S. 358

508 Meera Shekar und Barry Popkin (Hg): Obesity – Health and Economic, Consequences of an Impending Global Challenge. World Bank 2020

509 Ebenda

510 https://peterattiamd.com/roblustig (Tondokument 1:11:00)

511 Tim Dorlach: Ungesundes Essen: Zu fettig, zu süß – wie Chile Lebensmittel verbannt. ZEIT ONLINE, 05.05.2018

512 The Lancet Commission, S. 810

513 Andrew Jacobs: Sugary Drink Consumption Plunges in Chile After New Food Law. The New York Times, veröffentlicht am 11.02.2020, aktualisiert am 12.02.2020

514 Tim Dorlach: Ungesundes Essen: Zu fettig, zu süß – wie Chile Lebensmittel verbannt. ZEIT ONLINE, 05.05.2018

515 Andrew Jacobs: Sugary Drink Consumption Plunges in Chile After New Food Law. The New York Times, veröffentlicht am 11.02.2020, aktualisiert am 12.02.2020

516 Ebenda

517 Tim Dorlach: Ungesundes Essen: Zu fettig, zu süß – wie Chile Lebensmittel verbannt. ZEIT ONLINE, 05.05.2018

518 Andrew Jacobs: Sugary Drink Consumption Plunges in Chile After New Food Law. The New York Times, veröffentlicht am 11.02.2020, aktualisiert am 12.02.2020

519 Tim Dorlach: Ungesundes Essen: Zu fettig, zu süß – wie Chile Lebensmittel verbannt. ZEIT ONLINE, 05.05.2018

520 Verónica Sambra et al.: Overuse of Non-caloric Sweeteners in Foods and Beverages in Chile: A Threat to Consumers' Free Choice? Front. Nutr., 17.06.2020

521 Steviolglycoside werden aus den Blättern der Pflanze extrahiert und sind 200- bis 400-mal süßer als Haushaltszucker. https://www.lebensmittelklarheit.de/informationen/steviolglycoside-neuer-suessstoff-aus-der-stevia-pflanze

522 The European Food Saftey Authority: Die zulässige tägliche Aufnahmemenge (Acceptable Daily Intake – ADI) ist die geschätzte Menge eines Stoffs in Lebensmitteln oder Trinkwasser, die täglich im Laufe eines Lebens konsumiert werden kann, ohne dass sie ein merkliches Risiko für die Gesundheit birgt. Der ADI-Wert wird in der Regel in Milligramm des Stoffs pro Kilogramm Körpergewicht ausgedrückt und wird bei chemischen Stoffen, wie z. B. Lebensmittelzusatzstoffen, Pestizidrückständen und Tierarzneimitteln, angewendet. https://www.efsa.europa.eu/de/glossary-taxonomy-terms

523 Verónica Sambra et al.: Overuse of Non-caloric Sweeteners in Foods and Beverages in Chile: A Threat to Consumers' Free Choice? Front. Nutr., 17.06.2020

524 https://www.laborpraxis.vogel.de/schwangerschaftsdiabetes-in-huehnerei-simuliert-a-531522/

525 Verónica Sambra et al.: Overuse of Non-caloric Sweeteners in Foods and Beverages in Chile: A Threat to Consumers' Free Choice? Front. Nutr., 17.06.2020

526 Nicole Anliker: Die fetten Jahre sind vorbei. Neue Zürcher Zeitung, 14.07.2016

527 Tim Lobstein und Hannah Brinsde: Obesity: missing the 2025 global targets – trends, costs and country reports. World Obesity Federation 2020, S. 33 https://data.worldobesity.org/publications/WOF-Missing-the-2025-Global-Targets-Report-FINAL-WEB.pdf

528 Astrid Viciano: Ein Staat macht Diät. Süddeutsche Zeitung, 15. Januar 2017

529 Ebenda

530 Ebenda

531 Nicole Anliker. Die fetten Jahre sind vorbei. Neue Zürcher Zeitung, 14.07.2016

532 https://www.reuters.com/world/americas/mexicos-obesity-epidemic-2021-06-16/

533 Tim Lobstein und Hannah Brinsde: Obesity: missing the 2025 global targets – trends, costs and country reports. World Obesity Federation 2020, S. 33

534 https://www.theguardian.com/food/2020/feb/13/how-ultra-processed-food-took-over-your-shopping-basket-brazil-carlos-monteiro

535 FAO: Food-based dietary guidelines – Dietary Guidelines for the Brazilian Population 2014. http://www.fao.org/nutrition/education/food-based-dietary-guidelines/regions/countries/brazil/en/

536 https://www.cbc.ca/natureofthings/m_features/brazils-revolutionary-new-food-guide-focuses-on-how-food-is-made

537 https://www.fao.org/nutrition/education/food-based-dietary-guidelines/regions/countries/brazil/es/

538 Rita de Cássia Ribeiro-Silva et al.: Covid-19 pandemic implications for food and nutrition security in Brazil. Rio de Janeiro Sept. 2020. https://fiocruz.tghn.org/articles/covid-19-pandemic-implications-food-and-nutrition-security-brazi/

539 Ebenda

540 Ebenda

541 https://www.euro.who.int/de/about-us/organization/who-at-70/key-achievements-and-challenges-in-the-who-european-region

542 https://www.politico.eu/article/europe-obesity-proble m-coronavirus/#

543 A. A. Abajobir et al.: Global, regional, and national incidence, prevalence, and years lived with disability for 328 diseases and injuries for 195 countries, 1990–2016: a systematic analysis for the Global Burden of Disease Study 2016. The Lancet Vol. 390 (10100) 2017, S. 1211–1259

544 Joao Breda et al.: Towards better nutrition in Europe: Evaluating progress and defining future directions. Elsevier, Vol. 96, Oktober 2020, Artikelnummer 101887, S.1. https://www.sciencedirect.com/science/article/pii/S0306919220300890

545 Joao Breda et al.: Towards better nutrition in Europe: Evaluating progress and defining future directions. Elsevier, Food Policy Vol. 96, Oktober 2020, Artikelnummer 101887

546 Ebenda

547 https://www.politico.eu/article/europe-obesity-problem-coronavirus/#

548 https://ec.europa.eu/food/sites/food/files/safety/docs/f2f_action-plan_2020_strategy-info_en.pdf

549 Ebenda

550 https://www.politico.eu/article/europe-obesity-problem-coronavirus/

551 Cristina Hernández-Quevedo und Bernd Rechel: The Role of Public Health Organisations in Addressing Obesitiy in Europe. Eurohealth Nr. 1, 2019, S. 3 ff.

552 Ebenda

553 Ebenda

554 https://www.rathbonegreenbank.com/insight/uk-sugar-tax-one-year

555 https://www.gov.uk/government/news/soft-drinks-industry-levy-comes-into-effect

556 https://assets.publishing.service.gov.uk/government/uploads/system/uploads/attachment_data/file/839756/Sugar_reduction_yr2_progress_report.pdf

557 https://www.theguardian.com/society/2019/sep/20/britons-consuming-more-sugar-despite-tax-and-anti-obesity-drive

558 Ebenda

559 https://www.theguardian.com/society/2019/sep/20/britons-consuming-more-sugar-despite-tax-and-anti-obesity-drive

560 https://www.gov.uk/government/news/new-voluntary-calorie-guide-lines-to-help-industry-tackle-obesity

561 https://www.theguardian.com/society/2020/jul/23/new-rules-on-junk-food-ads-could-threaten-uk-economic-recovery

562 https://www.euroweeklynews.com/2020/10/14/ban-on-junk-food-adverts-for-kids/

563 https://www.euractiv.com/section/agriculture-food/news/fat-taxes-do-work-eu-report-finds/

564 Ebenda

565 https://www.tagesschau.de/inland/ernaehrung-gutachten-101.html

566 https://www.weser-kurier.de/deutschland-welt/deutschland-welt-politik_artikel,-vor-der-lebensmittelindustrie-eingeknickt-_arid,1794771.html

567 Drucksache 19/19430 (bundestag.de)

568 https://www.bundestag.de/mediathek?videoid=7495871#url=L21lZGlhdGhla292ZX-JsYXk/dmlkZW9pZD03NDk10Dcx&mod=mediathek

569 Kritik an Klöckners Ernährungsbericht (aerzteblatt.de)

570 https://www.dank-allianz.de/ueber-uns.html

571 https://www.aerzteblatt.de/nachrichten/120012/Kritik-an-Kloeckners-Ernaehrungs-bericht

572 Unterschiedliche Auffassungen der gesundheitspolitischen Akteure. ernaehrungs-umschau.de

573 AOK-Cerealienstudie: 99 Prozent der gekauften Kinderprodukte entsprechen nicht der WHO-Norm (01.04.20) Pressemitteilung – Presse – AOK-Bundesverband (aok-bv.de)

574 Ein zahnloser Tiger? Ärzte kritisieren Nationale Reduktionsstrategie. medscape.com

575 https://www.bmel.de/DE/themen/ernaehrung/lebensmittel-kennzeichnung/freiwillige-angaben-und-label/nutri-score/naehrwertkennzeichnung-hilfestellungen.html#doc73490bodyText6

576 Stephanie Kowalewski: Neue Lebensmittel-Kennzeichnung – Grünes Licht für Junk-Food. Deutschlandfunk 08.11.2020

577 Mündliches Zitat anlässlich der Zoom-Konferenz von Die Grünen/EFA im Europäischen Parlament »Vom Hof auf den Tisch« am 12.02.2021, 10:05

578 Stephanie Kowalewski: Neue Lebensmittel-Kennzeichnung – Grünes Licht für Junk-Food. Deutschlandfunk 08.11.2020

579 https://www.bmel.de/DE/themen/ernaehrung/gesunde-ernaehrung/reduktionsstrategie/reduktionsstrategie-zucker-salz-fette.html

580 http://www.gbebund.de/gbe10/ergebnisse.prc_tab?fid=26730&suchstring=&query_id=&sprache=D&fund_typ=TXT&methode=&vt=&verwandte=1&page_ret=0&seite=1&p_lfd_nr=7&p_news=&p_sprachkz=D&p_uid=gast&p_aid=55041985&hlp_nr=2&p_janein=J

581 https://www.mri.bund.de/de/presse/pressemitteilungen/presse-einzelansicht/signifikante-aenderungen-bei-zucker-und-energie-nicht-bei-salz/

582 Ebenda

583 WBAE – Wissenschaftlicher Beirat für Agrarpolitik, Ernährung und gesundheitlichen Verbraucherschutz beim BMEL: Politik für eine nachhaltigere Ernährung: Eine integrierte Ernährungspolitik entwickeln und faire Ernährungsumgebungen gestalten. Berlin 2020, S. 358

584 Ebenda, S. 359

585 Ebenda, S. 359

586 Ebenda, S. 361
587 Ebenda, S. 496
588 Ebenda, S. 496
589 Pressemitteilung der Deutschen Allianz Nichtübertragbare Krankheiten (DANK) Berlin: Kinder sehen pro Tag 15 Werbungen für ungesundes Essen. Berlin, März 2021
590 Ebenda
591 https://www.deutschlandfunkkultur.de/kinder-im-lockdown-30-kilo-mehr-seit-maerz.1008.de.html?dram:article_id=490783
592 WBAE – Wissenschaftlicher Beirat für Agrarpolitik, Ernährung und gesundheitlichen Verbraucherschutz beim BMEL: Politik für eine nachhaltigere Ernährung: Eine integrierte Ernährungspolitik entwickeln und faire Ernährungsumgebungen gestalten. Berlin 2020, S. 681

VON EINEM, DER LERNTE NEIN ZU SAGEN

593 https://kinderleichtmuenchen.de/abnehmkurse/kinder/
594 https://sciencesources.eurekalert.org/news-releases/713181
595 https://abcnews.go.com/US/story?id=91427&page=1
596 https://www.washingtontimes.com/news/2002/jul/27/20020727-035012-8644r/
597 https://money.cnn.com/2003/01/22/news/companies/mcdonalds/
598 https://www.foxnews.com/story/ailing-man-sues-fast-food-firms
599 General Counsellor
600 Satcher: Obesity almost as bad as smoking. CNN.com, 16.07.2002
601 https://www.theguardian.com/world/2002/nov/22/usa.oliverburkeman
602 https://www.theguardian.com/world/2002/nov/24/health.healthandwellbeing
603 https://de.wikipedia.org/wiki/McDonald's
604 https://money.cnn.com/2003/01/22/news/companies/mcdonalds/
605 Kalorien-Klage: McDonald's gewinnt gegen dicke Kinder. Der Spiegel 23.01.2003
606 https://www.spiegel.de/wirtschaft/unternehmen/ferrero-stellt-drei-millionen-dollar-fuer-sammelklage-in-den-usa-bereit-a-830422.html
607 https://www.huffpost.com/entry/nutella-lawsuit_n_1457183
608 https://www.vzbv.de/urteile/irrefuehrende-werbung-fuer-nutella
609 Die empfohlene Tageszufuhr ist ein Durchschnittswert, der angibt, welche Menge eines Nährstoffs ausreicht, um den Bedarf eines gesunden Menschen zu decken. Die Deutsche Gesellschaft für Ernährung berechnet diese Werte. https://www.dge.de/wissenschaft/weitere-publikationen/faqs/referenzwerte/?L=0
610 https://www.spiegel.de/wirtschaft/service/etikettenschwindel-ferrero-muss-irrefuehrendes-nutella-etikett-aendern-a-798500.html
611 https://www.vzbv.de/urteile/unzulaessige-deklaration-von-naehrwerten-auf-nimm2-verpackung
612 https://www.who.int/docs/default-source/coronaviruse/situation-reports/20200211-sitrep-22-ncov.pdf?sfvrsn=fb6d49b1_22020
613 https://www.rki.de/DE/Content/InfAZ/N/Neuartiges_Coronavirus/Risikogruppen.HTML
614 https://www.gov.uk/government/news/new-advertising-rules-to-help-tackle-childhood-obesity
615 https://www.bighospitality.co.uk/Article/2020/07/27/Mandatory-calorie-labelling-become-compulsory-for-restaurants-employing-over-250

616 https://www.gov.uk/government/news/calorie-labelling-on-menus-to-be-
introduced-in-cafes-restaurants-and-takeaways
617 »We are seeing that Covid could very well reinforce healthier choices and regulation.
Putting on a market highly unhealthy products is a very poor way to look after your
customers. The authorities could very well decide to go after the companies that are
primarily responsible for unhealthy food behavior.« https://financialpost.com/pmn/
business-pmn/covid-puts-a-spotlight-on-the-food-industrys-role-in-obesity
Und: https://www.bloombergquint.com/business/covid-puts-a-spotlight-on-the-
food-industry-s-role-in-obesity
618 https://www.obesityevidencehub.org.au/collections/prevention/countries-that-
have-implemented-taxes-on-sugar-sweetened-beverages-ssbs
619 https://www.aerzteblatt.de/archiv/44376/Haftungsprozess-Tabakindustrie-auf-der-
Anklagebank
620 https://de.wikipedia.org/wiki/Tabakindustrie
621 https://www.naag.org/issues/tobacco/
622 https://ajph.aphapublications.org/doi/10.2105/AJPH.2004.043059
623 https://www.aerzteblatt.de/archiv/54940/Tabakindustrie-und-Aerzte-Vom-Teu-
fel-bezahlt
624 https://ajph.aphapublications.org/doi/10.2105/AJPH.91.11.1745
625 https://www.spiegel.de/wirtschaft/unternehmen/rauchen-die-zigarettenindust-
rie-kaempft-um-ihre-zukunft-a-1130141.html
626 https://www.aerzteblatt.de/archiv/54940/Tabakindustrie-und-Aerzte-Vom-Teu-
fel-bezahlt
627 https://en.wikipedia.org/wiki/Stanton_Glantz (englisch)
628 https://de.wikipedia.org/wiki/JAMA_Internal_Medicine
629 https://jamanetwork.com/journals/jamainternalmedicine/article-abstract/2548255
Und: https://www.aerzteblatt.de/nachrichten/70463/Wie-die-US-Zuckerindustrie-
den-Fetten-die-Schuld-gab
630 https://en.wikipedia.org/wiki/Sugar_Association
631 NEJM Vol. 277, 1967, S. 186–192 und 245–247
632 https://www.nejm.org/doi/full/10.1056/NEJM196707272770405
633 https://journals.plos.org/plosmedicine/article?id=10.1371/journal.pmed.1001798
634 National Institute of Dental Research (NIDR)
635 Zitat aus Sugar industry influence on the scientific agenda of the National Institute of
Dental Research's 1971 National Caries Program: a historical analysis of internal docu-
ments. Cristin E. Kearns, Stanton A. Glantz and Laura A. Schmidt. PLoSMed 2015 Mar
10;12(3):e1001798. : »Industry tactics included the following: funding research in col-
laboration with allied food industries on enzymes to break up dental plaque and a vac-
cine against tooth decay with questionable potential for widespread application.«
636 https://www.cambridge.org/core/journals/public-health-nutrition/article/evaluating-
cocacolas-attempts-to-influence-public-health-in-their-own-words-analysis-of-
cocacola-emails-with-public-health-academics-leading-the-global-energy-balan-
ce-network/03A12A2379B132AFBDBE7A462ECB4041
Siehe auch: https://www.ncbi.nlm.nih.gov/pmc/articles/PMC5962884/
637 https://pubmed.ncbi.nlm.nih.gov/29955223/
638 https://www.bbc.com/news/business-55996582

VOM UMGANG MIT TABAK LERNEN

639 https://ccr.publichealth.gwu.edu/directory/william-dietz
640 Clive Cookson: Public health experts call for global food treaty. Financial Times, 28.01.2019
641 Nicholas Freudenberg: Top lessons from 50 years of fighting the tobacco indus-try. The Guardian, 21.01.2014. https://www.theguardian.com/commentisfree/2014/jan/21/50-years-fighting-big-tobacco-lessons
642 https://www.govinfo.gov/content/pkg/GPO-SMOKINGANDHEALTH/pdf/GPO-SMOKIN-GANDHEALTH.pdf
643 Ebenda. »For chronic bronchitis and emphysema, which are among the leading causes of severe disability, the death rate for cigarette smokers is 500 percent higher than for non-smokers. For lung cancer, the most frequent site of cancer in men, the death rate is nearly 1,000 percent higher.«
644 Allan M. Brandt: Inventing Conflicts of Interest: A History of Tobacco Industry Tactics. Am J Public Health. Vol. 102 (1), Januar 2012, S 63–71
645 Zitiert nach : Allan M. Brandt: Inventing Conflicts of Interest: A History of Tobacco Industry Tactics. Am J Public Health. Vol. 102 (1), Januar 2012, S 63–71
646 Helene M. Cole und Michael C. Fiore: The War Against Tobacco: 50 Years and Counting. JAMA Vol. 311 (2), 08.01.2014, S. 131–132. https://www.ncbi.nlm.nih.gov/pmc/articles/PMC4465196/
647 https://pubmed.ncbi.nlm.nih.gov/24399555/
648 Nicholas Freudenberg: Lethal but Legal: Corporations, Consumption and Protecting Public Health. Oxford University Press 2014
649 Nicholas Freudenberg: Top lessons from 50 years of fighting the tobacco indus-try. The Guardian 21.01.2014. https://www.theguardian.com/commentisfree/2014/jan/21/50-years-fighting-big-tobacco-lessons
650 Ebenda
651 https://www.who.int/fctc/cop/about/en/
652 https://www.who.int/fctc/en/
653 https://www.who.int/fctc/guidelines/adopted/article_5_3/en/
654 https://web.archive.org/web/20131224105214/
655 WHO report on the global tobacco epidemic, 2019. https://www.who.int/publications/i/item/9789241516204
656 Ebenda
657 Ebenda
658 https://www.smokefreeworld.org/our-vision/
659 https://tobaccotactics.org/wiki/foundation-for-a-smoke-free-world/
660 https://web.archive.org/web/20180530125750/https:/theconversation.com/big-tob-acco-is-funding-the-anti-smoking-lobby-but-leaked-documents-reveal-the-real-reason-why-93087
661 Theresa Rauffmann: Pillen statt Kippen. DIE ZEIT Nr. 32, 05.08.2021, S. 24
662 Ebenda
663 https://pubmed.ncbi.nlm.nih.gov/30700377/
664 Benjamin Leon Bodirsky et al.: The ongoing nutrition transition thwarts long-term targets for food security, public health and environmental protection. Nature Scien-tific Reports Vol. 10, Artikelnummer 19778, 2020. https://www.nature.com/articles/s41598-020-75213-3

665 Boyd A. Swinburn et al.: The Global Syndemic of Obesity, Undernutrition, and Climate Change: The Lancet Commission Report 2019

666 https://www.thelancet.com/commissions/global-syndemic

667 Boyd A. Swinburn et al.: The Global Syndemic of Obesity, Undernutrition, and Climate Change: The Lancet Commission report 2019, S. 793

668 https://www.thelancet.com/commissions/global-syndemic

669 Ebenda

670 Leo Klim: Demontage eines Andersdenkenden. SZ Nr. 51 vom 03.03.2021, S. 20

671 Ebenda

672 https://www.wir-haben-es-satt.de/ueber-uns/traegerkreis/

673 https://kantine-zukunft.de/ueber-das-projekt/

674 WBAE – Wissenschaftlicher Beirat für Agrarpolitik, Ernährung und gesundheitlichen Verbraucherschutz beim BMEL: Politik für eine nachhaltigere Ernährung: Eine integrierte Ernährungspolitik entwickeln und faire Ernährungsumgebungen gestalten. Berlin 2020, S. 347

675 Ebenda

676 https://www.nutritioninsight.com/news/big-food-and-obesity-calls-for-a-global-treaty-on-food-systems-to-limit-industrys-political-influence.html

677 WBAE – Wissenschaftlicher Beirat für Agrarpolitik, Ernährung und gesundheitlichen Verbraucherschutz beim BMEL: Politik für eine nachhaltigere Ernährung: Eine integrierte Ernährungspolitik entwickeln und faire Ernährungsumgebungen gestalten. Berlin 2020, S. 681 ff.

678 Boyd A. Swinburn et al.: The Global Syndemic of Obesity, Undernutrition, and Climate Change: The Lancet Commission report 2019, S. 824

ROADMAP IN GESUNDE ERNÄHRUNGSWELTEN

679 Boyd A. Swinburn et al.: The Global Syndemic of Obesity, Undernutrition, and Climate Change: The Lancet Commission Report 2019, S. 818

680 https://www.coe.int/en/web/portal/gerichtshof-fur-menschenrechte

681 https://www.deutschlandfunk.de/erfolgreiche-klimaklagen-deutsches-klimagesetz-in-teilen-100.html

682 WBAE – Wissenschaftlicher Beirat für Agrarpolitik, Ernährung und gesundheitlichen Verbraucherschutz beim BMEL: Politik für eine nachhaltigere Ernährung: Eine integrierte Ernährungspolitik entwickeln und faire Ernährungsumgebungen gestalten. Berlin 2020

683 Boyd A. Swinburn et al.: The Global Syndemic of Obesity, Undernutrition, and Climate Change: The Lancet Commission Report 2019, S. 827

684 https://www.fundsforngos.org/indigenous-2/seventh-generation-fund-for-indigenous-peoples/

685 Gertrud Winkler, Anna E. Purtscher, Agnes Streber: Nudge – Die Kunst, Essen geschickt zu platzieren. Planegg 2020

686 https://www.bmel.de/SharedDocs/Downloads/DE/Broschueren/abschlussbericht-zukunftskommission-landwirtschaft.pdf?__blob=publicationFile&v=10

687 WBAE – Wissenschaftlicher Beirat für Agrarpolitik, Ernährung und gesundheitlichen Verbraucherschutz beim BMEL: Politik für eine nachhaltigere Ernährung: Eine integrierte Ernährungspolitik entwickeln und faire Ernährungsumgebungen gestalten. Berlin 2020, S. 702

688 https://www.diabsite.de/aktuelles/nachrichten/2015/151003.html
689 https://www.who.int/about/who_reform/non-state-actors/member-state-propo-sals-framework-nsa-en.pdf?ua=1
690 Boyd A. Swinburn et al.: The Global Syndemic of Obesity, Undernutrition, and Climate Change: The Lancet Commission Report 2019, S. 822
691 Näheres siehe Kapitel 9: Wen kümmert die Volksgesundheit, wo bleibt der Staat?
692 Boyd A. Swinburn et al.: The Global Syndemic of Obesity, Undernutrition, and Climate Change: The Lancet Commission Report 2019, S. 822
693 WBAE – Wissenschaftlicher Beirat für Agrarpolitik, Ernährung und gesundheitlichen Verbraucherschutz beim BMEL: Politik für eine nachhaltigere Ernährung: Eine integrierte Ernährungspolitik entwickeln und faire Ernährungsumgebungen gestalten. Berlin 2020, S. 664–678)
694 Vgl. Kapitel 9: Wen kümmert die Volksgesundheit, wo bleibt der Staat?
695 https://www.publichealthlawcenter.org/topics/commercial-tobacco-control/commercial-tobacco-control-litigation/master-settlement-agreement
696 https://www.welt.de/newsticker/news1/article130355478/US-Tabakkonzern-zu-Milliarden-Schadensersatz-verurteilt.html
697 Clive Cookson: Public health experts call for global food treaty. Financial Times, 28.01.2019
698 https://www.unep.org/events/online-event/un-food-systems-summit-civil-society-public-forum
699 https://www.nahhaft.de/forschung-nachhaltige-ernaehrung/food-system-change-online-kongress

ERNÄHRUNG ALS SCHLÜSSEL ZU PLANETARER GESUNDHEIT

700 Das »One-Health-Konzept« betrachtet die Gesundheit von Menschen, Tieren und Umwelt als Teil eines Ganzen. Es führt die Sichtweise von Humanmedizinern, Veterinärmedizinern und Umweltwissenschaftlern zusammen. Im Zentrum steht das Wohl des Planeten, auf den wir angewiesen sind, um zu überleben.
701 Bakterien, gegen die viele der üblichen Antibiotika nicht mehr wirken. Antibiotika-Einsatz in großen Mengen fördert die Entwicklung von antibiotikaresistenten Bakterien.
702 Antibiotika, die man nur dann einsetzt, wenn andere Antibiotika nicht mehr wirken. In der Regel sind diese Reserveantibiotika die letzte Chance, um Infektionen zu bekämpfen. Wenn Bakterien auch gegen die Reserveantibiotika resistent sind, also wenn auch die Reserveantibiotika nicht gut wirken, haben Ärzte kein Mittel mehr verfügbar, um eine Infektion zu bekämpfen. Je häufiger Reserveantibiotika eingesetzt werden – z. B. in der Tierzucht – desto größer das Risiko, dass Bakterien dagegen resistent (unempfindlich) werden.
703 Gemeinnütziger Verein, der sich für Verbraucherrechte und Qualität bei Lebensmitteln einsetzt.
704 Nudging – schubsen – hier: Durch äußere Umstände jemanden zu gesünderem Verhalten bewegen, indem das gesündere Verhalten leichter fällt, weniger aufwendig ist als das ungesunde.
705 Familien-Show der Kinder-Wissenschaftssendung »Frag doch mal die Maus«, die Eckart von Hirschhausen moderiert.

Bildnachweise

WIE DIE FETTSUCHT IN DIE WELT KAM

Abb. 1 Weltkarte der Fettleibigkeit;
Quelle: https://www.rhinofit.ca/covid-19-worldobesityrates/

Abb. 2 Nestlé Aktie Chart in Euro;
Quelle: https://www.boerse.de/aktien/Nestle-Aktie/CH0038863350

Abb. 3 Übersicht;
Quelle: https://fortune.com/global500/2020/search/?fg500_industry=Food%20
Consumer%20Products&sector=Food%2C%20Beverages%20 %26 %20Tobacco

Abb. 4 Die fünf weltgrößten Werbetreibenden;
Quelle: Bradley Johnson: World's Largest Advertisers: Spending is Growing,
05.12.2017

FETTE LÜGEN

Abb. 5 Kalorienbomben;
Quelle: https://www.fastfoodpreise.de/ (Screenshot der Seite im Mai 2020)

WO DIE SUCHT IHREN ANFANG NIMMT

Abb. 6 Güter, die 2016 am höchsten subventioniert wurden, in US-Dollar;
Quelle: Federal farm subsidies: What the data says. 2019, https://usafacts.org/
articles/federal-farm-subsidies-what-data-says/

IM FADENKREUZ DER MARKETINGSTRATEGEN

Abb. 7 Häufigkeit von Übergewicht und Fettleibigkeit nach Ländereinkommen;
Quelle: Meera Shekar und Barry Popkin (Hg): Obesity – Health and Economic,
Consequences of an Impending GlobalChallenge. World Bank 2020, S. 35

WEN KÜMMERT DIE VOLKSGESUNDHEIT

Abb. 8 Stoppschilder vom Gesundheitsministerium Chile;
Quelle: © Gesundheitsministerium Chile/minsal.cl; entnommen aus: Tim Dorlach:
Ungesundes Essen: Zu fettig, zu süß – wie Chile Lebensmittel verbannt, ZEIT ONLINE,
05.05.2018